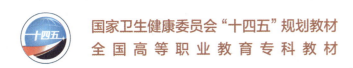

国家卫生健康委员会"十四五"规划教材

全国高等职业教育专科教材

供护理、助产专业用

护用药理学

第 5 版

主　编　徐　红　沈华杰

副主编　姚永萍　于艳华　王国明

编　者　(以姓氏笔画为序)

于艳华 (白城医学高等专科学校)　　张晓红 (大理护理职业学院)

马月宏 (内蒙古医科大学)　　　　　姚永萍 (四川护理职业学院)

王国明 (沧州医学高等专科学校)　　娜贺雅 (锡林郭勒职业学院)

王知平 (山西卫生健康职业学院)　　徐　红 (滨州职业学院)

付志丽 (贵州护理职业技术学院)　　徐明丽 (甘肃卫生职业学院)

许鹏珠 (大连医科大学附属第一医院)　徐真真 (滨州职业学院)

李巧芳 (北京卫生职业学院)　　　　董充慧 (大庆市人民医院)

沈华杰 (天津医学高等专科学校)

新形态教材

人民卫生出版社

·北京·

图书在版编目（CIP）数据

护用药理学 / 徐红，沈华杰主编. -- 5 版. -- 北京 ：人民卫生出版社，2024. 9. --（高等职业教育专科护理类专业教材）. -- ISBN 978-7-117-36846-9

I. R96

中国国家版本馆 CIP 数据核字第 202471L8P7 号

| 人卫智网 | www.ipmph.com | 医学教育、学术、考试、健康，购书智慧智能综合服务平台 |
| 人卫官网 | www.pmph.com | 人卫官方资讯发布平台 |

护用药理学
Huyong Yaolixue
第 5 版

主　　编：徐　红　沈华杰
出版发行：人民卫生出版社（中继线 010-59780011）
地　　址：北京市朝阳区潘家园南里 19 号
邮　　编：100021
E - mail：pmph @ pmph.com
购书热线：010-59787592　010-59787584　010-65264830
印　　刷：北京盛通印刷股份有限公司
经　　销：新华书店
开　　本：850×1168　1/16　印张：16
字　　数：452 千字
版　　次：2001 年 7 月第 1 版　2024 年 9 月第 5 版
印　　次：2024 年 11 月第 1 次印刷
标准书号：ISBN 978-7-117-36846-9
定　　价：56.00 元

打击盗版举报电话：010-59787491　E-mail：WQ @ pmph.com
质量问题联系电话：010-59787234　E-mail：zhiliang @ pmph.com
数字融合服务电话：4001118166　E-mail：zengzhi @ pmph.com

高等职业教育专科护理类专业教材是由原卫生部教材办公室依据原国家教育委员会"面向21世纪高等教育教学内容和课程体系改革"课题研究成果规划并组织全国高等医药院校专家编写的"面向21世纪课程教材"。本套教材是我国高等职业教育专科护理类专业的第一套规划教材,于1999年出版后,分别于2005年、2012年和2017年进行了修订。

随着《国家职业教育改革实施方案》《关于深化现代职业教育体系建设改革的意见》《关于加快医学教育创新发展的指导意见》等文件的实施,我国卫生健康职业教育迈入高质量发展的新阶段。为更好地发挥教材作为新时代护理类专业技术技能人才培养的重要支撑作用,在全国卫生健康职业教育教学指导委员会指导下,经广泛调研启动了第五轮修订工作。

第五轮修订以习近平新时代中国特色社会主义思想为指导,全面落实党的二十大精神,紧紧围绕立德树人根本任务,以打造"培根铸魂、启智增慧"的精品教材为目标,满足服务健康中国和积极应对人口老龄化国家战略对高素质护理类专业技术技能人才的培养需求。本轮修订重点:

1. 强化全流程管理。 履行"尺寸教材、国之大者"职责,成立由行业、院校等参与的第五届教材建设评审委员会,在加强顶层设计的同时,积极协同和发挥多方面力量。严格执行人民卫生出版社关于医学教材修订编写的系列管理规定,加强编写人员资质审核,强化编写人员培训和编写全流程管理。

2. 秉承三基五性。 本轮修订秉承医学教材编写的优良传统,以专业教学标准等为依据,基于护理类专业学生需要掌握的基本理论、基本知识和基本技能精选素材,体现思想性、科学性、先进性、启发性和适用性,注重理论与实践相结合,适应"三教"改革的需要。各教材传承白求恩精神、红医精神、伟大抗疫精神等,弘扬"敬佑生命、救死扶伤、甘于奉献、大爱无疆"的崇高精神,契合以人的健康为中心的优质护理服务理念,强调团队合作和个性化服务,注重人文关怀。

3. 顺应数字化转型。 进入数字时代,国家大力推进教育数字化转型,探索智慧教育。近年来,医学技术飞速发展,包括电子病历、远程监护、智能医疗设备等的普及,护理在技术、理念、模式等方面发生了显著的变化。本轮修订整合优质数字资源,形成更多可听、可视、可练、可互动的数字资源,通过教学课件、思维导图、线上练习等引导学生主动学习和思考,提升护理类专业师生的数字化技能和数字素养。

第五轮教材全部为新形态教材,探索开发了活页式教材《助产综合实训》,供高等职业教育专科护理类专业选用。

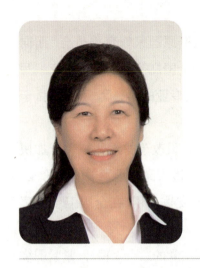

徐 红
二级教授

　　滨州职业学院药理学专业带头人。从事职业教育教学工作近40年，是国家首批职业教育教师教学创新团队负责人、中国特色高水平专业群负责人、国家高层次人才特殊支持计划领军人才、享受国务院政府特殊津贴专家、国家课程思政教学名师、国家在线精品课程主持人、首届全国教材建设奖全国教材建设先进个人、全国第五届黄炎培杰出教师奖获得者、全国职业院校技能大赛优秀工作者。主编"十二五""十三五""十四五"职业教育国家规划教材6部。获得职业教育国家级教学成果奖一等奖1项、二等奖3项，获得国家发明专利2项。

　　护理工作者担负着敬佑生命、救死扶伤的使命，要遵医嘱给予患者药物治疗，要严格遵循安全用药、科学用药、精准用药的工作要求，因此必须要掌握药理学知识。学好护用药理学，助力每一位同学成为优秀的护理工作者。

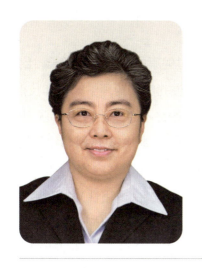

沈华杰
教授、主治医师

　　天津医学高等专科学校药理学课程负责人,兼任国家医师资格实践技能考试考官。从事药理学教学与研究 30 余年,担任临床医师 10 余年。完成国家级研究课题 3 项,其中 1 项获原国家教育委员会"科学技术进步奖"三等奖,以第二完成人完成高职专科护理专业国家教学资源库"用药护理"课程建设、临床医学专业国家教学资源库"药理学"课程建设。主编 3 部、副主编 5 部高职专科药理学相关教材,在核心期刊发表研究论文 8 篇。以第一指导老师指导学生参加"全国大学生基础医学创新研究暨实验设计论坛",获国赛银奖 1 项。

　　护用药理学以药理学理论为基础,以提高护理质量为目的,指导护理工作者正确观察药效和监护不良反应,防止药源性疾病的发生,旨在使同学们成为有爱心、责任心的药物治疗实施者及用药前后的监护者,确保临床用药安全。

随着《"健康中国 2030"规划纲要》的全面实施,人民对健康的需求不断增长,社会对护理人才的数量、质量和结构提出了更高的要求,护理工作者必须掌握扎实的药理学知识和技能。

第 5 版《护用药理学》深入贯彻落实党的二十大精神,始终不忘立德树人初心,牢记为党育人、为国育才使命,紧扣"育好人、用好药"的培养理念,实现价值引领、知识传授与技能培养三位一体;落实国家教学标准,对接职业标准、职业技能等级证书标准,优化教材内容;坚持"三基"(基本理论、基本知识、基本技能)、"五性"(思想性、科学性、先进性、启发性、适用性)、"三特定"(特定对象、特定要求、特定限制)的编写原则;增强教材的职业性和知识的针对性,体现专业特色,满足专业需求;力求教材内容更贴近护理、助产专业人才培养目标,更贴近岗位需求,更贴近护士执业资格考试要求,真正实现"学生好学、教师好教、岗位好用"。

本教材为适应教育信息化的变革和学生需求,全面建设立体化、适应线上线下混合式教学模式的新形态教材。教材一是体现教育数字化原则:依托纸质教材,链接丰富、多元的数字资源,拓宽学习空间,实现纸数融合;二是体现适用性和科学性原则:采用案例引导式教学,培养学生科学的用药护理思维和安全合理的用药能力;三是体现"教师主导、学生主体"原则:纸质教材设置学习目标、案例导入、正文、知识链接、思考题,数字内容涵盖课件(包括案例导入的思路解析)、思维导图、微课、动画、练习题,教学做练一体,以提高教学质量和学习效果;四是强调专业性和实用性:重点介绍药物的作用、临床应用、不良反应和用药护理,把"用药护理"作为一个单独内容,使教材更加体现护理、助产专业特色,更好地服务护理用药实践;五是适当增加新药物、新技术、新标准,教学用一致,增强教材的适用性。

本教材在编写过程中得到了编者及所在单位的大力支持。编写组谨向各位支持和帮助教材编写与出版的专家、同仁表示崇高的敬意和衷心的感谢。编写组参考了药理学相关教材及工具书中的有关内容,同时第 5 版教材是在第 4 版教材基础上进行的修订,在此向第 4 版教材和其他图书的所有编者表示诚挚的敬意和衷心的感谢。尽管编者们具有多年护理、助产专业的教学、临床护理或临床药学一线工作经历,但由于编者们水平所限、时间仓促等因素,难免存在疏漏之处,敬请读者谅解,并真诚希望专家、同仁、读者提出宝贵意见,以便及时修订。

教学大纲
(参考)

本教材收录的药物制剂和用法仅供临床用药参考,药物的具体用法、用量请依据最新版《中华人民共和国药典》的规定和药品说明书。

徐 红　沈华杰

2024 年 9 月

第一章 | 总 论

教学课件

思维导图

第一节 绪 言

学习目标

1. 掌握药物、药理学、护用药理学、药物效应动力学、药物代谢动力学的概念。
2. 熟悉护士在临床用药中的职责。
3. 了解药理学发展简史。
4. 能正确开展用药护理。
5. 具有以患者为中心合理用药的护理思维。

一、药理学和护用药理学的研究内容和任务

药物(drug)指能影响机体生理功能和/或细胞代谢过程,用于预防、治疗、诊断疾病的化学物质。药物根据来源,可分为天然药物、人工合成药物和基因工程药物。

药理学(pharmacology)是研究药物与机体(包括病原体)之间相互作用及其规律的学科。其中,研究药物对机体的作用及作用机制的科学称为药物效应动力学(pharmacodynamics,简称药效学);研究机体对药物的作用及作用规律的科学称为药物代谢动力学(pharmacokinetics,简称药动学)。

护用药理学是以药理学理论为基础,以临床护理合理用药为目的,阐述药物基本理论、基本知识和基本技能及临床用药护理措施的一门专业课程。主要研究内容包括药物的作用、临床应用、不良反应、药物相互作用及用药护理措施等。

本课程的任务是使护理、助产专业学生通过学习该课程,能够具备正确理解和执行处方、医嘱的能力,具备对处方和医嘱所用药物科学分析与评价的能力,具备对药物治疗有效性的监护与判断能力,具备对药物不良反应进行监测和处理的能力,具备对患者进行合理用药指导的能力,确保药物发挥最佳疗效,减少不良反应的发生。

二、护士在临床用药中的职责

护士处在临床治疗一线,既是药物治疗的实施者,也是用药过程的监护者。护士在临床用药中具有举足轻重的作用,对提高护理质量和医疗质量都具有重要意义。

(一)用药前的职责

1. 按照护理程序对患者进行护理评估,了解患者的现状、病史和用药史,尤其要了解患者的药物过敏反应史。
2. 了解患者的身体状况,尤其要了解患者是否有药物禁忌证。
3. 了解患者辅助检查有关的结果,尤其是肝功能、肾功能、心功能、血常规及有无电解质紊

乱等。

4. 检查药物制剂的外观质量、批号、有效期和/或失效期,确保无伪劣、过期变质药物被使用。

5. 掌握药物的作用、临床应用、不良反应、用法用量、药物相互作用、禁忌证和用药护理措施等。理解医生的用药目的,根据患者的诊断和病情审阅医嘱,注意用药是否正确,用法、用量是否恰当。若对医嘱有疑义,应及时与医生沟通交流。

(二) 用药中的职责

1. 在摆药、配药、发药及用药过程中,必须严格执行"三查""八对""一注意"原则。

2. 加强与患者的心理沟通,缓解患者用药时的焦虑情绪,增强患者战胜疾病的信心。应视情向患者说明和解释用药后可能出现的不适反应,使患者在心理及生理上有所准备。

3. 注意观察药物的疗效和不良反应,并做好记录。应主动询问和检查患者用药后有无不适反应,以便能及时发现和处理,并按有关规定上报,避免药源性疾病的发生。

4. 正确指导患者用药。强调必须严格执行医嘱,不可擅自调整用药方案,使患者能够合理用药、安全用药;饮食也会影响药物疗效,故用药期间应注意向患者介绍饮食注意事项,指导患者正确配合治疗,以提高疗效,减少不良反应。

(三) 用药后的职责

1. 密切观察患者用药后的病情变化,观察药物的疗效。

2. 根据药物出现的不良反应,给出护理诊断,采取相应的护理措施。

3. 做好病区药品的领取、保管、使用等管理工作,要增强责任心,严格按照有关规定执行。

三、药理学发展简史

从远古时代起,人类在生活和生产实践中积累了丰富的药物方面的知识和防病治病的经验,其中有不少流传至今,如饮酒止痛、大黄导泻等。药理学的建立和发展与科学技术的发展密切相关,大致分为传统本草学阶段、近代药理学阶段和现代药理学阶段。

(一) 传统本草学阶段

古代的药物学著作称为本草学。我国现存最早的中药著作是《神农本草经》,著书于公元 1 世纪前后,共收载药物 365 种,这是世界最早的药物学著作之一。至唐代,标明专门本草的著作有 20 余种。其中,《新修本草》是官修中药著作,记载药物 884 种,是我国乃至世界上第一部由政府颁发的药物法典性著作,即药典。16 世纪末,明代医药学家李时珍所撰的《本草纲目》是一部闻名世界的药物学巨著,该书已被译成日文、法文、德文、英文、俄文、拉丁文等多种文字,成为世界性经典药物学文献。

(二) 近代药理学阶段

化学和生理学的迅速发展为药理学的发展奠定了科学基础。19 世纪初,实验药理学的创立标志着近代药理学阶段的开始。首先,化学的发展把植物药从古老的、成分复杂的粗制剂发展为化学纯品,如德国 F. W. Sertürner 首先于 1803 年从罂粟中分离提纯吗啡。其次,生理学的发展为药理学的发展发挥了重要作用。19 世纪,生理学家建立了许多实验生理学的方法,并用来观察植物药和合成药对生理功能的影响。1819 年,法国生理学家 Francois Magendie 用青蛙实验确定了士的宁的作用部位在脊髓;1878 年,英国生理学家 J. N. Langley 提出了药物作用的受体(receptor)概念,为现代受体学说奠定了基础。这些工作为药理学创造了实验方法,并将其系统地用于药物筛选。此后,如催眠药、解热镇痛抗炎药和局部麻醉药等大量被应用于临床。在这期间,德国 R. Buchheim 建立了第一个药理实验室,使药理学真正成为一门独立的学科。

(三) 现代药理学阶段

现代药理学阶段大约从 20 世纪初开始。1909 年,德国 P. Ehrlich 发现砷凡纳明可以治疗梅毒,开创了应用化学药物治疗传染病的新纪元;1940 年,英国学者霍华德·华特·弗洛里在亚历山大·弗莱明(1928)研究的基础上提取出了青霉素,使化学治疗进入抗生素时代;20 世纪中叶,自然科学技术的蓬勃发展为新药研究与开发提供了理论、技术和方法,使药理学的研究从原来的系统、器官水平发展到细胞、亚细胞及分子水平,对药物作用机制的研究也逐步深入。

近几十年来,随着其他学科的发展,现代药理学的发展更加迅速,现已形成许多各具特色的分支学科,以及与其他学科相互融合而形成的边缘交叉学科,如分子药理学、临床药理学、精神药理学、免疫药理学、量子药理学等。药理学已由过去的传统经典药理学逐步发展成为与基础医学和临床医学等多学科密切相关的综合学科。特别是分子药理学的发展,不仅更深入地阐明了许多药物作用机制,更准确地指导药物合成及基因工程药物的研发,而且进一步促进了遗传药理学、神经药理学、时辰药理学等学科的发展。

知识链接

网络药理学

网络药理学是在人工智能和大数据背景下,对药物进行系统性研究的新兴前沿学科,也是融合系统生物学、生物信息学、网络科学、系统药理学等相关学科的新学科。其注重从系统层次和生物网络的整体角度出发理解疾病,解析药物与患者之间的分子关联规律,以揭示药物持久性作用机制,指导新药研发和临床药物治疗,为药效评价、精准用药等提供关键技术支持。

1999 年我国学者率先提出假说,认为中医证候与生物分子网络存在关联。2021 年世界中医药学会联合会认证通过了由我国学者领衔制定的首个网络药理学国际标准《网络药理学评价方法指南》,这是中医药领域第一个正式制定的关于新兴学科的国际标准,走出了中医药原创研究引领交叉学科国际发展的关键一步。

四、我国对世界药学的贡献

中华人民共和国成立以来,大力加强新药研究开发以及药物生产技术工艺的创新,在新药研制及发掘中医药等方面取得了举世瞩目的成就。

1958 年,我国科学家研制的首创药物二巯丁二钠,用于金属和类金属中毒解救,疗效好、毒性低,至今仍在临床广泛应用。1965 年,我国科学家人工合成了结晶牛胰岛素,这是世界上第一次人工合成多肽类生物活性物质,引起世界轰动。1972 年我国科学家从中药青蒿中分离提取出抗疟原虫有效单体成分——青蒿素,临床应用证明,杀灭疟原虫有效率达 100%,此后又研制出青蒿素衍生物双氢青蒿素。两药分别于 1986 年和 1992 年获得国家一类新药证书,不但满足了国内需求,而且出口到世界多个国家,拯救了全球数百万疟疾患者的生命。2015 年我国青蒿素的第一发明人屠呦呦研究员获得诺贝尔生理学或医学奖。

此外,许多国产药物的生产技术、生产工艺等已达到国际领先水平,药品质量得到国际认可,从而满足了国际市场的需求。还有一大批中成药制剂,如复方丹参滴丸、速效救心丸等数百个品种,在临床广泛应用,并且出口到120多个国家和地区。我国新药研究开发的诸多重大成果以及中医药研究开发的卓越成就,为世界药学作出巨大贡献,享誉全球。

(徐 红)

思考题

1. 护士在临床用药中的职责有哪些?
2. 护用药理学的主要研究内容和任务有哪些?

第二节　药物代谢动力学

学习目标

1. 掌握首过消除、药酶诱导剂、药酶抑制剂、半衰期的概念及在临床用药中的意义。
2. 熟悉药物吸收、分布、代谢、排泄的概念及其影响因素;各种给药途径的特点;肝肠循环、肝药酶的概念及在临床用药中的意义。
3. 了解药物跨膜转运的方式;生物利用度、稳态血药浓度的概念。
4. 具备将药动学相关知识应用于用药护理实践中的能力,做到合理用药。
5. 初步培养学生安全用药的护理思维。

药物代谢动力学通过研究机体对药物的吸收、分布、代谢和排泄等过程,阐述药物在机体内的动态变化规律,为临床合理用药提供依据。

一、药物跨膜转运

药物通过生物膜的过程称为药物跨膜转运。药物跨膜转运的方式主要有被动转运和主动转运。

(一)被动转运

被动转运(passive transport)指药物由高浓度一侧向低浓度一侧的扩散过程,为不耗能的顺浓度差转运,膜两侧浓度差越大,药物转运的速度越快。不消耗能量,分子量小的、脂溶性大的、极性小的、非解离型药物易被转运。临床应用的多数药物以此种方式转运。

1. 简单扩散(simple diffusion)　又称脂溶扩散,是脂溶性药物直接溶入生物膜脂质层而通过生物膜的一种转运方式,是药物跨膜转运的最主要方式。膜两侧的药物浓度差越大、膜面积越大、膜越薄、药物分子的脂溶性越高,扩散速率就越快。因为大多数药物呈弱酸或弱碱性,在体液中常以解离型(离子)和非解离型(非离子)两种形式存在,解离型的脂溶性低,非解离型的脂溶性高,所以药物解离度是影响药物脂溶性的重要因素。弱酸性药物,在 pH 低(酸性)的环境中解离度低,即大多数呈非解离型,易经生物膜转运;而在 pH 高(碱性)的环境中解离度高,即大多数呈解离型,则不易经生物膜转运。弱碱性药物则相反。故可通过改变药物所在环境的 pH 来调节某些药物跨膜转运,如碱化尿液,可使酸性药物的解离度增大,减少在肾小管和集合管的重吸收,而用于加速酸性药物中毒时的排泄。

2. 滤过（filtration） 又称膜孔扩散，是水溶性药物通过生物膜膜孔转运的一种方式。毛细血管壁的膜孔较大，多数药物可以通过；肾小球的膜孔更大，大多数药物及代谢产物均可经过肾小球滤过而排泄；但多数细胞膜的膜孔较小，只有小分子药物可以通过。

3. 易化扩散（facilitated diffusion） 指某些药物依赖生物膜上的特定载体通过生物膜的一种顺梯度转运方式。其特点是需要载体、有竞争性抑制现象及饱和限速现象。葡萄糖、氨基酸、核苷酸等即通过此种方式转运。

（二）主动转运

主动转运（active transport）指药物从浓度低的一侧向浓度高的一侧转运，其特点是需要载体、消耗能量、有饱和现象和竞争性抑制现象。如细胞内 Na^+ 转运到细胞外、细胞外 K^+ 转运到细胞内、血液中的碘进入甲状腺腺泡的转运，以及青霉素等弱酸性药物和弱碱性药物从肾近曲小管的分泌均为主动转运。

二、药物的体内过程

药物的体内过程包括吸收、分布、代谢和排泄四个环节。

（一）吸收

吸收（absorption）指药物自给药部位进入血液循环的过程。药物吸收的快慢和多少，直接影响药物呈现作用的快慢和强弱。影响药物吸收的因素很多，主要有：

1. 给药途径 除静脉注射和静脉滴注时药物直接进入血液循环外，其他给药途径均存在吸收过程。药物的吸收速度和程度受给药途径的影响：不同途径给药吸收速度一般情况下由快到慢依次为吸入>肌内注射>皮下注射>舌下及直肠给药>口服>黏膜给药>皮肤给药。吸收程度以吸入、肌内注射、皮下注射、舌下、直肠较完全，口服次之。少数脂溶性大的药物可通过皮肤吸收。

皮下或肌内注射给药是通过毛细血管壁吸收，快速而完全。口服给药主要经小肠吸收，少数弱酸性药物可在胃中部分吸收，胃肠吸收药物需通过毛细血管经肝门静脉再到体循环。某些经胃肠吸收的药物，经门静脉通过肝脏时被酶代谢灭活，使进入体循环的有效药量减少，药效减弱，这种现象称为首过消除（first pass elimination）。首过消除高的药物（如硝酸甘油）不宜口服给药，否则将不能达到预期的疗效。舌下和直肠给药可避免首过消除。直肠给药主要适用于少数刺激性强的药物（如水合氯醛）或不能口服药物的患者（如小儿、严重呕吐或昏迷患者）。

2. 药物的理化性质 药物的分子越小、脂溶性越大或极性越小，越易吸收。不溶于水又不溶于脂类的药物（如活性炭等）不易吸收，口服后只能在肠道中发挥局部作用。

3. 药物的剂型 药物可制成多种剂型，如溶液剂、糖浆剂、片剂、胶囊剂、颗粒剂、注射剂、气雾剂，栓剂等。剂型不同、给药途径不同，药物吸收速度也不同，如片剂的崩解、胶囊剂的溶解等均可影响口服给药的吸收速度；油剂和混悬剂注射液可在给药局部滞留，使药物吸收缓慢而持久。近年来，生物药剂学为临床提供了许多新的剂型。缓释制剂即是利用无药理活性的基质或包衣阻止药物迅速溶出，以达到非恒速缓慢释放的效果；控释制剂可以控制药物按零级动力学恒速或近恒速释放，以保持恒速吸收，既保证疗效的持久性，又方便使用。

4. 吸收环境 药物局部吸收面积、血液循环情况、pH、胃排空速度、肠蠕动速度等均可影响药物的吸收。空腹服药吸收快，餐后服药吸收较平稳。

（二）分布

分布（distribution）指药物吸收后从血液循环到达机体各个部位和组织的过程。药物分布与药物作用密切相关，大多数药物在体内的分布是不均匀的，其影响因素如下：

1. 血浆蛋白结合率 多数药物吸收进入血液循环后，可不同程度地与血浆蛋白呈可逆性结合，使药物以结合型和游离型两种形态存在，只有游离型药物能通过毛细血管壁到达组织细胞发挥作用。

结合型药物的特点：①药理活性暂时消失。②分子变大，不易通过毛细血管壁，药物暂时"储存"于血液中。③结合是可逆的，随游离型药物向血管外的转运而逐渐分离，两种形态保持动态平衡。④药物之间具有竞争蛋白结合的置换现象，如抗凝血药华法林和解热镇痛抗炎药双氯芬酸与血浆蛋白的结合率都比较高，若两药同时应用，血浆中游离型华法林将明显增多，导致抗凝血作用增强或自发性出血。故联合应用几种血浆蛋白结合率较高的药物时，护士应警惕可能会发生因竞争性置换而造成的药效改变甚至中毒。⑤药物与血浆蛋白结合具有饱和性，当血药浓度过高、血浆蛋白结合达到饱和时，游离型药物突然增多，可使药效增强甚至出现毒性反应。

2. 体液的 pH　生理状态下细胞内液 pH 约为 7.0，细胞外液 pH 约为 7.4。弱酸性药物在酸性环境下解离少，易通过细胞膜，故在细胞外液的浓度略高于细胞内液；弱碱性药物则在细胞外液的浓度略低于细胞内液。碱化血液，提高血液 pH，可促进弱酸性药物从组织向血液转移，而促进弱碱性药物从血液向组织转移。酸化血液，降低血液 pH，则与此相反。所以，改变血液 pH，可改变药物在细胞内外的分布，对临床合理用药及药物中毒解救具有实际意义。

3. 药物的理化性质　脂溶性药物或水溶性小分子药物易通过毛细血管壁，由血液分布到组织；水溶性大分子药物或离子型药物难以透出血管壁进入组织，如甘露醇由于分子较大，不易透出血管壁，故静脉滴注后，可提高血浆渗透压，使组织脱水。

4. 药物与组织的亲和力　有些药物对某些组织有特殊的亲和力，因而在该组织的浓度较高，如氯喹在肝中浓度比血浆浓度高约 700 倍，碘主要分布在甲状腺中。

5. 组织器官血流量　吸收的药物通过血液循环向全身组织器官输送。因人体各组织器官的血流量是不均一的，所以药物首先到达血流量大的组织器官如肝、肾、脑、肺等，随后再向血流量少的组织分布。如静脉注射麻醉药硫喷妥钠，首先分布到血流量大的脑组织发挥作用，随后由于其脂溶性高又向血流量少的脂肪组织转移，致使脑组织内硫喷妥钠浓度迅速降低，麻醉作用迅速消失，这种现象称为药物在体内的再分布（redistrbution）。

6. 体内特殊屏障

（1）**血脑屏障**：由血-脑、血-脑脊液、脑脊液-脑三种屏障组成，可选择性阻止多种药物由血液进入脑脊液。这种大脑自我保护的生理屏障，有利于维持中枢神经系统内环境的相对稳定。婴幼儿血脑屏障发育不完善，不少药物容易通过该屏障而致中枢神经系统不良反应。血脑屏障的通透性并非一成不变，如炎症可改变其通透性，故脑部炎症时对青霉素等药物的通透性增加，可在脑脊液中达到有效治疗浓度。

（2）**胎盘屏障**：是胎盘绒毛与子宫血窦间的屏障。仅对脂溶性低、解离型或大分子药物如右旋糖酐等呈现屏障作用，很多脂溶性高的药物仍可通过。故妊娠期用药应谨慎，禁用对胎儿发育有影响的药物。

（3）**血眼屏障**：是血液与视网膜间、血液与房水间、血液与玻璃体间屏障的总称。此屏障可影响药物向眼内的分布，若采用全身给药方法治疗眼病，很难在眼内达到有效治疗浓度，故治疗眼病应采取局部滴眼或眼周边给药，包括结膜下注射、球后注射、结膜囊给药等，既能提高眼内药物浓度，又可减少全身不良反应。

（三）代谢

代谢（metabolism）又称生物转化（biotransformation），指进入机体内的药物发生化学结构变化的过程。代谢药物的器官主要是肝，其次是肠、肾、肺等组织。

1. 药物的代谢方式　体内药物的代谢是在酶的催化下进行，有氧化、还原、水解、结合四种方式，可分为两个时相。

（1）**Ⅰ相反应**：为氧化、还原或水解反应，通过该相反应，大部分药物失去药理活性，少数药物被活化，作用增强，甚至形成毒性代谢产物。

（2）**Ⅱ相反应**：即结合反应，药物及代谢产物在酶的作用下，与内源性物质如葡糖醛酸、硫酸等结合成无活性的、极性高的代谢物从肾排泄。

2. 药物代谢酶系　药物在体内的代谢绝大多数是在酶的催化下进行的，体内催化药物代谢的酶被称为药物代谢酶，简称药酶。药酶根据特异性不同分为专一性酶和非专一性酶。

（1）**专一性酶**：指催化作用选择性很高的酶，如乙酰胆碱酯酶水解乙酰胆碱、单胺氧化酶催化单胺类药物等。

（2）**非专一性酶**：一般指肝细胞微粒体混合功能酶系统（细胞色素 P450 酶系），又称肝药酶，是促进药物转化的主要酶系。其特点有：①选择性低，能催化多种药物代谢，药物间可发生竞争。②个体差异大，常因遗传、年龄、机体状态、营养状态、疾病的影响而产生明显的个体差异。③活性可变，受某些化学物质及药物的影响而增强或减弱。

3. 药酶诱导剂与药酶抑制剂　某些药物可改变药酶的活性，因而影响本药及其他药物的代谢速度并可影响药物疗效，在临床联合用药时应注意。

（1）**药酶诱导剂**：凡能增强药酶活性或加速药酶合成的药物称为药酶诱导剂，如苯妥英钠、利福平等，若经肝药酶代谢的药物与药酶诱导剂合用时，可使代谢加快，药效减弱，剂量应适当增加。

（2）**药酶抑制剂**：凡能减弱药酶活性或减少药酶生成的药物称为药酶抑制剂，如西咪替丁、异烟肼等，经肝代谢的药物与药酶抑制剂合用时，代谢减慢，剂量应适当减少。

因肝是参与药物代谢的最重要器官，临床药物治疗中，应了解患者肝功能状况。肝功能受损者，以肝代谢为主要消除途径的药物的消除变慢，此时宜相应减少药物剂量或延长给药间隔时间，以免产生蓄积中毒。

（四）排泄

排泄（excretion）指药物及其代谢产物自体内排出体外的过程。肾是药物排泄的最主要器官，胆、肠、乳腺、唾液腺、汗腺、肺等也有一定排泄药物的功能。

1. 肾排泄　肾对药物的排泄方式为肾小球滤过和肾小管分泌。

（1）**肾小球滤过**：是肾对药物排泄的主要方式。因肾小球毛细血管膜孔大，除了与血浆蛋白结合的药物外，游离型药物及其代谢物均可从肾小球滤过，其滤过速度受肾小球滤过率和分子大小的影响。

（2）**肾小管分泌**：有些药物可由近曲小管细胞以主动转运的方式自血浆分泌到肾小管内。近曲小管细胞具有两种非特异性转运机制，分别分泌阴离子（酸性药物离子）和阳离子（碱性药物离子）。两种转运各有其转运载体（弱酸性载体和弱碱性载体），这些载体的选择性不高，同类药物间可有竞争性抑制。如丙磺舒与青霉素合用时，两药竞争肾小管细胞上的弱酸性载体转运系统，丙磺舒可抑制青霉素主动分泌，提高青霉素血药浓度，增强抗菌作用。

（3）**肾小管重吸收**：肾主要在远曲小管以简单扩散的方式，对经肾小球滤过和肾小管分泌转运到肾小管内的药物进行重吸收。脂溶性高的药物易被重吸收，在尿中排泄少且慢；脂溶性低的药物则相反。尿液的 pH 决定了药物的解离度，因此，通过调节肾小管内液体的 pH，可改变弱酸性或弱碱性药物的解离度，从而加速或减慢药物排泄。碱化尿液可增加弱酸性药物的解离，减少其重吸收，促进其排泄；碱化尿液可减少弱碱性药物的解离，增加其重吸收，延缓其排泄。酸化尿液可增加弱碱性药物的解离，减少其重吸收，促进其排泄；酸化尿液可减少弱酸性药物的解离，增加其重吸收，延缓其排泄。

药物经肾排泄受肾功能状态的影响，当肾功能受损时，以肾排泄为主要消除途径的药物自肾排泄变慢，此时宜相应减少药物剂量或延长给药间隔时间，以免产生蓄积中毒。

2. 胆汁排泄 有些药物及其代谢物可经胆汁主动排泄。经胆汁排泄的药物胆道内药物浓度较高,可用于治疗胆道疾病,如红霉素、利福平等治疗胆道感染。

肝肠循环(hepato-enteral circulation)指自胆汁排入十二指肠的药物,在肠中被再吸收的过程。肝肠循环可使药物作用时间延长,当胆道引流或阻断肝肠循环时可加速药物的排泄。如考来烯胺可阻断洋地黄毒苷的肝肠循环,可用于后者中毒的解救。

3. 肠道排泄 经肠道排泄的药物,主要是口服后肠道中未吸收的药物,由肠黏膜分泌到肠道。

4. 乳汁排泄 药物经简单扩散的方式自乳汁排泄。由于乳汁偏酸性,故弱碱性药物(如吗啡、抗甲状腺药丙硫氧嘧啶等)易自乳汁排出,故哺乳期妇女用药应慎重,以免对乳儿产生不良反应。

5. 其他排泄途径 某些药物也可经唾液腺排出,且排出量与血药浓度有相关性,由于唾液标本易于采集,且无创伤性,临床上常用其代替血标本进行血药浓度监测。某些药物(如利福平等)可由汗液排泄。肺是挥发性药物的主要排泄途径,如检测呼气中的乙醇含量,以判定是否酒后驾车等。

三、药物代谢动力学的一些基本概念和参数

(一)药物消除与蓄积

1. 药物消除 指药物经代谢和排泄等过程,药理活性不断衰减的过程。药物的消除方式有两种:

(1)**恒比消除**:又称一级动力学消除,指单位时间内药物按恒定的比例进行消除,即血药浓度高,单位时间内消除的药量多。当药物浓度降低后,药物消除也按比例下降。当机体消除功能正常,用药量又未超过机体的最大消除能力时,大多数药物的消除属这一类型。

(2)**恒量消除**:又称零级动力学消除,指单位时间内药物按恒定数量进行消除。药物消除速率与血药浓度高低无关。当机体消除功能下降或药量超过最大消除能力时,机体只能以恒定的最大速度消除药物,待血药浓度下降到较低浓度时则按恒比消除。

2. 药物的蓄积 指反复多次用药,药物进入体内的速度大于消除的速度,血药浓度不断升高的现象。临床用药时应有计划地使药物在体内适当蓄积,以达到和维持有效的血药浓度。但当药物蓄积过多,则会引起蓄积中毒。故临床用药期间,应注意药物剂量、给药速度、给药间隔时间、疗程长短及肝肾功能等,以防蓄积中毒。

(二)药动学的基本参数及临床意义

1. 半衰期(half-life time,$t_{1/2}$) 一般指血浆半衰期,即血浆药物浓度下降一半所需要的时间。药物半衰期是反映药物自体内消除速度的重要指标。对于符合恒比消除的药物来说,其半衰期是恒定的,一般不受给药剂量和给药途径的影响。但老年人、新生儿、婴幼儿、肝肾功能不全时,药物的半衰期通常会不同程度地延长,临床用药时必须加强监护。

在临床用药中,半衰期具有重要意义。①药物分类的依据:根据药物的半衰期将药物分为短效类、中效类和长效类。②反映药物消除的速度:可作为拟定给药间隔时间长短的参考值。半衰期长,给药间隔时间长;反之,给药间隔时间则短。③可预测药物自体内基本消除的时间:停药4~5个$t_{1/2}$,即可认为药物基本消除(表1-1)。④可预测药物达到血药浓度的时间。

2. 稳态血药浓度(steady state concentration,C_{ss}) 以半衰期为给药间隔时间,连续恒量给药后,体内药量逐渐累积,给药4~5次后,血药浓度基本达稳态水平,此称为稳态血药浓度或坪值。达坪值时药物吸收量和消除量基本相等,药物在体内不再蓄积。稳态浓度的高低取决于每次给药的剂量。如病情需要血药浓度立即达坪值时,可采取首次剂量加倍的方法,此种给药方法在1个$t_{1/2}$内即能达坪值,首次剂量称为负荷剂量(图1-1)。

3. 生物利用度(bioavailability) 指血管外给药时,药物制剂实际吸收进入血液循环的药量占

表 1-1　恒比消除药物的消除和蓄积

半衰期数	一次给药		连续恒速恒量给药后体内蓄积药量/%
	消除药量/%	体存药量/%	
1	50	50	50
2	75	25	75
3	87.5	12.5	87.5
4	93.8	6.2	93.8
5	96.9	3.1	96.9
6	98.4	1.6	98.4
7	99.2	0.8	99.2

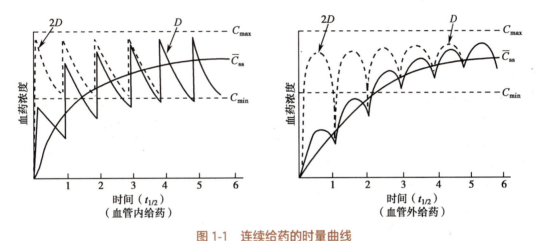

图 1-1　连续给药的时量曲线

D:每个 $t_{1/2}$ 的给药量;$2D$:首剂加倍量;$\overline{C}_{ss}$:平均稳态血药浓度;C_{max}:稳态血药浓度峰值;C_{min}:稳态血药浓度峰谷。

所给总药量的百分率,用 F 表示:

$$F=A/D \times 100\%$$

式中,A 为进入血液循环的药量;D 为实际给药总量。生物利用度是评价药物制剂质量和药物生物等效的重要指标,也是选择给药途径的重要依据。影响生物利用度的因素包括人体的生物因素和药物的制剂因素。为了保证用药的有效性和安全性,将生物利用度列为药物制剂质量控制标准。护士临床用药时,不应随意更换药物剂型,并应采用同一药厂同一批号的药品,以保持所用药物生物利用度的一致性。

（徐 红）

思考题

1. 简述药物半衰期、稳态血药浓度、生物利用度在临床护理用药中的意义。
2. 药物体内过程的特点对制订和实施合理的给药方案的临床意义是什么?

第三节　药物效应动力学

一、药物作用

药物作用（drug action）指药物与机体大分子间的初始反应。药理效应（pharmacological effect）指在药物与机体大分子相互作用引起机体生理、生化功能或形态发生的变化，是药物作用的结果。如肾上腺素对血管的初始作用是激动 α 肾上腺素受体，而药理效应是引起血管收缩、血压升高。药物作用和药理效应常互相通用。

（一）药物的基本作用

药物的基本作用指药物对机体原有功能活动的影响，包括兴奋作用（excitation action）和抑制作用（inhibition action）。使原有功能活动增强称为兴奋作用，如肌肉收缩、腺体分泌增多、心率加快等；使原有功能活动减弱称为抑制作用，如肌肉松弛、腺体分泌减少、心率减慢等。

在一定条件下，药物的兴奋和抑制作用可相互转化，如中枢神经兴奋过度时，可出现惊厥，长时间的惊厥又会转为衰竭性抑制，甚至死亡。

（二）药物作用的主要类型

1. 局部作用和吸收作用　局部作用（local action）指药物未被吸收进入血液循环之前，在用药局部所产生的作用，如碘伏的皮肤消毒作用。吸收作用（absorption action）指药物被吸收进入血液循环后，随血流分布到身体组织、器官所呈现的作用，如阿司匹林的解热镇痛作用。

2. 直接作用和间接作用　直接作用（direct action）指药物与组织或器官直接接触后产生的作用。间接作用（indirect action）指由直接作用引发的其他作用。如强心苷能选择性地作用于心肌，使心肌收缩力增强，增加衰竭心脏的心排血量，此作用为强心苷的直接作用；在增强心肌收缩力、增加心排血量的同时，可反射性兴奋迷走神经，使心率减慢，该作用为强心苷的间接作用。

3. 选择作用　多数药物在一定剂量下，只对机体某些组织或器官产生明显的作用，而对其他组织或器官的作用不明显或无作用，这种作用称为药物的选择作用（selectivity），这种特性称为药物的选择性。药物的选择作用是临床选择用药的基础，大多数药物都有各自的选择作用，选择性高的药物针对性强，不良反应少；选择性低的药物针对性差，不良反应多。在临床选择用药时，尽可能选用那些选择性高的药物。药物的选择性是相对的，当剂量增大时，其作用范围也扩大。如尼克刹米在治疗量时可选择性兴奋延髓呼吸中枢，剂量过大时，可广泛兴奋中枢神经系统，甚至引起惊厥。所以，临床用药时，既要考虑药物的选择作用，还应考虑用药剂量。

（三）药物作用的两重性

药物的作用具有两重性,既可呈现对机体有利的一面,称为防治作用;又可呈现对机体不利的一面,称为不良反应。临床用药时,应充分发挥药物的防治作用,尽量减少或避免药物的不良反应。

1. 防治作用

（1）**预防作用**(preventive action):在疾病发生之前用药,可以防止疾病发生的作用,称为预防作用,如接种卡介苗预防结核病。

（2）**治疗作用**:凡符合用药目的,能产生诊断、治疗疾病效果的作用称为治疗作用(therapeutic effect)。治疗作用可分为:①对因治疗(etiological treatment)指用药目的在于消除原发致病因子,彻底治愈疾病,如使用抗菌药杀灭体内致病菌。②对症治疗(symptomatic treatment)指用药目的在于改善疾病的临床症状,如使用阿托品治疗胃肠绞痛。

一般情况下,对因治疗比对症治疗更为重要,应首先选择对因治疗。但是对于一些严重危及生命的症状如高热、休克、惊厥等,应积极采取对症治疗,以防病情恶化,为对因治疗赢得时间,降低病死率。有些对症治疗还可延缓病程进展,预防并发症的发生,降低远期病死率,如抗高血压药的降压作用等。中医学提倡急则治标、缓则治本、标本兼治,这些仍为临床用药所遵循的原则。

2. 不良反应　凡不符合用药目的,对机体不利甚至有害的反应称为不良反应(adverse reaction)。多数不良反应是药物固有的效应,一般是可以预知的,有的可以避免或减少;但少数较严重的不良反应较难恢复,称为药源性疾病(drug-induced disease)。

（1）**副作用**(side reaction):指药物在治疗量时与治疗作用同时出现的、与用药目的无关的反应。副作用的特点:①一般是危害不大、可恢复的功能性变化。②副作用与治疗作用可随用药目的的不同而转变,如阿托品用于麻醉前给药时,其抑制腺体分泌的作用为治疗作用,松弛胃肠平滑肌引起腹气胀则为副作用;当阿托品用于治疗胃肠绞痛时,松弛胃肠道平滑肌的作用为治疗作用,抑制腺体分泌引起口干则成为副作用。③是药物固有的作用,是可以预知的,有些是可以预防的。因此,在用药护理中,对一些不适症状较明显的副作用,应及时向患者解释,避免发生不必要的恐慌,也可以采取相应措施预防。

（2）**毒性反应**(toxic reaction):指药物用量过大、用药时间过长或机体对药物敏感性过高时,产生的对机体有明显损害的反应称为毒性反应。用药后立即出现的毒性反应称为急性毒性反应;长期用药,因药物蓄积而缓慢出现的毒性反应称为亚急性或慢性毒性反应。常见的毒性反应有胃肠道反应、中枢神经系统反应等,是可以预知的,在用药护理中,护士要认真观察,及时发现,尽量避免毒性反应的发生。

致癌(carcinogenesis)、致畸(teratogenesis)、致突变作用(mutagenecity)是药物损伤细胞遗传物质,导致慢性毒性的特殊毒性反应,合称"三致"反应。

知识链接

沙利度胺事件

沙利度胺于 1957 年首次被用作处方药。该药可控制妇女妊娠期精神紧张,防止恶心,且有安眠作用,因此又被称为"反应停"。因疗效显著,20 世纪 60 年代前后,欧美至少 15 个国家广泛应用该药治疗妇女妊娠反应。

但随之而来的是,许多出生的婴儿是短肢畸形,因形同海豹,故被称为"海豹肢畸形",最终被证实是妊娠期妇女服用沙利度胺所致。于是该药被禁用,然而受其影响的婴儿已多达万余名。沙利度胺事件是药物审批制度不完善的产物,这一悲剧增强了人们对药物毒副作用的警觉,也促进新药研究开发及上市审批制度的完善和规范。

（3）过敏反应（anaphylactic response）：又称变态反应（allergy）、超敏反应（hypersensitivity），是药物作为抗原或半抗原所引发的病理性免疫。其发生与否与用药剂量无关，不易预知。致敏物质可以是药物本身，也可以是药物的代谢产物或药物制剂中的其他物质。常表现为皮疹、药物热、血管神经性水肿、哮喘等；严重者可发生过敏性休克，如抢救不及时，可致死亡，如青霉素等。对易致过敏反应的药物或过敏体质者，护士用药前要详细询问有无药物过敏史，并按规定做药物过敏试验，过敏试验阳性者应禁用此药物。

（4）继发反应（secondary reaction）：指药物治疗所产生的不良后果，又称为治疗矛盾。如长期使用广谱抗生素，可使敏感菌群受到抑制，而一些不敏感菌（如真菌等）乘机生长繁殖，产生新的感染，称为二重感染。

（5）后遗效应（residual effect）：指停药后血药浓度已降至最低有效浓度以下时残存的药理效应。如应用巴比妥类镇静催眠药时，导致次晨乏力、头晕、困倦等宿醉现象。

（6）特异质反应（idiosyncratic reaction）：指少数先天性遗传异常患者，对某些药物产生的特定反应。如先天性葡萄糖-6-磷酸脱氢酶（G6PD）缺乏者，服用伯氨喹后引起的溶血反应。

（7）停药反应（withdrawal reaction）：指长期用药后，突然停药使原有疾病加剧或复发的现象，如长期应用普萘洛尔降压，突然停药后出现的血压升高现象。

（8）药物依赖性（drug dependence）：长期应用某些药物后，患者对药物产生主观和客观上连续用药的现象，称为依赖性。若停药后仅表现为主观上的不适，渴望再次用药，但无客观指征，称为精神依赖性（psychic dependence）、心理依赖性或习惯性（habituation）；若用药时产生欣快感，而停药后不仅会出现主观上的不适，还会发生严重生理功能紊乱的戒断症状，甚至危及生命，称为生理依赖性（physiological dependence）或躯体依赖性（physical dependence）、成瘾性（addiction）。

《麻醉药品和精神药品管理条例》对麻醉药品和精神药品的保管和使用等均有严格的规定，凡接触的医、护、药工作者，均需严格遵守。

知识链接

《药品不良反应报告和监测管理办法》

我国为加强药品的上市后监管，规范药品不良反应报告和监测，及时、有效地控制药品风险，保障公众用药安全，依据《中华人民共和国药品管理法》等有关法律法规，制定了《药品不良反应报告和监测管理办法》，自 2011 年 7 月 1 日起施行。

《药品不良反应报告和监测管理办法》规定：国家实行药品不良反应报告制度。药品生产企业（包括进口药品的境外制药厂商）、药品经营企业、医疗机构应当按照规定报告所发现的药品不良反应。国家鼓励公民、法人和其他组织报告药品不良反应。

二、药物剂量-效应关系

（一）药物的剂量与效应

剂量指一次给药后产生药物治疗作用的数量。剂量的大小决定血药浓度的高低，血药浓度又决定药理效应。因此，药物剂量决定药理效应强弱，在一定剂量范围内，剂量越大，效应也随之增强。

根据剂量与效应的关系，剂量可分为：

1. 无效量（ineffective dose） 即药物剂量过小，在体内达不到有效浓度，不能产生明显药理效应的剂量。

2. 最小有效量（minimal effective dose） 即刚能引起药理效应的剂量，又称为阈剂量。

3. 有效量（effective dose） 指介于最小有效量和极量之间的量，又称治疗量（therapeutic dose）。在治疗量中，大于最小有效量而小于极量、疗效显著而安全的剂量，为常用量。

4. 极量（maximal dose） 指能引起最大效应而不至于中毒的剂量，又称最大治疗量。极量是国家药典明确规定允许使用的最大剂量，即安全剂量的极限，超过极量有中毒的危险。除非特殊需要时，一般不采用极量。

5. 最小中毒量（minimum toxic dose）和中毒量 药物引起毒性反应的最小剂量为最小中毒量。介于最小中毒量和最小致死量之间的剂量为中毒量。一般将最小有效量与最小中毒量之间的剂量范围，称为安全范围（margin of safety）（治疗作用宽度），此范围越大，该药越安全。

6. 最小致死量（minimum lethal dose） 药物引起死亡的最小剂量为最小致死量。

（二）剂量-效应曲线

以药理效应的强度为纵坐标，以药物剂量或血药浓度为横坐标，绘制的曲线称为剂量-效应曲线。根据观察指标的不同，可将剂量-效应关系分为两种。

1. 量反应剂量-效应曲线 药理效应随药物剂量或浓度的增减呈连续性量的变化，可用具体数量或最大反应的百分率表示，称为量反应型剂量-效应曲线。例如，心率的加快或减慢、血压的升降、血糖浓度的升降等。

2. 质反应剂量-效应曲线 药理效应不随药物剂量或浓度的增减呈连续性量的变化，而表现为反应性质的变化，称为质反应型剂量-效应曲线。质反应以阳性或阴性、全或无的方式表现。例如，死亡与存活、有效与无效等。

3. 剂量-效应曲线的意义 剂量-效应曲线在药理学上有重要的意义，根据剂量-效应曲线可以得出如下几个概念：

（1）**效能（efficacy）和效价强度（potency）**：效能指药物所能产生的最大效应。效能反映药物内在活性的大小。高效能药物所产生的最大效应是低效能药物无论多大剂量也无法产生的。效价强度指能引起等效反应的剂量。药效性质相同的两个药物的效价强度进行比较称为效价比。效价强度与效能之间无相关性，二者反映药物的不同性质。在药效学评价中具有重要意义。

如利尿药以每日排钠量为效应指标进行比较，氢氯噻嗪的效价强度大于呋塞米，但呋塞米的效能大于氢氯噻嗪（图 1-2）。在临床治疗时，药物的效能与效价强度可作为选择药物和确定药物剂量的依据。

（2）**半数致死量（LD_{50}）和半数有效量（ED_{50}）**：LD_{50} 指使一半实验动物死亡的剂量，作为衡量药物毒性大小的指标，LD_{50} 大说明药物毒性小；反之，则毒性大。ED_{50} 指使一半实验动物有效的剂量，是衡量药效强弱的指标，ED_{50} 小，说明药效强；反之，则药效弱。在评价药物毒性、疗效和安全性的动物实验中，常测定药物 LD_{50} 和 ED_{50}。

（3）**治疗指数（therapeutic index，TI）**：半数致死量与半数有效量的比值称为治疗指数，即 $TI=LD_{50}/ED_{50}$。治疗指数是衡量药物安全性的重要指标，通常治疗指数愈大，说明药物的安全性愈大；反之，则说明药物安全性差。但治疗指数非常大的药物也非绝对安全，例如治疗指数非常大的青霉素，可引起过敏性休克而危及患者生命。

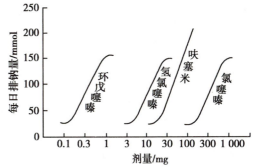

图 1-2 几种利尿药的效价强度和效能比较

三、药物作用机制

药物作用机制（mechanism of drug action）是阐明药物为什么起作用、如何起作用及作用部位等问题。药物的种类繁多，化学结构和理化性质各异，因此，其作用机制多种多样。

(一) 作用于受体

根据近代分子生物学和生物化学的研究,大多数药物是通过与细胞受体相结合而产生作用。作用于受体的药物,根据药物与受体结合后所产生效应的不同,分为受体激动药、部分受体激动药和受体阻断药。

1. 受体激动药 指药物与受体有较强的亲和力(即药物与靶部位的结合能力),并有较强的内在活性(即药物和受体结合后产生药理效应的能力),可兴奋受体产生明显效应。如 β 受体激动药异丙肾上腺素,可激动 β 受体而呈现兴奋心脏和扩张支气管的作用。

2. 受体阻断药 指药物与受体亲和力很强,但没有内在活性,药物与受体结合后,不能引起效应,但能阻碍受体激动药与受体的结合,呈现对抗激动药的作用。如 β 受体阻断药普萘洛尔,可与肾上腺素竞争与 β 受体结合,呈现对抗肾上腺素的作用,使心率减慢、支气管收缩等。

3. 受体部分激动药 指药物与受体虽具有亲和力,但只有较弱的内在活性,单独应用时能产生较弱的效应,而与激动药合用时,则呈现出较弱的对抗激动药的作用,即削弱激动药的效应,所以受体部分激动药具有激动药和阻断药的双重特性。如喷他佐辛与吗啡合用时,可减弱吗啡的镇痛作用,单独应用时有较弱的镇痛作用。

(二) 改变理化性质

有的药物通过改变细胞周围环境的理化性质而发挥作用。如使用抗酸药治疗消化道溃疡。

(三) 影响酶的活性

有些药物通过增强或抑制体内某些酶的活性而发挥作用,如奥美拉唑通过抑制胃黏膜氢钾ATP酶而抑制胃酸的分泌。

(四) 参与或干扰机体的代谢过程

有些药物如激素等,本身就是机体生化过程所必需的物质,应用后可参与机体的代谢过程而防治相应的缺乏症,如应用胰岛素治疗糖尿病。

(五) 影响细胞膜离子通道

有些药物能影响细胞膜对 Na^+、K^+、Ca^{2+}、Cl^- 等离子的转运功能而发挥作用。如维拉帕米阻滞心肌细胞膜钙通道而产生抗心律失常作用。

(六) 影响免疫功能

有些药物可影响机体免疫功能,如糖皮质激素类能抑制机体的免疫功能,可用于器官移植时的排斥反应。

知识链接

受体的调节

在生理、病理、药物等因素的影响下,受体数量、分布、亲和力和效应力会有所变化,称为受体的调节。受体的调节是实现机体内环境稳定的重要因素。

向上调节指连续应用受体阻断药,常可引起受体数目增多、亲和力增加或效应力增强。向上调节与突然停药出现"反跳现象"有关。如高血压患者长期应用 β 受体阻断药普萘洛尔,若突然停药,可引起血压升高、心动过速、心律失常,甚至猝死。

向下调节指连续使用受体激动药,常可引起受体数目减少、亲和力减低或效应减弱。向下调节是机体对药物产生耐受性的重要原因之一。如支气管哮喘患者长期使用 $β_2$ 受体激动药,可引起患者支气管平滑肌上的 $β_2$ 受体数目减少,进而对 $β_2$ 受体激动药产生耐受性。

(徐 红)

思考题

1. 根据药物与受体结合后呈现效应的不同,药物可分为哪几类? 举例说明。
2. 药物的两重性指什么? 举例说明药物的常见不良反应。

第四节　影响药物作用的因素

学习目标

1. 掌握生理、心理和病理因素对药物作用的影响。
2. 熟悉配伍禁忌、协同作用、拮抗作用、高敏性、耐受性的概念及临床意义。
3. 了解其他影响药物作用的因素。
4. 能针对药物和患者的实际情况,为患者合理用药与安全用药提供指导。
5. 培养学生用药监护的责任意识。

药物在体内产生的效应是药物与机体相互作用的结果,二者的相互作用会受药物方面和机体方面诸多因素的影响。在用药时,应熟悉各种因素对药物作用的影响,根据个体情况选择合适的药物,保证药物的疗效同时尽可能减少不良反应。

一、机体因素

1. 年龄　一般所说的给药剂量是适用于 18~60 岁成年人的药物平均剂量。儿童、老年人由于生理特点不同,在机体生长发育及衰老等过程的不同阶段,各种生理功能和机体对药物的处置能力都可能有所不同,因此对药物的反应可能与成年人有所不同。

(1)**老年人**:由于各器官功能逐渐减退,尤其是肝、肾功能的逐渐减退,对药物的代谢和排泄能力降低,对药物的耐受性较差,用药剂量一般约为成人的 3/4。在敏感性方面,老年人与成年人也有不同。老年人对中枢抑制药、利尿药、抗高血压药、抗凝血药等药物的敏感性增高,易引起严重的不良反应;使用氨基糖苷类抗生素、呋塞米易引起听力损害,应用这些药物时应特别谨慎。

另外,老年人由于记忆力减退等方面的原因,用药依从性较差,容易发生漏服、误服和过量服药。因此,除医护人员需耐心解释处方中的用药目的、剂量、用法及疗程外,应尽量简化治疗方案,使老年患者易于领会和接受。总之,临床用药时,应综合考虑每个老年人的具体情况,制订出最佳治疗方案。

(2)**儿童**:尤其是新生儿、早产儿和婴幼儿,各组织器官正处于生长、发育阶段,年龄越小各组织器官的发育越不完善,特别是肝、肾功能发育不完善,使其对药物的处置及反应与成年人有很大差别。由于儿童对药物反应一般比较敏感,加之新药临床试验一般不用儿童,缺乏儿童的药动学数据,故对儿童临床用药必须慎重,一般不首先考虑应用新药。如果应用不当会造成组织器官发育障碍,甚至造成严重后遗症或死亡。

2. 性别　男、女在身高、体重、肌肉及脂肪多少等方面有所不同,但男、女对药物的反应通常无明显差别。但应注意女性以下特殊生理时期:

(1)**月经期**:不宜应用强泻药和抗凝血药,以免引起盆腔充血和月经过多。

(2)**妊娠期**:用药更应慎重,既要考虑药物是否对正常妊娠有不利影响,更要考虑药物是否对胎儿产生不利影响,尤其是在受孕后 3~12 周,因为此期是胚胎、胎儿各器官处于高度分化、迅速发育阶段,药物影响此过程,可能导致某些系统和器官畸形。

（3）**临产期**：不能应用影响正常分娩的药物，也不能应用半衰期较长、会随胎儿娩出在新生儿体内发生不良反应的药物。

（4）**哺乳期**：不能应用影响泌乳或能从乳汁排泄而对婴儿产生不利影响的药物。

3. **病理因素**　常可影响药物效应。例如，当肾功能减退时，以原形由肾排泄的药物消除减慢，半衰期延长；当发生脑膜炎时，血脑屏障的通透性增加，有利于抗菌药通过血脑屏障发挥作用。有些药物因机体的某种病理状态而不能应用，如当机体发热时，多数疫苗不适合应用。总之，临床用药时，应充分注意机体伴有的病理状态可能对药物作用的影响，根据具体情况，适当选择药物和剂量，以求达到最佳治疗效果，并减少不良反应的发生。

4. **心理因素**　药物的作用在一定程度上受患者的情绪、患者对药物的信赖程度，以及医护人员的言语、表情、态度、暗示、工作经验等因素影响。患者若对药物治疗信心不足，惧怕用药后产生的严重不良反应等，均会影响药物的疗效。医护人员必须运用自己掌握的药物知识，耐心细致地向患者及其家属宣传解释所用药物的治疗效果、不良反应及其防治措施。尤其是对于一些不良反应严重的药物，应讲清其利弊，消除患者的心理顾虑，正确对待用药反应，提高患者用药的依从性，使患者能够在良好的心理状态下接受药物治疗。同时，医护人员在药物治疗过程中，应给予患者更多的关心、同情和理解，加强对用药者的心理护理工作，充分发挥积极的心理效应，以提高临床药物治疗效果。

5. **遗传因素**　可影响药物的药动学和药效学，使药物作用表现因人而异。遗传因素对药动学的影响主要表现在药物体内代谢的异常，可分为快代谢型和慢代谢型，前者使药物快速灭活，后者使药物灭活较慢。因此，遗传因素影响药物血浆浓度及效应强弱和持续时间。遗传因素对药效学的影响，是在不影响血药浓度的条件下，使机体对药物的反应异常，如 G6PD 缺乏者应用某些药物易发生溶血反应。

6. **饮食**　和药物之间存在着相互作用，表现为吸收和消除的改变、药物与饮食的配伍禁忌等。因此，护士有责任向患者及其家属讲明用药期间饮食方面的注意事项，指导患者选择合适饮食，以提高疗效，避免不必要的后果。

（1）**饮食对药物吸收的影响**：如酸性食物可增加铁的溶解度，使 Fe^{3+} 还原为 Fe^{2+}，促进吸收；高脂饮食可促进脂溶性维生素 A、D、E 的吸收，增加药效。而含钙、磷较多的食物、饮茶等却影响铁的吸收；婴幼儿补充钙剂时不宜同食含有大量草酸的菠菜等食品，以免形成不易溶解的草酸钙而影响钙剂的吸收。

（2）**饮食对尿液 pH 的影响**：尿液 pH 常受饮食的影响。鱼、肉、蛋等荤性食物属弱酸性食品，菠菜、豆类、水果、牛奶等属弱碱性食品。通常,氨苄西林等在酸性尿液中抗菌能力强,金黄色葡萄球菌、铜绿假单胞菌在酸性尿液中生长受到抑制。红霉素、头孢菌素类、氨基糖苷类、磺胺类等在碱性尿液中抗菌力强。

(3)饮食与药物的相互作用:乳酶生不宜用热水冲服,以免杀灭乳酸杆菌而降低药效。服用泻药、解热药和磺胺类药后应多饮水,以补充机体丢失的水分或减轻对肾功能的毒性。含蛋白的药物制剂忌与茶同服,防止鞣酸和蛋白质发生作用失去药效。服用抗高血压药、排钠利尿药时应限制高钠饮食。应用中枢抑制药期间禁饮酒,因其可增强对中枢的抑制作用。

7. 个体差异 在性别、年龄、体重相近的情况下,大多数人对药物的反应是相似的,但有少数人存在质或量的显著差异,多与遗传因素有关。

质的差异可表现为过敏反应、特异质反应,详见本章第二节。量的差异表现为高敏性和耐受性。高敏性指个体对药物特别敏感,应用小剂量即可呈现强大的药理作用,甚至出现中毒。耐受性指个体对药物的敏感性降低、反应减弱的现象,此时,必须加大给药剂量才能产生应有的作用。极少数人在初次用药后即可发生,称先天耐受性,与其体内的酶系统异常有关,属遗传因素。耐受性更多见的是在反复使用某种药物后出现,称后天耐受性,可能与酶诱导作用、人体组织对药物产生适应性等因素有关。若在短时间内反复用药数次即产生耐受性者称为快速耐受性。

二、药物因素

1. 药物结构 一般来说,化学结构相似的药物其作用相似,如喹诺酮类抗菌药的化学结构相似,抗菌谱和抗菌作用也相似。但化学结构相似的药物也可表现相反或拮抗作用,如维生素 K 与华法林结构相似但作用相反,前者能促进凝血过程,后者能对抗凝血过程。

2. 药物的剂型 一种药物的不同剂型,其生物利用度往往不同,使血药浓度出现较大差异,影响药物的疗效。一般而言,注射剂比口服剂型吸收得快;口服给药时,溶液剂吸收最快,散剂次之,片剂和胶囊剂较慢。吸收快的剂型,血药浓度达峰时较快,故起效快;吸收慢的剂型,因其潜伏期长,故起效慢,维持时间长。

3. 给药途径 可影响药物的吸收、药物出现作用快慢和维持时间的长短。有的药物给药途径不同,其药物作用性质也可不同,如硫酸镁口服可产生导泻和利胆作用,肌内注射呈现降压和抗惊厥作用;利多卡因局部给药可产生局部麻醉作用,而其静脉注射给药则可产生抗心律失常作用。

4. 给药时间和次数 给药的时间有时也可影响药物疗效。临床用药时,应根据具体药物特点、病情需要以及人体周期规律而定。如催眠药应在睡前服用;助消化药需在饭前或饭时服用;驱肠虫药宜空腹或半空腹服用;有的药物如利福平等,因食物影响其吸收应特别注明空腹服用;对胃肠道有刺激性的药物宜饭后服等;胰岛素在餐前给药更能发挥药物的疗效。

(1)现代医学研究证实,很多药物的疗效、不良反应与人体的生物节律(生物钟)有着极其密切的关系。按照人体的生物节律变化设计临床给药方案,能够更好地发挥药物疗效,减少不良反应。

如肾上腺糖皮质激素的分泌高峰在早 8:00 左右,然后逐渐降低,00:00 时达低谷;临床需长期应用糖皮质激素类治疗时,可依据此节律在 8:00 时一次顿服,既能达到治疗效果,又可减轻对肾上腺皮质的负反馈抑制作用。呋塞米在 10:00 时服用利尿作用最强,并能避免夜间排尿过多影响休息和睡眠。氨基糖苷类抗生素的毒性夜间高于白日,因此增加白日的剂量降低夜间剂量,可以增强疗效和降低毒性反应。

(2)给药次数决定给药时间间隔的长短,这对于维持稳定有效的血药浓度特别重要。尤其是化学治疗中抗生素和抗肿瘤药,若血药浓度经常波动在有效和无效之间,常可影响疗效发挥,甚至导致病原体或肿瘤细胞产生耐药性。一般给药次数应根据病情需要以及血浆半衰期而定。如阿奇霉素半衰期为 35~48h,每日只需给药一次。但有些药物例外,如青霉素半衰期仅 0.5~1h,但由于抗菌后效应长,临床一般每日静脉滴注 1 次,减少了给药次数。

5. 给药速度 可影响药物治疗效果,静脉给药时的速度对药物作用的影响尤为突出。静脉滴注的滴速应根据患者的病情、年龄和药物性质确定。大多数药物给药速度过快,可出现不同程度的不良反应,特别是含钾类等药物滴速超过限定,可诱发严重不良反应。因此,对于一般药物,成人通常滴速为 40~60 滴/min;含钾药、中枢兴奋药等药物滴速应控制在 20~40 滴/min,硝酸甘油静脉滴注约 10 滴/min。护士在临床给药中一定要把握好给药速度。而在使用甘露醇静脉滴注治疗脑水肿时,则应调节滴速为 100 滴/min 以上,否则就不能迅速提高血浆渗透压达到脱水目的。但是,对于心、肺、肾功能不全的患者滴速不宜过快,以免加重心脏负担。

6. 疗程 指连续给药的持续时间。对于一般疾病和急重症患者,通常是连续给药待临床症状消失后即可停止用药;对于某些疾病,尤其是感染性疾病应用抗菌药治疗时,应按规定疗程用药,以防疾病复发或加重。抗肿瘤药大多按疗程给药,既考虑药物疗效,又要兼顾药物的毒性反应。

7. 联合用药及药物的相互作用 两种或多种药物合用或先后序贯应用称为联合用药或配伍用药。联合用药的目的是提高疗效、减少不良反应或防止耐受性、耐药性的发生。但不合理的多药联用,也常导致药物间不良的相互作用而降低疗效、加重不良反应甚至产生药源性疾病。因此,在多药联用时,应注意可能发生的药物不良相互作用。

两种或多种药物合用或先后序贯使用,引起药物作用和效应的变化称为药物的相互作用(drug interaction)。药物的相互作用可使药效加强,也可使药效降低或不良反应加重。因此,在用药护理中要加以注意。

(1)**配伍禁忌**:药物在体外配伍时发生的物理、化学变化而降低疗效,甚至产生毒性而影响药物的使用,此为配伍禁忌。注射剂在混合使用或大量稀释时易产生化学或物理改变。因此,静脉滴注时应特别注意配伍禁忌,避免发生严重后果。

(2)**药效学方面的相互作用**:联合用药时,表现为药物效应增强称为协同作用(synergism),表现为药物效应减弱称为拮抗作用(antagonism)。如吗啡与阿托品合用治疗胆绞痛,前者具有镇痛作用,后者可解除胆道痉挛,两药合用可使疗效增强,为协同作用。而沙丁胺醇的扩张支气管作用可被普萘洛尔所拮抗,若两药合用,可使前者的作用减弱。非甾体抗炎药与华法林合用,有增加出血的可能。

(3)**药动学方面的相互作用**:联合用药时,一种药物可能会影响到另一种药物的吸收、分布、代谢和排泄,而使另一种药物的作用或效应发生变化。如青霉素与丙磺舒合用,后者可使前者排泄减慢而使前者作用增强。

(徐真真　徐　红)

思考题

....

1. 为什么对儿童用药更要加强监护?
2. 联合用药的目的是什么?联合用药时应注意什么?

ER 1-3

练习题

第二章 | 传出神经系统药

ER 2-1 教学课件　ER 2-2 思维导图

第一节　传出神经系统药理概论

学习目标

　　1.掌握传出神经系统的受体分布及其效应。
　　2.熟悉传出神经系统药的作用方式。
　　3.了解传出神经系统药的分类。
　　4.具备识别传出神经系统受体效应的能力。
　　5.培养学生关心、关爱患者的职业素养;通过学习药物的选择性,培养学生合理用药的意识。

案例导入

　　患者,男性,65 岁,因食用野生蘑菇后出现恶心、呕吐、腹泻、腹痛等消化道症状,被家属送入医院。临床诊断:毒蕈碱中毒。
　　请思考:
　　该患者食用蘑菇后为什么会出现消化道症状?

　　传出神经系统药通过直接或间接影响传出神经的化学传递过程而改变效应器官的功能活动。掌握传出神经系统的生理功能,对于学习传出神经系统药具有重要的意义。

一、传出神经系统的分类

　　传出神经系统按照解剖学可分为自主神经系统和运动神经系统。自主神经包括交感神经和副交感神经,主要支配心脏、平滑肌、腺体等效应器。自主神经从中枢发出后,经过神经节中的突触更换神经元,然后到达所支配的效应器,故自主神经有节前纤维和节后纤维之分。运动神经自运动中枢发出后,中途不更换神经元,直接到达骨骼肌支配其运动。

　　传出神经按照释放递质可分为胆碱能神经和去甲肾上腺素能神经。胆碱能神经包括全部交感神经和副交感神经的节前纤维、全部副交感神经的节后纤维、极少数交感神经的节后纤维(如支配汗腺分泌和骨骼肌的血管舒张神经)及运动神经,兴奋时末梢释放乙酰胆碱。去甲肾上腺素能神经包括大部分交感神经的节后纤维,兴奋时末梢释放去甲肾上腺素。

　　此外,在某些效应器官上分布有多巴胺能神经、5-羟色胺能神经、嘌呤能神经和肽能神经等,这些神经主要在局部发挥调节作用。

二、传出神经系统的递质

传出神经释放的递质主要有乙酰胆碱（acetylcholine，ACh）和去甲肾上腺素（noradrenaline，NA；norepinephrine，NE）。

ACh 主要在胆碱能神经末梢胞质中进行生物合成。胆碱能神经末梢内的胆碱和乙酰辅酶 A，在胆碱乙酰转移酶的催化下合成 ACh。ACh 形成后即进入囊泡与 ATP、蛋白多糖共同储存于囊泡中。当神经冲动到达神经末梢时，囊泡中的 ACh 以胞裂外排的方式释放至突触间隙，与突触后膜上的胆碱受体结合，并使效应器产生生理效应。在产生效应的同时，数毫秒内即被突触间隙中的乙酰胆碱酯酶（acetylcholinesterase，AChE）水解为胆碱和乙酸。

NA 主要在去甲肾上腺素能神经末梢生物合成。酪氨酸是合成 NA 的基本原料，从血液循环进入神经元后，经酪氨酸羟化酶催化生成多巴（dopa），再经多巴脱羧酶的催化生成多巴胺（dopamine，DA）。多巴胺进入囊泡中，经多巴胺 β-羟化酶的催化，转变为 NA。NA 形成后，与 ATP 及嗜铬颗粒蛋白结合，储存于囊泡中，以避免被胞质中的单胺氧化酶（monoamine oxidase，MAO）所破坏。在肾上腺髓质嗜铬细胞中，NA 在苯乙醇胺-N-甲基转移酶催化下，进一步生成肾上腺素（adrenaline，AD）。当神经冲动到达 NA 神经末梢时，囊泡中的 NA 递质以胞裂外排的方式释放至突触间隙，释放的 NA 在产生效应后，75%~95% 被突触前膜重摄取，是其作用终止的主要方式，摄取进入神经末梢的 NA 可进入囊泡中储存，部分未进入囊泡中的 NA 可被细胞内的儿茶酚-O-甲基转移酶（catechol-O-methyltransferase，COMT）和 MAO 代谢破坏。

此外，传出神经递质还有多巴胺、5-羟色胺（5-HT）等。

三、传出神经系统的受体

（一）乙酰胆碱受体

能选择性地与 ACh 结合的受体称为乙酰胆碱受体，可分为毒蕈碱型乙酰胆碱受体（简称 M 受体）和烟碱型乙酰胆碱受体（简称 N 受体）。

1. M 受体 指能选择性地与毒蕈碱（muscarine）结合的受体，主要分布在副交感神经节后纤维所支配的效应器细胞膜上。M 受体分为 M_1、M_2、M_3、M_4、M_5 受体 5 种亚型。M 受体激动所产生的效应称为 M 样作用，主要包括心脏抑制、血管扩张、腺体分泌增加、瞳孔缩小、支气管及胃肠平滑肌收缩等。

2. N 受体 指能选择性地与烟碱（nicotine）结合的受体，可分为 N_N 和 N_M 受体两种亚型。N_N 受体位于自主神经节突触后膜和肾上腺髓质，激动时可引起神经节兴奋和肾上腺髓质分泌增加。N_M 受体位于骨骼肌，激动时可引起骨骼肌收缩。N 受体激动所产生的效应常称为 N 样作用。

（二）肾上腺素受体

能与 NA 或肾上腺素结合的受体称为肾上腺素受体，肾上腺素受体可分为 α 肾上腺素受体（简称 α 受体）和 β 肾上腺素受体（简称 β 受体）。

1. α 受体 可分为 α_1 和 α_2 受体两种亚型。α_1 受体主要分布于血管平滑肌、瞳孔开大肌、胃肠和膀胱括约肌等处，激动时可引起血管收缩、瞳孔扩大、胃肠和膀胱括约肌收缩等。α_2 受体主要分布于去甲肾上腺素能神经末梢、胰岛 β 细胞、血小板、血管平滑肌等处，激动时可引起 NA 释放减少、胰岛素分泌减少、血小板聚集、血管收缩等。

2. β 受体 可分为 β_1、β_2 和 β_3 受体三种亚型。β_1 受体主要分布于心脏、肾脏，激动时可引起心脏兴奋（心肌收缩力增强，心率加快，传导加速）、肾素释放量增加。β_2 受体主要分布于支气管平滑肌、骨骼肌血管、冠状血管和肝等组织中，激动时可引起支气管平滑肌松弛、血管平滑肌舒张、糖原分解、血糖升高等。β_3 受体分布于脂肪组织，激动时可引起脂肪分解。

（三）多巴胺受体

能选择性地与多巴胺结合的受体称为多巴胺受体（简称 DA 受体或 D 受体）。D 受体至少存在 4 种亚型，常见 D 受体有 D_1 和 D_2 受体。D_1 受体主要分布于内脏的血管平滑肌上，如肾、肠系膜、脑以及冠状动脉等处，激动时可引起上述脏器的血管平滑肌舒张。D_2 受体主要分布于去甲肾上腺素能神经末梢和胃肠平滑肌等处，激动时可引起 NA 分泌减少、胃肠平滑肌舒张。

受体类型、分布与效应见表 2-1。

表 2-1　受体类型、分布与效应

效应器		胆碱能神经兴奋		去甲肾上腺素能神经兴奋	
		受体	效应	受体	效应
心脏	窦房结	M_2	心率减慢	β_1	心率加快
	传导系统	M_2	传导减慢	β_1	传导加快
	心肌	M_2	收缩力减弱	β_1	收缩力增强
血管平滑肌	皮肤、黏膜			α	收缩
	内脏			α	收缩
	骨骼肌			β_2、α	舒张、收缩（弱势效应）
	冠状动脉			β_2	舒张
内脏平滑肌	支气管	M_3	收缩	β_2	舒张
	胃肠壁	M_3	收缩	α_2、β_2	舒张
	膀胱壁	M_3	收缩	β_2	舒张
	胃肠括约肌	M_3	舒张	α_1	收缩
	膀胱括约肌	M_3	舒张	α_1	收缩
	子宫	M_3	收缩	β_2、α	舒张、收缩
眼内肌	瞳孔开大肌			α_1	收缩
	瞳孔括约肌	M_3	收缩		
	睫状肌	M_3	收缩	β	舒张（弱势效应）
代谢	肝			β_2、α	肝糖原分解及异生
	骨骼肌			β_2	肌糖原分解
	脂肪			β_3	脂肪分解
其他	汗腺	M_3	分泌增加	α	分泌增加
	肾上腺髓质	N_N			儿茶酚胺释放
	骨骼肌	N_M	收缩		

四、传出神经系统药的作用方式及分类

传出神经系统药的作用方式主要包括直接作用于受体和影响递质。

直接作用于受体指有些传出神经系统药物能直接与胆碱受体或肾上腺素受体结合而产生效应。凡结合后能激动受体并产生与递质相似作用，称为受体激动药；结合后不能激动受体，并阻碍递质或激动药与受体结合，产生与递质相反作用，称为受体阻断药。

影响递质指有些药物通过影响递质代谢而产生效应。如新斯的明通过抑制 AChE 而阻碍 ACh 水解，使突触间隙的 ACh 含量增加，激动胆碱受体而发挥拟胆碱作用。有些药物可通过影响递质的合成、储存、释放或摄取而产生效应，如麻黄碱和间羟胺可促进 NA 的释放而发挥拟肾上腺素作用。

传出神经系统药可根据其作用方式和对受体及其亚型作用的选择性进行分类（表2-2）。

表 2-2　传出神经系统药的分类及代表药

拟似药	阻断药
拟胆碱药	抗胆碱药
1. 胆碱受体激动药	1. 胆碱受体阻断药
（1）M、N 受体激动药（如卡巴胆碱）	（1）非选择性 M 受体阻断药（如阿托品）
（2）M 受体激动药（如毛果芸香碱）	（2）M_1 受体阻断药（如哌仑西平）
（3）N 受体激动药（如烟碱）	（3）N_N 受体阻断药（如六甲双铵）
	（4）N_M 受体阻断药（如泮库溴铵）
2. 胆碱酯酶抑制药（如新斯的明）	2. 胆碱酯酶复活药（氯解磷定）
拟肾上腺素药	抗肾上腺素药
1. α 受体激动药	1. α 受体阻断药
（1）α_1、α_2 受体激动药（如去甲肾上腺素）	（1）α_1、α_2 受体阻断药（如酚妥拉明）
（2）α_1 受体激动药（如去氧肾上腺素）	（2）α_1 受体阻断药（如哌唑嗪）
（3）α_2 受体激动药（如可乐定）	
2. β 受体激动药	2. β 受体阻断药
（1）β_1、β_2 受体激动药（如异丙肾上腺素）	（1）β_1、β_2 受体阻断药（如普萘洛尔）
（2）β_1 受体激动药（如多巴酚丁胺）	（2）β_1 受体阻断药（如美托洛尔）
（3）β_2 受体激动药（如沙丁胺醇）	
3. α、β 受体激动药（如肾上腺素）	3. α、β 受体阻断药（如拉贝洛尔）

（付志丽）

思考题

1. 心脏分布有哪些传出神经系统的受体？受体激动时，心脏功能会发生哪些变化？
2. 血管分布有哪些传出神经系统的受体？受体激动时，血管平滑肌会发生哪些变化？

第二节　胆碱受体激动药和胆碱酯酶抑制药

学习目标

1. 掌握毛果芸香碱作用、临床应用、不良反应和用药护理。
2. 熟悉胆碱酯酶抑制药的作用特点和临床应用。
3. 了解难逆性胆碱酯酶抑制药的中毒症状。
4. 具备观察本类药物疗效和不良反应的能力，能根据青光眼患者病情正确进行用药护理。
5. 培养学生的人文关怀意识和同理心。

案例导入

患者，男性，52 岁。患者 3 个月前开始右眼疼痛，视物模糊，视灯周围有红晕，偶伴有轻度同侧头痛，但症状轻微，常自行缓解；2d 前突然感觉右侧剧烈头痛、眼球胀痛，视力极度下降；

在当地医院被诊断为右眼急性闭角型青光眼。医生给予毛果芸香碱进行治疗。

请思考：

该患者应用毛果芸香碱滴眼液治疗的依据是什么？应用时需注意什么？

胆碱受体激动药（cholinceptor agonists）和胆碱酯酶抑制药（cholinesterase inhibitors）合称拟胆碱药，是一类与胆碱能神经递质 ACh 作用相似的药物。

一、胆碱受体激动药

（一）M、N 受体激动药

卡巴胆碱

卡巴胆碱（carbachol）为人工合成的胆碱受体激动药，其作用和 ACh 相似。全身给药可激动 M、N 受体，产生 M 样作用和 N 样作用。因不良反应较多，仅限眼科局部用药。

本药滴眼可透过角膜，直接激动瞳孔括约肌 M 受体，使瞳孔缩小，眼内压降低，作用维持时间较长，主要用于治疗青光眼，或用于对毛果芸香碱无效和过敏的患者。眼科术中前房注射本药 2s 后，瞳孔即开始缩小，为快速强效缩瞳剂。眼部注射给药用于人工晶状体植入、白内障摘除、角膜移植等需要缩瞳的眼科手术。

甲状腺功能亢进（又称甲亢）、低血压、心力衰竭、消化性溃疡、支气管哮喘等患者禁用。

（二）M 受体激动药

毛果芸香碱

毛果芸香碱（pilocarpine）是从毛果芸香属植物叶子中提取的生物碱，其水溶液稳定，现已可人工合成。1% 滴眼液滴眼后，易穿透角膜，10~30min 开始缩瞳，降眼压作用的达峰时间约 75min，可维持 4~8h 或以上。调节痉挛作用约维持 2h。

【作用】

毛果芸香碱能选择性地激动 M 受体，产生 M 样作用，特别是对眼睛和腺体的作用最为明显。

1. **对眼的作用** 用毛果芸香碱溶液滴眼可产生缩瞳、降低眼内压和调节痉挛的作用。

(1) **缩瞳**：毛果芸香碱能直接激动瞳孔括约肌上的 M 受体，使瞳孔括约肌收缩，瞳孔缩小。

(2) **降低眼内压**：通过缩瞳作用，毛果芸香碱使虹膜向中心方向收缩后根部变薄，前房角间隙扩大，房水易于通过小梁网经巩膜静脉窦流入血液循环，从而使眼内压降低。

(3) **调节痉挛**：毛果芸香碱能激动睫状肌环状纤维上的 M 受体，使睫状肌向瞳孔中心方向收缩，故悬韧带松弛，晶状体因本身弹性而自然变凸，屈光度增加，从而使远距离的物体不能成像在视网膜上，导致视近物清楚，而视远物模糊，这一作用称为调节痉挛。

2. **对腺体的作用** 毛果芸香碱吸收后，能激动腺体的 M 受体，使腺体分泌增加，以汗腺和唾液腺分泌增加最为明显。

【临床应用】

1. **治疗青光眼** 毛果芸香碱能使前房角间隙扩大，眼内压迅速降低，对闭角型青光眼疗效较佳；对开角型青光眼的早期也有一定疗效。

2. **治疗虹膜炎** 与扩瞳药交替应用，可防止虹膜与晶状体粘连。

3. **治疗 M 受体阻断药中毒** 以 1~2mg 皮下注射，可用于阿托品等药物中毒的解救。

【不良反应】

吸收过量可出现流涎、多汗、腹痛、腹泻、支气管痉挛等 M 样症状，可用阿托品对抗。该药遇光易变质，应避光保存。

二、胆碱酯酶抑制药

胆碱酯酶抑制药又称抗胆碱酯酶药，能抑制胆碱酯酶活性，使 ACh 水解减少，导致 ACh 在突触间隙蓄积而激动 M、N 受体，呈现 M 样及 N 样作用。按药物与胆碱酯酶结合后水解速度的快慢，其可分为易逆性胆碱酯酶抑制药和难逆性胆碱酯酶抑制药。易逆性胆碱酯酶抑制药有新斯的明、毒扁豆碱等；难逆性胆碱酯酶抑制药主要为有机磷酸酯类，具有毒理学意义。

（一）易逆性胆碱酯酶抑制药

新斯的明

新斯的明（neostigmine）为人工合成的季铵类化合物，其脂溶性低，不易通过血脑屏障，无明显中枢作用；滴眼时，不易透过角膜，对眼的作用很弱。

【作用】

新斯的明主要通过抑制胆碱酯酶，使 ACh 蓄积而呈现 M 样及 N 样作用。作用具有选择性，对心血管、腺体、眼和支气管等作用较弱，对胃肠平滑肌和膀胱平滑肌兴奋作用较强；还能直接激动骨骼肌运动终板上的 N_M 受体和促进运动神经末梢释放 ACh，故对骨骼肌的兴奋作用最强。

【临床应用】

1. 治疗重症肌无力　新斯的明可通过兴奋骨骼肌改善肌无力症状。一般口服给药即可使症状改善。重症患者或紧急时，可皮下注射或肌内注射。

2. 治疗腹气胀和尿潴留　新斯的明可增强胃肠道平滑肌和膀胱逼尿肌的张力，促进排气和排尿，常用于治疗术后腹气胀和尿潴留。

3. 治疗阵发性室上性心动过速　新斯的明通过 M 样作用，使心率减慢。

4. 解救非去极化型肌松药中毒　适用于非去极化型肌松药如筒箭毒碱过量中毒时的解救，但禁用于去极化型肌松药如琥珀胆碱过量的解救。

【不良反应】

治疗量时不良反应较少，可引起恶心、呕吐、腹痛、心动过缓、呼吸困难和肌肉震颤等。过量可引起胆碱能危象，出现肌无力症状加重，严重者可发生呼吸肌麻痹。

溴吡斯的明

溴吡斯的明（pyridostigmine bromide）为人工合成药，作用较新斯的明弱，起效缓慢，作用维持时间较长。临床主要用于重症肌无力，也可用于腹气胀和尿潴留。副作用较少，很少引起胆碱能危象。禁忌证同新斯的明。

（二）难逆性胆碱酯酶抑制药

难逆性胆碱酯酶抑制药主要为有机磷酸酯类，如敌百虫、乐果、马拉硫磷、敌敌畏、内吸磷和对硫磷等。本类药物能够与胆碱酯酶结合形成难以解离的磷酰化胆碱酯酶，使其失去水解 ACh 的能力，导致 ACh 在体内过度蓄积，激动 M、N 胆碱受体，引起一系列胆碱能神经功能亢进的中毒症状。详见第十六章解毒药。

三、胆碱受体激动药和胆碱酯酶抑制药的用药护理

1. 应教会患者正确使用滴眼液的方法：洗净双手，头稍后仰，眼球向上，中指向下轻拉下眼睑，滴入 1~2 滴眼药水后，大拇指和食指轻压内眦 1~2min，以免药液通过鼻泪管吸收进入血液循环引起不良反应。

2. 对青光眼患者，用药前应向其解释用药后看不清楚远物的原理，消除其心理压力；治疗期间不做精细用眼的工作（如开车等）。

3. 重症肌无力患者如果出现肌无力或眼睑下垂，需立即口服新斯的明类药物，服药后应监测患

者心率、呼吸、吞咽能力及握力有无改善。

4. 告知患者及其家属新斯的明常见不良反应及"胆碱能危象"的症状及体征;教会患者鉴别该病本身所致肌无力与药物过量所致肌无力,前者用药后肌无力症状可缓解,而药物过量时肌无力症状反而加重,此时应报告医生,还应备好急救药物和抢救器材如心肺复苏机等。

5. 滴眼剂应存放在阴凉处,有条件者可置 4℃冰箱保存并注意保质期。

(付志丽)

思考题

1. 毛果芸香碱为什么可以用于治疗青光眼?
2. 简述新斯的明的临床应用。

第三节　胆碱受体阻断药

学习目标

1. 掌握阿托品的作用、临床应用、不良反应及用药护理。
2. 熟悉山莨菪碱、东莨菪碱及溴丙胺太林的作用特点和临床应用。
3. 了解其他胆碱受体阻断药的作用特点和临床应用。
4. 具备对胆碱受体阻断药的疗效和不良反应的观察和判断能力,能够正确进行用药护理。
5. 具有利用阿托品相关知识对患者开展健康教育,正确指导患者合理、安全使用阿托品及相关药物,树立整体护理观念。

案例导入

患者,男性,24 岁,与朋友聚餐后 2h,感觉腹痛难忍。急诊诊断:因摄入过多刺激性食物引起的胃肠痉挛。医生处方:溴丙胺太林 15mg × 10 片,口服,每次 15mg,疼痛时服用,必要时可间隔 4h 重复使用。

请思考:

1. 应用溴丙胺太林的依据是什么?
2. 溴丙胺太林最常见的不良反应是什么?如何防治?

胆碱受体阻断药(cholinoceptor blocking drugs)是一类能与胆碱受体结合但不具有内在活性的药物,又称为抗胆碱药,可竞争性阻断 ACh 或胆碱受体激动药与受体结合,从而产生抗胆碱的作用,根据其对胆碱受体选择性的不同,可分为 M 受体阻断药和 N 受体阻断药。

一、M 受体阻断药

(一)阿托品类生物碱

阿 托 品

阿托品(atropine)口服易吸收,生物利用度约 50%,1h 后作用达高峰,持续 3~4h;注射给药起效更快,$t_{1/2}$ 为 2~4h。吸收后分布广泛,可通过血脑屏障及胎盘屏障。80% 以上经肾排泄,少量可随乳汁和粪便排出。

【作用】

阿托品为非选择性 M 受体阻断药,作用广泛。不同效应器上的 M 受体对阿托品的敏感性不同,主要作用于心血管、平滑肌、眼睛、腺体等组织器官,大剂量可以影响中枢神经系统。

1. 对腺体分泌的作用 阿托品通过阻断 M 胆碱受体,抑制腺体分泌。其对不同腺体的抑制作用强度不同,唾液腺与汗腺最敏感,其次为泪腺及呼吸道腺体,较大剂量也减少胃液分泌。

2. 对眼睛的作用 ①扩瞳:阿托品能阻断瞳孔括约肌上的 M 受体,瞳孔括约肌松弛,使去甲肾上腺素能神经支配的瞳孔开大肌功能占优势,瞳孔扩大。②升高眼内压:由于瞳孔扩大,虹膜退向四周外缘,前房角间隙变窄,妨碍房水回流入巩膜静脉窦,造成眼内压升高。③调节麻痹:阿托品能阻断睫状肌上的 M 受体,睫状肌松弛而退向边缘,使悬韧带拉紧,晶状体变扁平,屈光度降低,不能将近距离的物体清晰地成像在视网膜上,导致视远物清楚,视近物模糊不清,这一作用称为调节麻痹(图 2-1)。

3. 对内脏平滑肌的作用 阿托品通过阻断内脏平滑肌上的 M 受体,松弛内脏平滑肌,对处于过度活动或痉挛状态的平滑肌作用尤为明显。其中,对胃肠平滑肌松弛作用最强,尿道和膀胱壁平滑肌其次,胆管、输尿管和支气管平滑肌松弛作用较弱,对子宫平滑肌影响很小。

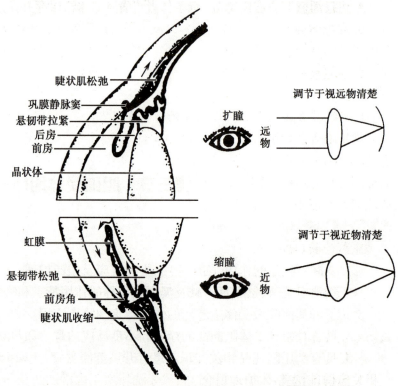

图 2-1 胆碱受体激动药和胆碱受体阻断药对眼睛的作用
上:胆碱受体阻断药的作用;下:胆碱受体激动药的作用;箭头表示房水流通及睫状肌松弛或收缩的方向。

4. 对心血管的作用 ①加快心率:较大剂量的阿托品能阻断窦房结的 M 受体,解除迷走神经对心脏的抑制,使心率加快。该作用对青壮年作用明显,对婴幼儿及老年人影响较小。②加快房室传导:阿托品可阻断迷走神经过度兴奋所致的房室传导阻滞和心动过缓,使房室传导加快。③扩张血管:大剂量阿托品可引起血管扩张,解除小血管痉挛,增加组织的血液灌注量,改善微循环。

5. 中枢神经系统 治疗量阿托品对中枢神经系统影响不明显。较大剂量(1~2mg)可兴奋延髓和大脑,产生轻度的迷走神经兴奋作用;5mg 时中枢兴奋明显增强,患者表现为焦躁不安、精神亢奋甚至谵妄、呼吸兴奋等。中毒剂量(10mg 以上)可见明显中枢中毒症状,如幻觉、定向障碍、共济失调、抽搐或惊厥等。继续增加剂量,则可由兴奋转为抑制,发生昏迷与呼吸麻痹,最后死于循环与呼吸衰竭。

【临床应用】

1. 缓解内脏绞痛 阿托品松弛内脏平滑肌,解除平滑肌痉挛,可用于缓解各种内脏绞痛。对胃肠绞痛及膀胱刺激征等疗效较好;对幽门梗阻疗效较差;对胆绞痛和肾绞痛单用阿托品疗效较差,常与镇痛药哌替啶合用。

2. 麻醉前给药 利用其抑制腺体分泌作用,可用于麻醉前给药,以减少手术期间呼吸道腺体及唾液腺分泌,防止呼吸道阻塞及吸入性肺炎的发生。也可用于严重盗汗及流涎症。

3. 眼科应用　①治疗虹膜睫状体炎：用 0.5%~1% 的阿托品滴眼，可松弛瞳孔括约肌和睫状肌，预防虹膜与晶状体的粘连，常与缩瞳药交替使用。②用于验光配镜、检查眼底：由于阿托品调节麻痹作用可维持 2~3d，扩瞳作用可持续 1~2 周，视力恢复过于缓慢，故现仅用于睫状肌调节功能较强的小儿验光。

4. 治疗缓慢型心律失常　用于迷走神经过度兴奋所致的心动过缓、传导阻滞等缓慢型心律失常。

5. 治疗休克　在补足血容量的基础上，临床可用于抢救中毒性菌痢、暴发型流行性脑脊髓膜炎和中毒性肺炎等所致的感染中毒性休克患者，但对休克伴有高热或心率过快者，不用阿托品。

6. 解救有机磷酸酯类中毒　阿托品可快速、有效缓解有机磷酸酯类中毒的 M 样症状，是特效对症治疗药。

【不良反应】

常见口干、视物模糊、心率加快、瞳孔扩大及皮肤潮红等。随着剂量增加，其不良反应可逐渐加重，还可出现焦虑、失眠、不安、幻觉、谵妄、躁狂甚至惊厥等中枢兴奋样症状；严重中毒者由兴奋转为抑制，出现昏迷及呼吸麻痹。青光眼、前列腺肥大和幽门梗阻等患者禁用。老年人、妊娠期妇女、哺乳期妇女慎用。

东莨菪碱

东莨菪碱（scopolamine）是从颠茄或莨菪等植物中提取的生物碱。

【作用】

1. 外周作用　与阿托品相似，但抑制腺体分泌、扩瞳、调节麻痹作用比阿托品强，对心血管作用较弱。

2. 中枢作用　东莨菪碱对中枢主要起抑制作用，但可兴奋呼吸中枢；还具有中枢性抗胆碱作用及防晕止吐作用。

【临床应用】

1. 麻醉前给药　因该药抑制腺体分泌和抑制中枢的作用较强，又可兴奋呼吸中枢，因此，麻醉前给药优于阿托品。

2. 预防晕动病和治疗呕吐　用于晕动病的预防，治疗妊娠呕吐及放射病呕吐。

3. 治疗帕金森病　利用其中枢性抗胆碱作用，可缓解患者的肌肉强直和震颤等症状。

【不良反应】

东莨菪碱的不良反应较阿托品轻，禁忌证与阿托品相似。

山莨菪碱

山莨菪碱（anisodamine）又称 654，人工合成品称 654-2。该药与阿托品相比，中枢作用小，对平滑肌和血管的选择性高，可解除平滑肌痉挛，改善微循环，尤其适用于治疗胃肠绞痛和抗感染中毒性休克。不良反应和禁忌证与阿托品相似，但毒性较低。

（二）阿托品的合成代用品

1. 合成扩瞳药

后马托品

后马托品（homatropine）为阿托品扩瞳代用品，其扩瞳作用和调节麻痹作用较阿托品弱，持续 1~2d，视力恢复较快，适用于检查眼底及验光。其调节麻痹作用较弱，故小儿验光仍须用阿托品。

托吡卡胺

托吡卡胺（tropicamide）作用与后马托品相似，但其扩瞳和调节麻痹作用起效快，持续时间更短，临床应用同后马托品。

2. 合成解痉药

溴丙胺太林

溴丙胺太林（propantheline bromide）是一种临床常用的合成解痉药，能选择性缓解胃肠道平滑肌痉挛,作用较强且持久,不易通过血脑屏障,中枢作用不明显。食物可妨碍其吸收,宜饭前服用。不良反应类似阿托品。

贝那替秦

贝那替秦(benactyzine)具有解除胃肠平滑肌痉挛及抗胃酸分泌作用,尚有安定作用,适用于治疗兼有焦虑症的溃疡患者,亦可用于治疗膀胱刺激症状及肠蠕动亢进患者。不良反应有口干、嗜睡及头晕等。

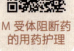

M 受体阻断药
的用药护理

二、N 受体阻断药

N 受体阻断药按其对 N 受体亚型的选择性不同而分为 N_N 受体阻断药和 N_M 受体阻断药。

(一)N_N 受体阻断药

N_N 受体阻断药又称神经节阻断药,通过选择性阻断神经节细胞上的 N_1 受体,阻断神经节冲动传递而起效。因副作用较多,现已少用。仅用于麻醉时控制血压和主动脉瘤手术,可选用美卡拉明或樟磺咪芬。

(二)N_M 受体阻断药

N_M 受体阻断药又称肌肉松弛药,通过与骨骼肌运动终板膜上 N_2 受体结合,阻断神经冲动的传递,使骨骼肌松弛,简称肌松药;按作用机制不同,可分为去极化型和非去极化型。

1. 非去极化型肌松药(nondepolarizing musclar relaxant) 又称竞争性肌松药,其特点是:①肌肉松弛前无肌束颤动。②胆碱酯酶抑制药可对抗其肌肉松弛作用,本类药物过量中毒可用新斯的明解救。③具有一定的神经节阻断作用,可引起血压下降。

泮库溴铵

泮库溴铵(pancuronium bromide)为人工合成的长效非去极化型肌松药,其肌肉松弛作用强,起效快(4~6min),维持时间长(2~3h),蓄积性小,治疗量无神经节阻断作用和促进组胺释放作用。因有轻度抗胆碱作用和促进儿茶酚胺释放作用,可引起心率加快和血压升高。临床主要用于各种术中维持肌肉松弛和便于气管插管等。

维库溴铵和阿曲库铵

维库溴铵(vecuronium bromide)和阿曲库铵(atracurium)作用选择性更高,治疗量无明显的迷走神经或神经节阻断作用。维库溴铵和阿曲库铵静脉注射后均 2~3min 显效,作用维持 30~40min。临床应用与泮库溴铵相似。因阿曲库铵主要被血液中的假性胆碱酯酶水解失活,肝、肾功能不全者可选用本药。

2. 去极化型肌松药(depolarizing musclar relaxant) 又称为非竞争性肌松药。本类药物特点:①用药后常先出现短暂的肌束颤动。②连续用药可产生快速耐受性。③胆碱酯酶抑制药可增强本类药物的骨骼肌松弛作用,过量中毒时不可用新斯的明类药物解救。④治疗量无神经节阻滞作用。

琥珀胆碱

琥珀胆碱(succinylcholine)肌肉松弛作用快而短暂,静脉注射先出现短暂的肌束颤动,尤以胸腹部肌肉明显。骨骼肌松弛作用快而短暂,易于控制,1min 内即转变为肌肉松弛,约 2min 肌肉松弛作用达高峰,5min 作用即消失,静脉滴注可延长其作用时间。肌肉松弛作用从颈部肌肉开始,逐渐波及肩胛、四肢和腹部,对呼吸肌作用较弱,但对喉头和气管平滑肌作用较强。静脉注射给药可用于气管内插管、气管镜、食管镜等短时操作,也可用作外科麻醉辅助用药。主要不良反应有术后肌痛、呼吸肌麻痹、眼内压升高和血钾升高等。

三、胆碱受体阻断药的用药护理

1. 在使用阿托品之前,应了解患者有无青光眼、前列腺肥大等症状,监测患者的心率、体温,提醒患者用药前排便排尿。

2. 注意阿托品一般不良反应口干和便秘的护理,应嘱其多漱口及多食纤维素含量较高的食物。

3. 应用 M 受体阻断药期间,注意自测心率、体温等变化,如心率高于 100 次/min、体温高于 38℃ 的患者,应及时就医;夏季用药,要注意防暑降温,尤其是婴幼儿患者;M 受体阻断药有一定程度的加速心率作用,静脉给药时应控制滴速。

4. 使用滴眼剂时,提醒患者压迫滴眼侧内眦,以免药物从鼻泪管吸收发挥全身作用。阿托品扩瞳作用可持续 1~2 周,可采取戴墨镜等措施保护眼睛,视近物模糊期间不要做过度用眼的精细工作。

5. 阿托品安全范围较窄,交代患者一定要遵医嘱用药,如出现呼吸加快、瞳孔散大、中枢兴奋症状及猩红热样皮疹,多提示阿托品中毒,应立即报告医生。

6. 使用肌松药前应了解患者的眼内压、肌张力、血钾、血压及肝肾功能状况,眼内压升高、血钾过高、肌无力或正在使用其他使骨骼肌松弛药者禁用。

7. 肌松药安全范围小,使用时应密切注意观察患者的呼吸、血压、心电图等,一旦出现异常,应立即报告医生。不具备控制或辅助呼吸条件时,严禁使用。

(李巧芳)

思考题

1. 简述阿托品在眼科方面的应用及应用依据。
2. 请比较山莨菪碱、东莨菪碱与阿托品在作用、临床应用和不良反应方面的异同点。

第四节　肾上腺素受体激动药

学习目标

1. 掌握肾上腺素的作用、临床应用、不良反应及用药护理。

2. 熟悉麻黄碱、多巴胺、去甲肾上腺素、异丙肾上腺素等肾上腺素受体激动药的作用特点、临床应用、不良反应及用药护理。

3. 了解间羟胺、多巴酚丁胺的作用特点和临床应用。

4. 具备观察本类药物的疗效和不良反应及做出正确处理的能力,能正确应用心搏骤停、休克等危急重症的抢救药物。

5. 培养学生的辩证思维,使学生能充分利用本类药物知识对心血管疾病患者及其家属进行健康教育,树立整体护理理念。

案例导入

患者,男性,54 岁,因牙痛难忍就医。医生诊断:龋齿。患牙牙体缺损的范围较大,破坏已经到达了龈下、骨下,缺损严重,不能够继续保留,建议拔除。医生处方:盐酸普鲁卡因注射液 2.5mg/ml × 1 支,盐酸肾上腺素注射液 1mg/ml × 1 支,局部麻醉给药。

请思考:

1. 使用肾上腺素的目的是什么?
2. 肾上腺素最常见的不良反应是什么? 如何防治?

肾上腺素受体激动药（adrenoceptor agonists）能与肾上腺素受体结合并激动受体，产生肾上腺素样作用，又称为拟肾上腺素药。肾上腺素受体激动药根据其对肾上腺素受体亚型的选择性不同分为三类，即 α、β 受体激动药，α 受体激动药和 β 受体激动药。

一、α、β 受体激动药

肾上腺素

肾上腺素（adrenaline，AD）是肾上腺髓质分泌的主要激素。肾上腺素性质不稳定，遇光、热、碱、氧化物易分解变色失效，其水溶液暴露在空气中易分解变为红色，因此应避光保存。口服无效，临床采用注射给药。皮下注射因收缩血管而吸收缓慢，作用维持 1h 左右。肌内注射后吸收较快，作用维持 10~30min。静脉注射立即起效，作用仅维持数分钟。

【作用】

肾上腺素对 α 受体和 β 受体均有激动作用，产生 α 和 β 样作用。

1. **心脏**　肾上腺素通过激动心脏上的 $β_1$ 受体，从而使心肌收缩力增强、心率加快、传导加速，使心排血量增加。但其兴奋心脏作用会加快心肌代谢，增加心肌耗氧量，当患者心肌处于缺血、缺氧状态时，可能导致病情加重或快速型心律失常，甚至引起心室颤动。

2. **血管**　皮肤、黏膜和内脏血管以 $α_1$ 受体占优势，呈显著的收缩效应。骨骼肌血管和冠状动脉以 $β_2$ 受体占优势，呈舒张效应。

3. **血压**　治疗量和大剂量的肾上腺素对血压的影响略有不同。

治疗量肾上腺素使心脏兴奋，心肌收缩力增强，心排血量增加，收缩压升高。$β_2$ 受体对肾上腺素最敏感，骨骼肌血管的舒张作用抵消或超过对皮肤黏膜血管的收缩作用，使舒张压不变或略下降，脉压增大，有利于血液对各组织器官的灌注。

大剂量肾上腺素除强烈兴奋心脏外，还可使血管平滑肌的 $α_1$ 受体兴奋占优势，皮肤、黏膜和内脏血管强烈收缩，使外周阻力显著增高，收缩压和舒张压均升高。若提前给予 α 受体阻断药，然后给予肾上腺素，则会出现持续的血压下降。这是因为 α 受体阻断药阻断 α 受体，取消了肾上腺素激动 α 受体的作用，使血管扩张血压下降；同时肾上腺素激动 β 受体，骨骼肌和冠脉血管扩张，血压持续下降，此现象称为"肾上腺素升压效应的翻转"。因此 α 受体阻断药过量引起的低血压不能使用肾上腺素来对抗，以免血压降得更低。

4. **支气管平滑肌**　肾上腺素激动支气管平滑肌的 $β_2$ 受体，使支气管平滑肌舒张。激动支气管黏膜血管的 $α_1$ 受体，使其收缩，降低毛细血管的通透性，有利于消除哮喘时的黏膜水肿。此外，肾上腺素尚可作用于支气管黏膜肥大细胞上的 $β_2$ 受体，抑制组胺和其他过敏性物质的释放。

5. **代谢**　肾上腺素能提高机体代谢，可升高血糖，且使血中游离脂肪酸增加。

【临床应用】

1. **心搏骤停**　可用于触电、溺水、麻醉或手术过程中的意外以及心脏本身疾病所诱发的心搏骤停，尤其触电、溺水、麻醉或术中意外所致的心搏骤停，可首选肾上腺素心室内注射。但应配合电除颤仪或联用利多卡因除颤，同时必须进行有效的人工呼吸、心脏按压和纠正酸中毒等。

2. **过敏性休克**　肾上腺素是抢救过敏性休克的首选药物，用于药物（如青霉素等）和异性蛋白（如免疫血清等）引起的过敏性休克，一般皮下注射或肌内注射，必要时也可用 0.9% 氯化钠溶液稀释 10 倍后缓慢静脉注射，但必须控制注射速度和给药剂量，以免引起血压剧升及心律失常等不良反应。

3. **支气管哮喘**　常用于控制支气管哮喘急性发作，皮下注射或肌内注射后数分钟内起效，作用强，但维持时间短。因可兴奋心脏，禁用于心源性哮喘患者。

4. **与局部麻醉药配伍**　在局部麻醉药液中加入少量肾上腺素（1∶250 000），可使注射部位血管收缩，延缓局部麻醉药的吸收，延长局部麻醉药的作用时间，并可减少局部麻醉药吸收中毒的可能性。但在肢体远端如手指、足趾、耳郭等部位的手术时，禁止使用肾上腺素，以免引起局部组织缺血性坏死。

5. 局部止血　当鼻黏膜或牙龈出血时，可将浸有 0.1% 肾上腺素溶液的棉球或纱布填塞于出血处，使微血管收缩而止血。

【不良反应】

治疗量常见不良反应为心悸、皮肤苍白、头痛、烦躁和震颤等。剂量过大或皮下注射误入血管或静脉注射速度过快，可致心律失常或血压骤升，甚至诱发脑出血。故应用肾上腺素应严格控制剂量，密切观察患者的血压、脉搏及情绪变化。心源性哮喘、高血压、器质性心脏病、糖尿病和甲亢等患者禁用。老年人慎用。

> **知识链接**
>
> ### 休克治疗
>
> 休克按照病因可分为失血性休克、感染性休克、心源性休克、过敏性休克。各类休克共同的病理生理机制是有效循环血量锐减和组织灌注不足。临床上治疗休克最有效的措施是补足血容量，最根本的措施是治疗原发病。休克治疗可分为急救阶段、优化调整阶段、稳定阶段和降阶梯治疗阶段。
>
> 治疗方法：①病因治疗，针对休克发病原因对因治疗。②一般治疗，包括重症监护、血流动力学监测、乳酸监测、纠正内环境紊乱、纠正酸碱失衡、纠正电解质紊乱等。③复苏性治疗，恢复有效通气，改善氧合；液体复苏，保持血容量稳定；改善心脏功能，保证充足的供血。④其他治疗，包括抗炎治疗和多脏器保护性治疗。

多巴胺

多巴胺（dopamine，DA）口服无效，一般采用静脉滴注给药。外源性多巴胺不易通过血脑屏障，无明显中枢作用。

【作用】

直接激动 α 受体、β 受体和外周多巴胺受体，也可促进去甲肾上腺素能神经末梢释放 NA。

1. 兴奋心脏　多巴胺能激动心脏 β_1 受体，使心肌收缩力增强、心排血量增加。治疗量对心率影响不明显，大剂量也可加快心率，但较少引起心律失常。

2. 舒缩血管　低剂量主要激动多巴胺受体，使肾和肠系膜血管扩张。大剂量时则以 α 受体的兴奋作用占优势，皮肤、黏膜、肾及肠系膜血管均收缩。

3. 改善肾功能　治疗量多巴胺能激动肾血管多巴胺受体，使肾血管舒张，肾血流量及肾小球滤过率增加；还能直接抑制肾小管对 Na^+ 重吸收，产生排钠利尿作用。大剂量时，因激动肾血管 α 受体，使肾血管明显收缩，肾血流量减少。

【临床应用】

1. 治疗休克　可用于各种休克，如心源性休克、出血性休克、感染性休克等，尤其适用于伴有心肌收缩力减弱、尿量减少的休克。用药前应注意补充血容量和纠正酸中毒。

2. 治疗急性肾衰竭　与利尿药合用可增强疗效，使尿量增加。

【不良反应】　治疗量多巴胺的不良反应较轻，偶见恶心、呕吐。剂量过大或静脉滴注速度过快可致心动过速、血压升高、心律失常、肾血管收缩、头痛等。

麻黄碱

麻黄碱（ephedrine）口服易吸收，可通过血脑屏障。大部分药物以原形从肾脏排泄，消除缓慢，作用比肾上腺素持久。

与肾上腺素比较,其特点是:①兴奋心脏、收缩血管、升高血压和舒张支气管的作用缓慢、温和而持久。②中枢兴奋作用强,易致失眠。③短期内反复应用可产生快速耐受性。临床主要用于防治硬膜外麻醉和脊椎麻醉所引起的低血压、鼻黏膜充血所致鼻塞、支气管哮喘的预防和轻症的治疗。

二、α 受体激动药

去甲肾上腺素

去甲肾上腺素(noradrenaline,NA)性质与肾上腺素相似,遇光、热、紫外线等易分解失效。口服无效,皮下或肌内注射因血管强烈收缩而吸收很少,且易致局部组织缺血性坏死,故常采用静脉滴注给药。在体内迅速被 MAO 和 COMT 代谢失活,作用短暂。

【作用】

主要激动 α 受体,对心脏 β_1 受体作用较弱,对 β_2 受体几乎无作用。

1. **收缩血管**　NA 能激动血管 α_1 受体,可使全身小动脉、小静脉收缩,其中皮肤黏膜血管收缩最明显,其次为肾血管。此外,脑、肝、肠系膜及骨骼肌血管也呈收缩反应。

2. **兴奋心脏**　NA 能激动心脏 β_1 受体,使心肌收缩力增强,心率加快,传导加速。大剂量也能引起心律失常,但较肾上腺素少见。

3. **升高血压**　小剂量 NA 静脉滴注,因兴奋心脏,心排血量增加,收缩压升高;较大剂量时,因血管强烈收缩,外周阻力明显增高,故收缩压、舒张压均明显升高。

【临床应用】

1. **抗休克和低血压**　适用于某些低血压状态(如嗜铬细胞瘤切除术、交感神经切除术、心肌梗死等)的血压控制。临床可作为心搏骤停复苏后的血压维持。对血容量不足导致的休克,可作为急救时补足血容量的辅助治疗。不得大剂量或长时间应用,避免因血管剧烈收缩而加重微循环障碍。

2. **治疗上消化道出血**　本药用 0.9% 氯化钠溶液稀释后口服,可使食管或胃黏膜血管收缩而产生局部止血效应。

【不良反应】

1. **局部组织缺血性坏死**　静脉滴注时间过长、浓度过高或药液外漏,使局部血管剧烈收缩,引起局部缺血性坏死。

2. **急性肾衰竭**　用药时间过长或剂量过大,可使肾血管剧烈收缩,肾血流量急剧减少,出现少尿、无尿等现象。

3. **其他**　可见不安、心悸、头痛、寒战等。

间 羟 胺

间羟胺(metaraminol)可激动 α_1、α_2 受体,对 β_1 受体作用弱。与 NA 比较,间羟胺的主要特点为:①收缩血管、升高血压的作用较弱而持久。②肾血管收缩作用较弱,不易引起急性肾衰竭,较少引起少尿现象。③对心率影响不明显,不易引起心律失常。④可静脉滴注,也可肌内注射。常作为NA 的良好代用品,用于各种休克早期或其他低血压。

去氧肾上腺素

去氧肾上腺素(phenylephrine)主要激动 α_1 受体,较高剂量可激动 β 受体。其作用与 NA 相似但较弱,用于感染性休克和过敏性休克、室上性心动过速,可防治脊椎麻醉或全身麻醉时的低血压。眼科主要用于散瞳检查,作用时间短、无麻痹调节功能,不引起眼压升高。

三、β 受体激动药

异丙肾上腺素

异丙肾上腺素（isoprenaline）口服无效，气雾吸入或舌下给药吸收较快，亦可静脉滴注。作用维持时间较肾上腺素略长。

【作用】

对 β_1、β_2 受体均有强大的激动作用，而对 α 受体几乎无作用。

1. 兴奋心脏 异丙肾上腺素激动心脏 β_1 受体，可使心肌收缩力增强，心率加快，传导加速，心排血量增加，心肌耗氧量增加。

2. 舒张血管 异丙肾上腺素激动 β_2 受体，使骨骼肌血管明显舒张，对肾和肠系膜血管舒张作用较弱，对冠状血管也有舒张作用，血管总外周阻力降低。

3. 扩张支气管 异丙肾上腺素激动 β_2 受体，松弛支气管平滑肌，缓解支气管痉挛作用比肾上腺素强；也可抑制组胺等过敏物质释放，因此可解除支气管平滑肌痉挛，但无收缩支气管黏膜血管的作用。

4. 影响代谢 异丙肾上腺素促进糖原和脂肪分解，升高血糖和血中游离脂肪酸，增加组织耗氧量。

【临床应用】

1. 支气管哮喘 气雾吸入或舌下给药，2~5min 内可迅速控制支气管哮喘急性发作，疗效快而强。

2. 房室传导阻滞 舌下给药或静脉滴注给药，治疗Ⅱ、Ⅲ度房室传导阻滞。

3. 心搏骤停 心室内注射用于心室自身节律缓慢、房室传导阻滞或窦房结功能衰竭，以及其他各种原因如溺水、雷击、药物中毒、手术意外等导致的心搏骤停。

4. 休克 在补足血容量的基础上，可用于心源性休克和感染性休克、中心静脉压高、心排血量低的患者。

【不良反应】

1. 常见心悸、头痛、头晕等不良反应。当支气管哮喘患者已明显缺氧时，易致心律失常甚至室颤。用药过程中应密切注意心率变化。

2. 长期反复应用易产生耐受性，不可随意增加用药次数及剂量，大剂量应用可引起严重的心律失常甚至心室颤动而引起猝死，故应严格控制剂量。

冠心病、心肌炎和甲亢等患者禁用。

多巴酚丁胺

多巴酚丁胺（dobutamine）为选择性激动 β_1 受体激动药，主要用于心肌梗死并发的心功能不全。

四、肾上腺素受体激动药的用药护理

1. 用药前首先明确药物治疗目的；对患者和家属进行宣教，告知所用药物的作用、特点、不良反应及预防措施。

2. 麻黄碱可以兴奋中枢神经系统引起失眠，应避免睡前给药，必要时可给予适量镇静催眠药；哮喘患者使用气雾剂时应告知患者正确使用方法、使用剂量和吸入次数，遵医嘱用药。

3. 用药期间严格控制用药剂量、浓度、滴速，严密监测患者血压、心率、呼吸频率、尿量等变化。密切观察患者用药后的疗效，嘱咐患者严格执行医嘱，不可擅自调整用药方案。

4. 多巴胺最大滴速为 75~100μg/min。去甲肾上腺素宜用葡萄糖溶液稀释后缓慢静脉滴注，滴速为 4~8μg/min，收缩压维持在 90mmHg 为宜，严密观察患者尿量变化及局部反应，尿量至少 25ml/h，滴注部位有肿胀或皮肤苍白,应立即更换滴注部位,进行热敷,并用 α 受体阻断药酚妥拉明局部浸润注射。

5. 本类药物大多性质不稳定,遇光易分解,应避光保存;碱性环境下易分解失效,避免与碱性药物配伍。

(李巧芳)

肾上腺素受体激动药的用药护理

思考题

1. 肾上腺素能否用于 α 受体阻断药过量导致的低血压?请说明原因。
2. 多巴胺对哪种类型的休克疗效好,为什么?
3. 如何预防和处理 NA 外漏引起的局部组织缺血性坏死?

第五节　肾上腺素受体阻断药

学习目标

1. 掌握美托洛尔、拉贝洛尔的作用、临床应用、不良反应及用药护理。
2. 熟悉普萘洛尔、酚妥拉明的作用、临床应用、不良反应和注意事项。
3. 了解哌唑嗪、妥拉唑啉、酚苄明的作用特点和临床应用。
4. 具备观察药物的疗效和不良反应的能力,运用肾上腺素受体阻断药的知识开展外周血管性疾病、高血压疾病的用药护理的能力。
5. 通过学习 β 受体阻断药临床适应证和禁忌证之间的辩证思维,培养学生的整体护理观念。

案例导入

患者,男性,63 岁,因心绞痛急性发作就医。舌下含服硝酸甘油片 0.5mg 后,心绞痛急性发作症状缓解。医嘱要求规律用药,防止心绞痛再次发作。医生处方:酒石酸美托洛尔片 100mg×60 片,口服,一次 100mg,一日 2 次。

请思考:
1. 美托洛尔预防心绞痛发作的机制是什么?
2. 美托洛尔最常见的不良反应是什么?如何进行用药护理?

肾上腺素受体阻断药(adrenergic receptor blocking drugs)又称抗肾上腺素药。根据药物对肾上腺素受体的选择性不同,可将本类药物分为 α 受体阻断药、β 受体阻断药以及 α、β 受体阻断药。

一、α 受体阻断药

酚妥拉明

酚妥拉明(Phentolamine)为短效 α 受体阻断药,对 α_1、α_2 受体无选择性。

【作用】

1. 血管　阻断血管平滑肌 α_1 受体,直接松弛血管平滑肌,使血管舒张,肺动脉压和外周阻力降低,血压下降。可逆转肾上腺素的升压作用导致血压下降。

2. 心脏 扩张血管降低外周血管阻力,使心脏后负荷降低;又因血压下降可反射性地兴奋交感神经,此外,阻断去甲肾上腺素能神经末梢突触前膜 α_2 受体,增加 NA 释放,故可兴奋心脏,使心肌收缩力增强,心率加快,心排血量增加。

3. 其他 酚妥拉明还有拟胆碱作用、组胺样作用,使胃肠平滑肌兴奋、胃酸分泌增加、皮肤潮红等。

【临床应用】

1. 外周血管痉挛性疾病 可用于肢端动脉痉挛性疾病(如雷诺病)、血栓闭塞性脉管炎。

2. NA 静脉滴注外漏 局部浸润注射,以阻断 NA 的血管收缩作用,防止局部组织缺血性坏死。

3. 嗜铬细胞瘤 防治嗜铬细胞瘤手术过程中突然发生的高血压危象。也可用于嗜铬细胞瘤的鉴别诊断。

4. 休克 适用于感染性休克、心源性休克及神经源性休克。但给药前应补足血容量,以免引起血压下降。

5. 顽固性充血性心力衰竭 酚妥拉明能扩张血管,解除心力衰竭引起的小动脉和小静脉的反射性收缩,降低心脏前、后负荷,缓解心力衰竭。

【不良反应】

1. 心血管反应 常见直立性低血压,静脉给药可引起心率加快、心律失常和心绞痛,故冠心病患者慎用。

2. 胃肠道反应 可引起腹痛、腹泻、呕吐、胃酸分泌增多等,甚至可诱发或加剧消化性溃疡,故消化性溃疡患者慎用。

妥拉唑林

妥拉唑林(tolazoline)对 α 受体阻断作用与酚妥拉明相似,但作用较弱,以注射给药为主。降压作用不稳定,主要用于血管痉挛性疾病的治疗,局部浸润注射用于对抗 NA 静脉滴注时引起的药液外漏。不良反应与酚妥拉明相似。

酚苄明

酚苄明(phenoxybenzamine)为长效类 α 受体阻断药。口服和静脉给药。起效较慢,作用强大而持久。可用于治疗外周血管痉挛性疾病、休克和嗜铬细胞瘤,还可用于良性前列腺增生,改善排尿困难的症状。常见不良反应有直立性低血压、心动过速、心律失常、鼻塞、口干、恶心、呕吐、嗜睡、疲乏等。肾功能不全、冠状动脉功能不全和脑血管病患者慎用。

哌唑嗪

哌唑嗪(prazosin)能选择性地阻断 α_1 受体,对 α_2 受体作用弱,故不影响 NA 的释放,加快心率的不良反应较轻。临床主要用于治疗高血压,同类药物还有特拉唑嗪等。

二、β 受体阻断药

β 受体阻断药在临床被广泛用于治疗高血压、心绞痛、心律失常等心血管疾病,局部可用于青光眼的治疗。

【作用】

1. β 受体阻断作用

(1) **对心血管系统的影响**:阻断心脏 β_1 受体,使心率减慢,心房和房室结的传导减慢,心肌收缩力减弱,心排血量减少,心肌耗氧量下降,血压降低。非选择性 β 受体阻断药如普萘洛尔对血管 β_2 受体也有阻断作用,同时心脏功能受到抑制,可反射性兴奋交感神经引起血管收缩和外周阻力增加,使肝、肾和骨骼肌等血流量减少,冠状血管血流量也降低。

(2) **收缩支气管平滑肌**:阻断支气管平滑肌 β_2 受体,使支气管平滑肌收缩而增加呼吸道阻力,诱发或加重哮喘。

（3）**影响代谢**：可抑制交感神经兴奋所致的脂肪、糖原分解。β受体阻断药能掩盖低血糖时交感神经兴奋的症状如心悸等，使低血糖不易被及时察觉。

（4）**抑制肾素释放**：β受体阻断作用通过阻断肾小球旁器细胞 $β_1$ 受体而抑制肾素的释放，这可能是降压作用的原因之一，其中以普萘洛尔的作用最强。

2. 内在拟交感活性 某些β受体阻断药（如吲哚洛尔、醋丁洛尔等）在与β受体结合时，对β受体产生了部分激动作用，称为内在拟交感活性。这种作用往往较弱，被β受体阻断作用所掩盖。内在拟交感活性强的药物，其β受体阻断作用较弱。

3. 膜稳定作用 某些β受体阻断药（如普萘洛尔、吲哚洛尔等）可降低细胞膜对 Na^+、K^+ 的通透性，提高心肌细胞膜的稳定性，称为膜稳定作用。但是无膜稳定作用的β受体阻断药对心律失常也有效，故认为这一作用常用量时与其治疗作用关系不大。

4. 其他 普萘洛尔有抗血小板聚集的作用；噻吗洛尔有降低眼压的作用，可能与其减少房水生成有关。

β受体阻断药的分类及特点见表2-3。

表 2-3　β 受体阻断药的分类及特点

分类	内在拟交感活性	膜稳定作用	生物利用度/%	血浆半衰期/h
$β_1$、$β_2$ 受体阻断药				
普萘洛尔	－	＋	30	3~5
噻吗洛尔	－	＋	50	3~5
吲哚洛尔	＋＋	＋	75	3~4
纳多洛尔	－	－	35	10~20
$β_1$ 受体阻断药				
美托洛尔	－	－	40	3~4
阿替洛尔	－	－	50	5~8
醋丁洛尔	＋	＋	40	2~4

【临床应用】

1. 高血压 本类药物是治疗高血压的基础药物，可单独应用，也可与其他抗高血压药合用，减少其他抗高血压药引起的反射性心率加快。

2. 心绞痛和心肌梗死 本类药物对心绞痛有良好疗效，长期应用可降低心肌梗死的复发率和猝死率。

3. 快速型心律失常 本类药物可用于各种原因引起的快速型心律失常，尤其对运动、情绪激动或因心肌缺血导致的心律失常疗效好。

4. 充血性心力衰竭 普萘洛尔可以改善心力衰竭患者的心功能，降低猝死和心律失常的发生率。

5. 甲亢 本类药物可以阻断β受体，减轻甲亢患者交感神经兴奋的症状；普萘洛尔还可抑制 T_4 转化为 T_3，缓解甲亢症状。

6. 其他 普萘洛尔还可用于偏头痛、肌震颤、肝硬化引起的上消化道出血。噻吗洛尔可用于治疗青光眼。

【不良反应】

1. 一般不良反应 常见有恶心、呕吐、腹痛、腹泻等胃肠道反应，偶见过敏性皮疹和血小板减少。

2. 心血管反应　本类药物可引起心动过缓、房室传导阻滞等,故窦性心动过缓、严重心功能不全和房室传导阻滞患者禁用。本类药物阻断 β_2 受体,使血管收缩,可引起四肢发冷、皮肤苍白,出现雷诺症状或间歇性跛行,严重者可致肢端溃烂、坏死。

3. 诱发和加重支气管哮喘　本类药物阻断支气管 β_2 受体,使支气管平滑肌收缩,可诱发和加重支气管哮喘。支气管哮喘患者禁用。

4. 反跳现象　长期使用 β 受体阻断药后突然停药,会导致原来的病情加重,因此,停药时应逐渐减量至停药。

5. 其他不良反应　偶见失眠、幻觉、抑郁症状。

三、α、β 受体阻断药

拉贝洛尔

拉贝洛尔(labetalol)兼有 α、β 受体阻断作用,产生降压作用。临床主要用于各型高血压,静脉注射或静脉滴注可用于高血压危象。常见不良反应有头晕、乏力、胃肠道反应等,大剂量可致直立性低血压。支气管哮喘患者禁用。

四、肾上腺素受体阻断药的用药护理

1. 应用 α 受体阻断药时,应密切监测血压、心率、脉搏变化,注意观察肢体循环情况。用药后嘱咐患者卧床休息 30min 后,缓慢起立,以防发生直立性低血压;一旦发生低血压,让患者平卧位,头低足高,必要时给予 NA 或间羟胺升压,禁用肾上腺素。

2. β 受体阻断药用药剂量要个体化,从小剂量开始逐渐增加剂量并观察心率、血压的变化。静脉滴注时速度宜慢,并做好急救的准备,以防引起低血压、支气管哮喘、心功能不全等反应。若安静状态下心率仍低于 50 次/min,应及时报告医生。与降血糖药合用可增强其降糖作用,并可掩盖低血糖引起的心悸、出汗等反应,不宜合用。因其对冠脉有收缩作用,故不宜用于冠脉痉挛导致的变异型心绞痛。

肾上腺素受体
阻断药的
用药护理

3. 食物可延缓普萘洛尔的吸收,应避开用餐时间服用;普萘洛尔会引起失眠、多梦、幻觉等症状,不宜睡前服用;如用药后有头晕现象,嘱咐患者卧床休息 30min 后,缓慢起立;长期用药的患者停药时应逐渐减量至停药,以免引起反跳现象。

(李巧芳)

思考题

1. 简述肾上腺素能抢救 β 受体阻断药过量所致低血压的机制。
2. 长期使用 β 受体阻断药控制高血压,如果突然停药可能出现哪些现象?

练习题

第三章 | 麻醉药

ER 3-1
教学课件

ER 3-2
思维导图

学习目标

1. 掌握局部麻醉药的作用、临床应用、给药方法、不良反应和用药护理。
2. 熟悉全身麻醉药的作用、临床应用、不良反应及术后用药护理措施。
3. 了解全身麻醉药的常用的复合麻醉方法。
4. 具备观察麻醉药物的疗效、不良反应及做出正确处理的能力，并能够为患者正确进行用药护理和用药咨询。
5. 培养学生对手术麻醉患者的人文关怀意识。

案例导入

患者，男性，40岁。患者近日乏力低热；右下腹不适3d；6h前出现恶心、呕吐、腹痛；近2h右下腹持续剧烈疼痛。体格检查：右下腹压痛（＋）、反跳痛（＋），化验结果提示中性粒细胞明显增高，B超提示阑尾炎急性改变。临床诊断为急性阑尾炎，选用利多卡因在硬膜外麻醉下行阑尾切除术。

请思考：

1. 利多卡因的局麻作用特点有哪些？
2. 应用利多卡因时应注意什么？

麻醉药（anesthetic）指作用于神经系统，能使整个机体或机体局部暂时、可逆性失去感觉（特别是痛觉），有利于进行外科手术或诊断操作的药物。根据其作用范围，麻醉药可分为局部麻醉药和全身麻醉药。

第一节　局部麻醉药

局部麻醉药（local anesthetics）简称局麻药，是一类在用药局部可逆性地阻断感觉神经冲动的产生和传导，在意识清醒状态下使神经分布区域的感觉（尤其是痛觉）暂时消失，有利于手术操作的药物。

一、局部麻醉药的作用

（一）局麻作用

局麻药可阻断各类神经纤维（如感觉神经、中枢神经、自主神经及运动神经）神经冲动的产生和传导，从而产生麻醉作用。其作用与神经纤维直径大小及有无髓鞘有关，一般是细的无髓鞘神经纤维比粗的有髓鞘神经纤维对局麻药更敏感。低浓度时首先阻断感觉神经，使痛觉、冷觉、温觉、触觉、压觉依次消失，恢复时按相反顺序进行。

局麻药具有亲脂性,可穿过神经细胞膜,与膜上Na^+通道内侧受体结合,阻滞Na^+内流,从而阻断神经冲动的产生和传导,产生局麻作用。

(二)吸收作用

局麻药吸收入血,并达到一定浓度时可产生全身作用,主要表现为:

1. 中枢神经系统 局麻药少量吸收后可引起镇静、头晕等,大量吸收后可兴奋中枢神经系统,表现为烦躁、多语、肌震颤等,继而出现中枢抑制如昏迷等。

2. 心血管系统 局麻药对心肌有直接抑制作用,可降低心肌兴奋性,减慢传导、抑制心肌收缩力,甚至引起心脏停搏。局麻药可抑制自主神经而扩张血管,酯类药还可直接扩张血管,引起血压下降甚至休克。

二、局部麻醉药的给药方法

1. 表面麻醉 又称黏膜麻醉,是将药物喷洒或涂抹于黏膜表面,麻醉黏膜下的感觉神经末梢;多用于眼、鼻、口腔、咽喉和泌尿生殖道等部位的浅表手术或检查;多选用黏膜穿透力强的局麻药,如丁卡因、利多卡因。

2. 浸润麻醉 将药物注入皮下或手术野附近组织,麻醉局部神经末梢;适用于浅表小手术;多选用毒性小的局麻药,如利多卡因、普鲁卡因、布比卡因和罗哌卡因。

3. 神经阻滞麻醉 又称传导麻醉,是将药物注入神经干或神经丛周围,阻断神经冲动的传导,使该神经分布的区域麻醉;适用于四肢和口腔科手术;常选用毒性小的利多卡因、氯普鲁卡因、普鲁卡因、布比卡因和罗哌卡因。

4. 脊椎麻醉 又称蛛网膜下隙麻醉,是将药物注入低位腰椎的蛛网膜下隙,麻醉该部位的脊神经根、脊神经节及脊髓表面;适用于下腹部、盆腔、肛门和下肢手术;可选用普鲁卡因、丁卡因、布比卡因、利多卡因。

5. 硬膜外麻醉 又称硬脊膜外腔麻醉,是将药物注入硬膜外腔,使其沿脊神经根扩散至椎间孔而麻醉脊神经根。硬膜外腔终止于枕骨大孔处,不与颅腔相通。药液不会扩散至脑组织,麻醉平面可达颈椎水平。硬膜外麻醉不易麻痹延髓生命中枢,适用手术范围广;可用于颈部以下的多种手术,尤其适用于上腹部手术;可选用氯普鲁卡因、丁卡因、利多卡因、布比卡因和罗哌卡因。

脊椎麻醉和硬膜外麻醉属于椎管内麻醉,且均较易阻断自主神经,引起血管扩张、血压下降。硬膜外麻醉对硬脊膜无损伤,可随时经保留导管调整给药剂量,故较少引起患者呼吸和循环抑制等不良反应,无脊椎麻醉时的头痛或脑脊膜刺激现象;但用药量较脊椎麻醉大5~10倍,对麻醉技术要求较高,如误入蛛网膜下隙,可引起呼吸、心跳停止而危及生命。

常用局麻药给药方法示意见图3-1。

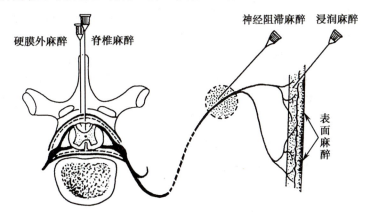

图 3-1 常用局麻药给药方法示意图

三、常用的局部麻醉药

根据化学结构分为酯类和酰胺类两类。前者有普鲁卡因、氯普鲁卡因和丁卡因;后者有利多卡因、布比卡因、左布比卡因、罗哌卡因和阿替卡因。

普鲁卡因

普鲁卡因(procaine)为酯类化合物,其盐酸盐易溶于水,是最早用于临床的局麻药。

【作用及临床应用】

1. **局部麻醉**　普鲁卡因为短效局麻药,因皮肤黏膜穿透力弱,故只作注射用药。注射给药吸收快,1~3min 起效,麻醉维持 0.5~1h,加入肾上腺素后作用时间可延长至 1 倍左右;对组织无刺激性、毒性小,广泛用于浸润麻醉、神经阻滞麻醉、脊椎麻醉等,不宜用于表面麻醉。

2. **局部封闭**　将药物注射入病变部位或其神经周围,利用其局麻作用减少局部病变对中枢神经系统的刺激,消除局部疼痛、缓解肌肉紧张、改善局部营养,从而缓解症状。常与其他治疗方法配合使用,用于腱鞘炎、颈、肩、背部等局部疼痛,以及静脉滴注 NA 等药物所致的局部组织缺血性坏死等。

【不良反应和注意事项】

本药为毒性最小的局麻药,但因可发生过敏反应,用药前需做皮肤过敏试验,使其临床应用较少。

1. **过敏反应**　较少见。可表现为皮疹、喉头水肿、哮喘,甚至休克。用药前应询问药物过敏史、做皮肤过敏试验,有过敏史者、过敏试验阳性者禁用。一旦发生应立即停药,并给予肾上腺素及抗过敏药治疗。酯类局麻药之间有交叉过敏现象。

2. **毒性反应**　药物从给药部位大量吸收或误注入血管后可引起毒性反应。主要表现为:

(1) **中枢神经系统**:表现为先兴奋后抑制,如烦躁不安、多语、视觉和听觉紊乱及肌震颤,甚至惊厥,最后转为中枢抑制如昏迷、呼吸麻痹等。一旦发生立即停药并对症治疗,发生惊厥时首选静脉注射地西泮,出现呼吸抑制时立即给氧及人工呼吸。

(2) **心血管系统**:表现为心肌收缩力减弱甚至心脏停搏;血管扩张,血压下降甚至休克。一旦发生立即停药并给予吸氧、补充血容量,必要时给予血管收缩药或正性肌力药。术前肌内注射麻黄碱可预防血压下降。

氯普鲁卡因

氯普鲁卡因(chloroprocaine)结构与普鲁卡因相似,麻醉作用较普鲁卡因强,作用迅速持久,毒性小;对光、热和湿稳定性强,无快速耐药性;代谢产物不引起过敏反应。临床用于浸润麻醉、神经阻滞麻醉和硬膜外麻醉,不宜用于脊椎麻醉。对酯类药物过敏者禁用。

利多卡因

利多卡因(lidocaine)为中效局麻药,目前临床应用多。局麻作用起效快,麻醉维持 1~2h,局麻强度及毒性为普鲁卡因的 1~2 倍;常用于神经阻滞麻醉、硬膜外麻醉、表面麻醉、浸润麻醉和脊椎麻醉。黏膜穿透力强,用于脊椎麻醉时应注意药液比重与患者体位,避免药液扩散进入颅腔,麻痹延髓生命中枢。

一些因刺激性强易致局部疼痛的注射剂(如硫喷妥钠、青霉素钾等),常与适量利多卡因注射液混匀后注射以减轻疼痛。利多卡因具有抗心律失常作用,用于治疗室性心律失常,详见第六章第一节。本药不易引起过敏反应。

丁　卡　因

丁卡因(tetracaine)为长效、强效局麻药,1~3min 起效,麻醉维持 2~3h。其局麻强度为普鲁卡因的 5~10 倍,毒性为普鲁卡因 10~12 倍。因黏膜穿透力强,主要用于表面麻醉、脊椎麻醉、硬膜外麻醉和神经阻滞麻醉。本药毒性大,一般不用于浸润麻醉。

布比卡因

布比卡因(bupivacaine)为长效、强效局麻药,3~5min 起效,麻醉维持 5~10h。局麻作用比利多卡因强 4~5 倍,主要用于浸润麻醉、神经阻滞麻醉、硬膜外麻醉和脊椎麻醉。黏膜穿透力弱,一般不用于表面麻醉。与等效剂量的利多卡因相比,可产生严重的心脏毒性,并难以治疗,特别在酸中毒、低氧血症时尤为严重,故限制了其临床应用。

布比卡因的异构体左布比卡因(levobupivacaine)为新型长效、强效局麻药,麻醉作用与布比卡因相似,但心脏毒性为布比卡因的1/3,主要用于浸润麻醉、神经阻滞麻醉、硬膜外麻醉,不用于脊椎麻醉。

罗哌卡因

罗哌卡因(ropivacaine)为长效、强效局麻药,有麻醉和镇痛双重效应,麻醉强度和维持时间与布比卡因相似,但对心脏的毒性明显低于后者。加用肾上腺素不改变罗哌卡因的阻滞强度和持续时间。临床主要用于浸润麻醉、神经阻滞麻醉和硬膜外麻醉。对子宫和胎盘血流几乎无影响,故较适用于产科手术麻醉。亦用于分娩疼痛和术后疼痛。

常用局麻药的作用特点和应用比较见表3-1。

表 3-1 常用局麻药的作用特点和应用比较

常用药	麻醉强度*	起效时间/min	作用时间/h	毒性*	主要应用	其他应用
普鲁卡因	1	1~3	0.5~1	1	浸润麻醉、神经阻滞麻醉、脊椎麻醉	局部封闭
氯普鲁卡因	2	6~12	1	0.5	浸润麻醉、神经阻滞麻醉、硬膜外麻醉	
利多卡因	1~2	5~6	1~2	1~2	神经阻滞麻醉、硬膜外麻醉、表面麻醉、浸润麻醉	室性心律失常
丁卡因	5~10	1~3	2~3	10~12	表面麻醉、脊椎麻醉、硬膜外麻醉、神经阻滞麻醉	
布比卡因	8~10	3~5	5~10	5~8	浸润麻醉、神经阻滞麻醉、硬膜外麻醉、脊椎麻醉	
罗哌卡因	8	10~20	3~5	<6.5	浸润麻醉、神经阻滞麻醉和硬膜外麻醉	分娩疼痛、术后疼痛

注:* 以普鲁卡因的作用强度及毒性为1进行比较。

第二节 全身麻醉药

全身麻醉药(general anesthetics)简称全麻药,是一类广泛抑制中枢神经系统,能可逆性地引起意识、感觉和反射消失,骨骼肌松弛的药物。根据给药途径的不同,全麻药分为吸入麻醉药和静脉麻醉药。

一、吸入麻醉药

吸入麻醉药(inhalational anesthetics)是一类挥发性液体或气体,经气道吸入后由肺泡毛细血管膜弥散入血而到达脑组织,阻滞其突触传递功能,引起全身麻醉作用的药物。目前液体吸入麻醉药种类多,临床应用广。常用药物有:恩氟烷、异氟烷、七氟烷、氧化亚氮等。麻醉乙醚(anesthetic ether)因诱导期长和呼吸道刺激性强,现已少用。

异氟烷和恩氟烷

异氟烷(isoflurane)和恩氟烷(enflurane)为同分异构体,无色挥发性液体,性质稳定。

优点:①麻醉作用强,诱导迅速而平稳,苏醒快。②有一定肌肉松弛作用。③对心血管系统的抑制作用弱,心脏对肾上腺素的敏化作用弱。④肝脏的代谢率低,故对肝脏毒性小。缺点:①麻醉深度极易发生变化,使用专用带刻度的蒸发器以控制药物输出。②恩氟烷麻醉过深尤其伴有过度通气时可引起强直性肌痉挛。③异氟烷有乙醚样气味,吸入时有轻度刺激性,可引起咳嗽甚至喉痉挛。④常规剂量下可致呼吸抑制、低血压及心律不齐。⑤复苏期有寒战、恶心以及呕吐。

异氟烷作用强、不良反应少,是目前较为常用的吸入麻醉药,适用于全麻诱导和维持,也适用于剖宫产。颅内压增高者慎用,对本药或其他卤化麻醉药过敏者禁用。

七 氟 烷

七氟烷(sevoflurane)为挥发性液体,结构与异氟烷相似。与异氟烷相比,麻醉诱导迅速、平稳、苏醒快,麻醉深度较易调节;有镇痛和肌肉松弛作用;对呼吸、循环系统功能抑制轻,适用于全麻诱导及维持。

主要不良反应为恶心、呕吐、血压下降、心律失常,并可引起重症恶性高热。可松弛子宫平滑肌,慎用于剖宫产;禁用于已知或怀疑有恶性高热遗传史及对本药过敏的患者。

氧化亚氮

氧化亚氮(nitrous oxide)为无臭味甜的无色气体,性质稳定。优点:①诱导期短,苏醒迅速。②镇痛作用强大。③对呼吸、循环、肝、肾功能无影响。④对呼吸道无刺激性。缺点:①全麻效能低,效价强度低;②无肌肉松弛作用。③对心肌略有抑制作用。临床用于全麻诱导或与其他全麻药联合使用。

二、静脉麻醉药

静脉麻醉药(intravenous anesthetics)由静脉注射给药,产生全身麻醉作用;与吸入麻醉药相比,麻醉诱导期短,对呼吸道无刺激,无环境污染,麻醉分期不典型;临床主要用于镇痛要求不高的短时小手术或复合麻醉等。临床常用药物有依托咪酯、氯胺酮、丙泊酚、硫喷妥钠等巴比妥类药物。

丙 泊 酚

丙泊酚(propofol)为短效静脉麻醉药,可产生良好的催眠效应。该药诱导麻醉起效快,麻醉平稳、渐进、舒适,可降低颅内压和脑氧气消耗,作用时间短,苏醒迅速,醒后精神紊乱发生率低,对呼吸道无刺激,恶心和呕吐发生率低于硫喷妥钠。临床主要用于诱导麻醉,也可作维持麻醉及强化监护期患者的镇静。主要不良反应为对心血管和呼吸系统有抑制作用,注射过快可出现血压下降、心搏骤停等。

硫喷妥钠

硫喷妥钠(thiopental sodium)属于超短效的巴比妥类药物,脂溶性高,作用迅速,无兴奋期,镇痛效果差,肌肉松弛不完全。临床主要用于诱导麻醉、基础麻醉和短时手术。硫喷妥钠对呼吸中枢有明显抑制作用,还易诱发喉头和支气管痉挛,新生儿、婴幼儿及支气管哮喘患者禁用。

依托咪酯

依托咪酯(etomidate)为强效超短时非巴比妥类静脉麻醉药;静脉注射后20s起效,持续时间约5min,停药后3min内苏醒;增加剂量,作用持续时间也相应延长;对呼吸和循环系统的影响较小,单次静脉注射量大可引起短暂的呼吸抑制,使收缩压略下降,心率稍增快;用于诱导麻醉或作为麻醉辅助药;常伴有注射部位疼痛和阵挛性肌肉收缩,恢复期恶心、呕吐发生率高达50%,并可抑制肾上腺皮质激素合成。

氯 胺 酮

氯胺酮(ketamine)为中枢兴奋性神经递质谷氨酸的受体阻断药,使用后产生分离麻醉,即痛觉消失、记忆暂时缺失、意识模糊,对外界刺激无反应的麻醉状态,同时出现骨骼肌张力增加、心率加快、血压升高等兴奋状态。氯胺酮对体表镇痛作用强,对内脏镇痛作用差,主要用于诱导麻醉或短时体表小手术。高血压、动脉硬化、肺动脉高压、颅内压升高、青光眼患者禁用。

第三节　麻醉药的用药护理

1. 全麻药用药和苏醒期间要密切监测患者体温、脉搏、血压、呼吸等,发现问题,及时处理。

2. 局麻时要边注射边回抽,以防局麻药误入血管引起毒性反应。中毒时及时采取有效措施维持呼吸,早期可加压给氧、输液、给予地西泮抗惊厥等抢救。

3. 普鲁卡因和氯普鲁卡因偶可出现过敏反应,用药前要询问患者过敏史,并进行皮肤过敏试验,阳性者禁用。一旦发生过敏反应,要立即停药、给氧、补液,并用肾上腺素、糖皮质激素类及抗组胺药抢救。

4. 局麻时常配伍肾上腺素以延缓局麻药的吸收,但肢体末端如手指、阴茎等部位局麻时禁止配伍肾上腺素,以免引起局部组织缺血性坏死。如用利多卡因口腔含漱止痛时,应嘱患者勿咽下,因咽下后不仅会麻醉咽喉部而影响吞咽,而且还会延缓胃内食物的消化,特别是小儿及老年人更应注意。

5. 普鲁卡因能对抗磺胺药的抗菌作用,避免与之合用;普鲁卡因性质不稳定,不宜与葡萄糖注射液、强心苷、胆碱酯酶抑制药及碱性药物配伍。硫喷妥钠呈强碱性,不宜与酸性药物配伍。

6. 脊椎麻醉或硬膜外麻醉时,术前使用麻黄碱、间羟胺等可预防低血压的发生。硬脊膜穿刺后有脑脊液渗漏,易引起麻醉后头痛,应注意患者体位及配制麻醉药的比重。

附:复合麻醉

目前各种全麻药单用都不够理想,为了克服其不足,常进行复合麻醉。复合麻醉指同时或先后应用两种以上的麻醉药或其他辅助药物,以达到满意的手术条件。常用的复合麻醉方法有以下几种:

1. 麻醉前给药 在麻醉前应用一定的药物,以消除患者的紧张焦虑及恐惧情绪、抑制呼吸道腺体的分泌或提高患者痛阈,称为麻醉前给药。如术前用镇静催眠药、阿托品或哌替啶等。

2. 基础麻醉 进入手术室前给予适宜的全麻药或大剂量催眠药,使患者处于浅麻醉或深睡眠状态,称为基础麻醉。在此基础上进行麻醉,麻醉可平稳且用药量减少。基础麻醉常用于小儿,以及精神过度紧张的患者。

3. 诱导麻醉 为了缩短诱导期,先应用诱导期短的全麻药,使患者迅速进入外科麻醉期,称为诱导麻醉。之后再用其他麻醉药物维持麻醉,可避免诱导期的不良反应。

4. 合用肌松药 全麻药与肌松药合用,可达到符合要求的骨骼肌松弛状态,适用于对肌肉松弛要求较高的手术。

5. 低温麻醉 在物理降温的基础上合用氯丙嗪使体温下降至一定程度(如 28~34℃),抑制机体细胞活动,降低心、脑等生命器官的耗氧量,称为低温麻醉,适用于心血管或神经外科手术。

6. 控制性降压 加用短效的血管扩张药或技术等,可降低血管张力,人为地将平均动脉压降至50~65mmHg 并控制在此水平;配合抬高手术部位,以减少手术出血,终止降压后血压迅速恢复至正常水平,不产生永久性器官损害;常用于止血较困难的颅脑手术。

7. 神经安定镇痛术与神经安定麻醉 氟哌利多与芬太尼按 50:1 制成的合剂做静脉注射,使患者达到意识模糊、自主动作停止、痛觉消失,适用于外科小手术。如同时加用氧化亚氮及肌松药则可达满意的外科麻醉,称为神经安定麻醉。

(沈华杰)

思考题

1. 局麻药中毒的临床表现有哪些?如何防治?
2. 复合麻醉的患者麻醉后应做好哪些用药护理?

ER 3-3
练习题

第四章 | 中枢神经系统药

ER 4-1
教学课件

ER 4-2
思维导图

第一节　镇静催眠药

学习目标

1. 掌握苯二氮䓬类药物的作用、临床应用、不良反应和注意事项。
2. 熟悉新型非苯二氮䓬类和巴比妥类药物的作用特点、临床应用和不良反应。
3. 了解水合氯醛、丁螺环酮的作用特点和临床应用。
4. 具备观察镇静催眠药的疗效、不良反应及做出正确处理的能力,能够熟练进行用药护理;具备配合医生处理药物急性中毒的能力。
5. 能充分利用所学的知识进行健康教育,正确指导患者合理用药、安全用药。

案例导入

患者,男性,52 岁,近年工作繁忙、压力大,经常加班到深夜,生活没有规律;近 2 个月出现入睡困难,入睡后做梦多,白日疲乏无力,记忆力减退,工作效率低下,有时伴紧张和不安感。诊断:失眠症。

请思考:

1. 该患者可用哪些药物治疗失眠症? 为什么?
2. 嘱咐患者用药治疗时应注意什么?

镇静催眠药(sedative-hypnotics)是一类能抑制中枢神经系统而引起镇静和近似生理性睡眠的药物。其对中枢神经系统的抑制程度随剂量增加而逐渐增强,产生不同的作用。大多数药物属于第二类精神药品。

常用镇静催眠药按化学结构分为苯二氮䓬类、巴比妥类、新型非苯二氮䓬类和其他类。其中苯二氮䓬类药物最常用,但长期应用仍有一定的依赖性和短暂的记忆缺失。新型非苯二氮䓬类药物佐匹克隆、唑吡坦等,因选择性高,不良反应轻,越来越受到重视。

一、常用镇静催眠药

(一)苯二氮䓬类

苯二氮䓬类(benzodiazepines,BZs)根据半衰期长短可分为三类。①长效类:地西泮(diazepam)、氟西泮(flurazepam)、夸西泮(quazepam)、氯氮䓬(chlordiazepoxide)。②中效类:阿普唑仑(alprazolam)、硝西泮(nitrazepam)、艾司唑仑(estazolam)、劳拉西泮(lorazepam)、氯硝西泮(clonazepam)。③短效类:三唑仑(triazolam)、奥沙西泮(oxazepam)等。

地西泮为苯二氮䓬类的代表药物,广泛用于临床。不同的衍生物之间,抗焦虑、镇静催眠、抗惊厥作用各有侧重（表4-1）。

表4-1　常用苯二氮䓬类药物作用比较

类别	药物	显效时间/h	作用持续时间/h	药物作用
长效类	地西泮	1~2	20~50	小剂量有抗焦虑作用，中等剂量产生镇静催眠作用，较大剂量产生抗惊厥、抗癫痫作用和中枢性肌肉松弛作用；可治疗焦虑症、失眠、惊厥、癫痫持续状态，可用于麻醉前给药等
	氟西泮	1~2	30~100	抗焦虑和催眠作用较强；用于各种失眠症，尤其适用于因焦虑引起的失眠效果优于同类其他药
	氯氮䓬	2~4	15~40	作用与地西泮相似，但较弱；用于焦虑症、失眠，控制戒酒后出现的症状，麻醉前给药
	夸西泮	2	30~100	作用与地西泮相似，用于各型失眠症及术前给药
中效类	阿普唑仑	1~2	12~18	抗忧郁和抗焦虑作用强；常用于焦虑症、抑郁症和失眠，可作为抗惊恐药，能缓解急性酒精戒断症状
	艾司唑仑	2	10~24	镇静催眠作用比地西泮强2.5~4倍；用于各种失眠症，也可用于焦虑症、紧张、恐惧、麻醉前给药
	劳拉西泮	2	10~20	抗焦虑作用较强，其他作用与地西泮相似；用于焦虑症、失眠、癫痫和麻醉前给药
	替马西泮	2~3	10~40	地西泮的代谢产物，作用与硝西泮相似；主要用于失眠症，还可用于焦虑症及术前镇静
	氯硝西泮	2~4	20~40	抗惊厥作用较强，其他作用与地西泮相似；常用于惊厥、癫痫、焦虑和失眠等，对舞蹈症也有效
短效类	三唑仑	2	1.5~5.5	具有速效、强效和短效特点；广泛用于各种类型的失眠，特别对入睡困难者更佳，也可用于焦虑和神经紧张等
	奥沙西泮	2~3	4~15	地西泮的主要活性代谢产物，作用与其相似但较弱；主要用于焦虑症，也用于失眠，能缓解急性酒精戒断症状

【作用及临床应用】

1. 抗焦虑　苯二氮䓬类在小于镇静剂量时即可显著改善患者的紧张、忧虑、恐惧、烦躁不安等焦虑症状，从而缓解由焦虑所引起的心悸、出汗、震颤等生理功能的改变。是临床上治疗各种原因引起的焦虑症的首选药。对持续性焦虑症宜选用长效类药物，对间断性焦虑症则宜选用中、短效类药物。

ER 4-3

苯二氮䓬类药物作用机制

知识链接

睡眠、失眠与药物

生理睡眠分为非快速眼动睡眠时相和快速眼动睡眠时相。非快速眼动睡眠时相有助于体力恢复和生长发育，快速眼动睡眠时相对巩固大脑功能起重要作用。失眠可分为慢性失眠、短期失眠及其他类型的失眠。慢性失眠又分为原发性失眠和继发性失眠。短期失眠的原因常较明确，治疗效果好；慢性失眠治疗较困难。

催眠药具有产生和维持睡眠的作用，可作为治疗短期失眠的主要药物。而对于继发性失眠，应积极治疗原发病，催眠药可作为辅助疗法。理想催眠药的主要特征需具备：快速诱导睡眠，维持时间适当；对精神运动无影响、无记忆损害；无失眠反弹、无耐受性及依赖性；无呼吸抑制作用；适合老年人、伴有精神疾病及高危人群（如有成瘾史的患者）等。

2. 镇静催眠 随着剂量增大,出现镇静及催眠作用。能明显缩短入睡诱导时间、减少夜间觉醒次数、延长睡眠持续时间。主要延长非快速眼动睡眠时相,对快速眼动睡眠时相影响较小,能产生近似生理性睡眠,醒后无明显后遗效应,加大剂量不引起全身麻醉,可引起短暂性记忆缺失,安全范围大。临床主要用于各种失眠,尤其是对焦虑性失眠疗效更好。

3. 抗惊厥及抗癫痫 苯二氮䓬类药物抗惊厥作用较强,在较小剂量即可明显对抗戊四氮等药物引起的惊厥,其中地西泮和三唑仑的作用最强。临床上可用于辅助治疗破伤风、子痫、小儿高热及药物中毒等引起的惊厥。

地西泮可抑制癫痫病灶异常放电的扩散,具有抗癫痫作用。静脉注射地西泮是治疗癫痫持续状态的首选药,对其他类型的癫痫发作则以硝西泮和氯硝西泮的疗效较好。具体内容见本章第二节抗癫痫药。

4. 中枢性肌肉松弛 地西泮有较强的中枢性肌肉松弛作用,但不影响正常活动。单用达不到外科手术所要求的肌肉松弛状态,即使增大剂量,也不会达到麻醉。临床主要用于治疗脑血管意外、脊髓损伤等中枢神经病变所引起的肌肉僵直,也可缓解腰肌劳损等局部病变引起的肌肉痉挛。

5. 其他 较大剂量可引起暂时性记忆缺失。临床用于麻醉前给药、心脏电击复律或内镜检查前给药,可缓解患者对手术的恐惧情绪、减少麻醉药用量,并使患者对术中的不良刺激在术后不复记忆。

【不良反应】

苯二氮䓬类药物毒性小,安全范围大,一般不良反应与药物对中枢神经系统的抑制有关。

1. 中枢神经系统 治疗量连续应用可出现嗜睡、头晕、乏力和记忆力下降,大剂量可致共济失调、口齿不清和精神紊乱等。

2. 耐受性和依赖性 长期服用可产生耐受性和依赖性,尤其是与乙醇合用时容易发生,突然停药可出现反跳和戒断症状(失眠、焦虑、激动、震颤等),故不宜长期应用。与巴比妥类相比,本类药物的戒断症状发生较迟、较轻。

3. 急性中毒 静脉注射速度过快或剂量过大可引起呼吸和循环功能的抑制,甚至可致呼吸及心跳停止,同时应用其他中枢抑制药时可显著增强其毒性,故静脉注射速度宜慢。在抢救中毒时,在清除毒物、加速排出等治疗基础上,应用苯二氮䓬受体阻断药氟马西尼(flumazenil)解救,可有效改善急性中毒症状。

4. 其他 偶见过敏反应,表现为皮疹、白细胞减少等;长期用药有致畸性,妊娠早期禁用;可通过胎盘屏障和随乳汁分泌,临产前应用大量地西泮,可使新生儿肌张力降低、体温下降及呼吸轻度抑制,产前和哺乳期慎用。

(二)巴比妥类

巴比妥类(barbiturates)药物是巴比妥酸的衍生物,根据作用持续时间分为长效(如苯巴比妥,phenobarbital)、中效(如异戊巴比妥,amobarbital)、短效(如司可巴比妥,secobarbital)和超短效(如硫喷妥钠,thiopental sodium)四类药物(表4-2)。

表 4-2 巴比妥类药物的分类、作用特点与应用

类别	药物	脂溶性	显效时间/h	作用持续时间/h	$t_{1/2}$/h	消除方式	主要临床应用
长效	苯巴比妥	低	0.5~1	6~8	24~140	30% 原形肾排泄,部分肝代谢	惊厥、癫痫、麻醉前给药
中效	异戊巴比妥	稍高	0.25~0.5	3~6	8~42	肝代谢	惊厥、镇静、失眠
短效	司可巴比妥	较高	0.25	2~3	20~28	肝代谢	惊厥、镇静、失眠
超短效	硫喷妥钠	高	立即	0.25	3~8	肝代谢	静脉麻醉

巴比妥类药物口服或肌内注射均易吸收,分布广泛,易透过胎盘,进入脑组织的速度与其脂溶性成正比。硫喷妥钠可迅速自脑组织再分布至脂肪组织储存,故作用时间短。大多数药物经肝脏代谢后由肾脏排泄,部分药物以原形经肾排出,尿液 pH 对排泄速度影响较大。

【作用及临床应用】

巴比妥类药物对中枢神经系统有广泛抑制作用,随着剂量增加,中枢抑制作用逐渐增强,依次表现为镇静、催眠、抗惊厥和麻醉作用,继续增加剂量可抑制呼吸和心血管运动中枢,最终因延脑呼吸中枢麻痹而死亡。苯巴比妥还具有抗癫痫作用。本类药物因明显缩短快速眼动睡眠,久用骤停药易产生反跳性多梦;可诱导肝药酶活性,易产生耐受性和依赖性;安全性低等原因,已不作常规镇静催眠药使用。临床主要用于惊厥、癫痫和麻醉等。

1. 抗惊厥 本类药物具有较强的抗惊厥作用,用于治疗小儿高热、破伤风、子痫等及药物中毒性惊厥。一般情况下肌内注射苯巴比妥钠,急救时选用异戊巴比妥静脉注射。

2. 抗癫痫 苯巴比妥具有抗癫痫作用,可治疗癫痫大发作和癫痫持续状态。

3. 麻醉和麻醉前给药 硫喷妥钠可用作静脉麻醉和诱导麻醉;中、长效巴比妥类可用作麻醉前给药,以消除患者术前的紧张情绪。

4. 增强中枢抑制药作用 能增强解热镇痛药的镇痛作用,故复方镇痛药中常含有巴比妥类药物;也能增强其他药物的中枢抑制作用。

【不良反应】

1. 后遗效应 次晨常出现头晕、困倦、思睡、精神不振及定向障碍等宿醉现象。

2. 耐受性和依赖性 较苯二氮䓬类易产生耐受性,与其诱导肝药酶加速自身代谢和机体对药物产生适应性有关。长期应用易产生依赖性,突然停药后反跳现象和戒断症状严重,故必须严格控制巴比妥类药物的使用。停药时应逐渐减量,不可骤然停药。

3. 急性中毒 大剂量服用(5~10 倍催眠剂量)或静脉注射过快,可引起急性中毒,表现为深度昏迷、呼吸高度抑制、血压下降、体温下降、休克及肾衰竭等,呼吸衰竭是致死的主要原因。中毒解救除了吸氧、保温及对症治疗以维持呼吸、循环功能外,同时应用高锰酸钾溶液洗胃、硫酸钠导泻(禁用硫酸镁)、碳酸氢钠碱化尿液、强迫利尿,严重病例采用血液透析等,以阻止继续吸收药物或加速毒物排泄。

4. 其他 少数人服用后可见荨麻疹、血管神经性水肿、多形性红斑、哮喘,偶致剥脱性皮炎等过敏反应。

低血压、发热、贫血、出血性休克、肝肾功能不全者,老年人,高空作业人员,驾驶员慎用。支气管哮喘、颅脑损伤所致的呼吸抑制、严重肺功能不全、未控制的糖尿病患者,妊娠期妇女和哺乳期妇女,对本药过敏者禁用。

(三) 新型非苯二氮䓬类

佐匹克隆和右佐匹克隆

佐匹克隆(zopiclone)为非苯二氮䓬类镇静催眠药,可激动 γ-氨基丁酸 A 型受体(GABA$_A$ 受体)而发挥作用。其受体结合部位与苯二氮䓬类相同,作用与苯二氮䓬类相似,催眠作用较苯二氮䓬类强且迅速,后遗效应轻。佐匹克隆用于治疗各种原因引起的失眠。短期用药停药后偶可发生反跳性失眠。妊娠期妇女及哺乳期妇女慎用。

右佐匹克隆(dexzopiclone)为佐匹克隆的右旋异构体,作用约是母体的两倍,毒性反应约为母体的一半,临床广泛用于各种失眠症。对本药过敏者,失代偿的呼吸功能不全、重症肌无力、重症睡眠呼吸暂停综合征患者禁用。

唑吡坦

唑吡坦(zolpidem)为非苯二氮䓬类镇静催眠药,作用类似苯二氮䓬类药物,镇静催眠作用强,抗焦虑、抗惊厥和中枢性肌肉松弛作用较弱;口服吸收好,生物利用度为70%,血浆蛋白结合率为92%;在肝脏代谢,代谢产物主要经肾脏排泄,对肝药酶无诱导作用;用于治疗偶发性、暂时性失眠症或慢性失眠的短期治疗。后遗效应、耐受性和依赖性轻微。中毒时可用氟马西尼解救。15岁以下儿童、妊娠期妇女和哺乳期妇女禁用。

(四) 其他镇静催眠药

水合氯醛

水合氯醛(chloral hydrate)口服易吸收,具有镇静催眠、抗惊厥作用。不缩短快速眼动睡眠时间,无后遗效应;主要用于治疗失眠和各种原因引起的惊厥,对顽固性失眠或对其他催眠药疗效不佳者仍有效;对胃有刺激性,需稀释后口服或灌肠。过量可损害心、肝和肾等脏器。久用可产生耐受性和依赖性。胃溃疡及严重肝肾损害者禁用。

丁螺环酮

丁螺环酮(buspirone)抗焦虑作用与地西泮相似,但无镇静、肌肉松弛和抗惊厥作用。丁螺环酮为5-HT$_{1A}$受体的部分激动剂,激动突触前5-HT$_{1A}$受体反馈抑制5-HT释放而发挥抗焦虑作用。临床适用于焦虑性激动、内心不安和紧张等急、慢性焦虑状态。不良反应有头晕、头痛及胃肠功能紊乱等,无明显依赖性。

二、镇静催眠药的用药护理

1. 应明确失眠的性质和原因、焦虑的性质和程度。焦虑或失眠多因精神压力过重所致,故应重视调整心理状态和生活习惯(如避免睡前吸烟、饮茶与咖啡,日间适度进行体力活动)等非药物治疗措施。某些疾病(如高血压、甲亢)、症状(如疼痛、咳嗽、皮肤过敏瘙痒)或药物(如糖皮质激素类、肾上腺素、氨茶碱)引起的失眠,应积极消除诱因或病因,再辅以药物治疗。

2. 询问患者是否正在应用其他中枢抑制药如与其他中枢抑制药合用易引起呼吸抑制、昏迷,甚至死亡,合用时应注意调整剂量。

3. 嘱咐患者观察用药后是否有中枢过度抑制症状。若次晨出现运动失调、头晕等症状,应立即减少活动,避免摔倒,情况不能明显好转时应联系卫生服务人员及时处理。

4. 本类药久用可有耐受性和依赖性,一般采用小剂量短期给药或间断用药,应观察睡眠改善情况,失眠症状改善后尽快停药;若连续用药超过2~3周,停药时应逐渐减量,以免发生戒断症状。

5. 地西泮注射液刺激性较大,可引起疼痛和血栓性静脉炎,禁止用于儿童肌内注射。静脉注射地西泮时避免外漏,应缓慢注射,不宜超过5mg/min,并密切观察呼吸和循环情况。口服给药应视患者将药服用后离开,以防患者囤积药物而发生于意外。

6. 地西泮静脉滴注给药时,应将10~40mg地西泮用0.9%氯化钠注射液稀释至500ml,振摇均匀,观察无沉淀后缓慢静脉滴注,室温放置不宜超过4h。

7. 嘱咐患者用药期间不宜驾驶汽车、从事高空作业或操作机器等,以免发生事故。服药期间避免大量饮酒。

（沈华杰）

思考题

1. 为什么治疗失眠时苯二氮䓬类几乎取代了巴比妥类药物?

2. 为什么地西泮禁止用于儿童肌内注射?

第二节　抗癫痫药和抗惊厥药

学习目标

1. 掌握苯妥英钠、卡马西平、丙戊酸钠和硫酸镁的作用、临床应用和不良反应。
2. 熟悉其他抗癫痫药的作用特点和临床应用。
3. 了解治疗癫痫的选药原则。
4. 具备观察抗癫痫药物的疗效、不良反应及做出正确处理的能力,能够熟练进行用药护理。
5. 能充分利用所学的知识进行健康教育,正确指导癫痫患者及其家属合理用药、安全用药,提高用药依从性。

案例导入

患者,女性,20岁,因癫痫强直阵挛发作服用苯妥英钠1年;近日检查发现患严重贫血,考虑苯妥英钠所致,故立即停药,改用口服丙戊酸钠缓释片,每日500mg,分2次服用,结果癫痫发作加重。

请思考:

1. 癫痫发作加重的原因是什么?
2. 应用抗癫痫药物时应遵循哪些原则?

一、抗癫痫药

癫痫(epilepsy)是脑神经元过度同步放电所引起的慢性脑功能失调综合征,以反复、发作性、短暂性的癫痫发作为特征。由于异常放电神经元的位置不同以及放电扩展的范围差异,癫痫发作可表现为运动、意识、感觉、精神、行为、自主神经功能障碍或兼有之,并伴有脑电图异常。目前癫痫的治疗仍以药物治疗为主,需要长期服药。

知识链接

癫痫发作类型

癫痫根据发作时发作起源部位、临床表现及脑电图改变分为三型。①全面性发作:如强直阵挛发作(大发作)、失神发作(小发作)、肌阵挛发作、失张力发作等。②部分性发作:根据发作时有无意识改变分为单纯部分性发作、复杂部分性发作(精神运动性发作)和部分性继发全面性发作等。③不能分类的发作。其中,强直阵挛发作最常见。

有些患者两型兼有,称为混合型癫痫。两次癫痫发作之间意识障碍未恢复到正常或一次强直阵挛发作持续5min以上可诊断为癫痫持续状态,为常见的急危重症之一,一旦发生应紧急处理。若频繁癫痫发作可造成进行性神经精神功能障碍,称癫痫性脑病。

抗癫痫药(antiepileptic drug,AED)是一类可减轻或阻止癫痫发作的药物。抗癫痫药主要通过增加脑内 γ-氨基丁酸(GABA)水平或选择性增强 $GABA_A$ 受体功能或阻滞 Na^+、Ca^{2+}等离子通道,从而抑制神经元过度同步放电的产生或抑制异常放电向正常脑组织的扩散,从而控制癫痫发作,无根治作用。

常用抗癫痫药分为传统抗癫痫药和新型抗癫痫药,前者有苯妥英钠、丙戊酸钠、卡马西平、乙琥胺等,后者有拉莫三嗪、左乙拉西坦、托吡酯等。前述的苯二氮䓬类和苯巴比妥也有较好的抗癫痫作用。

(一) 传统抗癫痫药物

苯妥英钠

苯妥英钠(phenytoin sodium)口服吸收缓慢而不规则,连续服用需经 6~10d 才能达到有效血药浓度。刺激性大,口服宜饭后服用,不宜肌内注射,可稀释后静脉注射。血浆蛋白结合率约 90%,主要在肝内转化,代谢产物经肾排泄,尿液呈现红色。治疗量时血药浓度的个体差异大,应用时注意剂量个体化。

【作用及临床应用】

1. 抗癫痫 对强直阵挛发作和简单部分性发作疗效最佳,对复杂部分发作和癫痫持续状态有效,对失神发作和肌阵挛发作无效,甚至可加重。主要治疗强直阵挛发作和癫痫持续状态。由于其血药浓度个体差异大、药物之间相互作用多、不良反应严重,已经逐渐退出部分性发作的一线治疗药物。

2. 抗外周神经痛 用于治疗三叉神经痛、舌咽神经痛和坐骨神经痛等。

3. 抗心律失常 对室性心律失常有效,详见第六章第一节。

【不良反应】

长期大剂量应用时不良反应较多,主要表现为:

1. 局部刺激 药物呈强碱性,口服可引起胃肠道反应,宜饭后服用。静脉注射可引起静脉炎,应防止药液外溢,注射速度宜慢,不可与其他药品混合。

2. 毒性反应

(1)**急性毒性**:用药过快或剂量过大可引起眼球震颤、眩晕、复视和共济失调、语言不清、精神紊乱,甚至昏睡、昏迷等神经系统反应;以及心脏抑制、血压下降甚至心搏骤停等心血管系统反应;注意监测心电图和血压。

(2)**慢性毒性**:长期用药可引起。①牙龈增生:发生率约为 20%,多见于儿童、青少年,注意口腔卫生,经常按摩牙龈可减轻。②造血系统:长期用药因抑制二氢叶酸还原酶,导致巨幼细胞贫血,可用甲酰四氢叶酸治疗;还可见粒细胞缺乏、血小板减少、再生障碍性贫血等,应定期检查血常规。③骨骼系统:本药为肝药酶诱导剂,加速维生素 D 的代谢,可致低钙血症、佝偻病或软骨病,必要时应用维生素 D 防治。④其他:偶见男性乳房增大、女性多毛症等,妊娠早期应用偶致畸。

3. 过敏反应 常见药物热、皮疹,偶见剥脱性皮炎等严重皮肤反应,一旦出现,应立即停药。

4. 其他 久服骤停可使癫痫发作加剧,甚至诱发癫痫持续状态。妊娠期妇女慎用。窦性心动过缓、Ⅱ度或Ⅲ度房室传导阻滞、阿-斯综合征患者禁用。

丙戊酸钠

丙戊酸钠(sodium valproate)口服吸收迅速而完全,生物利用度近 100%。

【作用】

丙戊酸钠为广谱抗癫痫药,对多种类型癫痫都有较好疗效,如对强直阵挛发作、各型失神发作、肌阵挛发作,部分性发作和混合型癫痫均有效,对全面性发作的疗效优于部分性发作。作用机制尚未阐明,可能是增加了脑内 GABA 浓度、作用于神经元突触后膜感受器模拟或加强 GABA 受体的抑制作用,也可能直接作用于对 K^+ 传导有关的神经膜活动。

【临床应用】

丙戊酸钠可治疗各类型癫痫,对强直阵挛发作、典型失神发作、肌阵挛发作等均有良好疗效,也可治疗简单及复杂部分发作、癫痫持续状态和混合型癫痫。对其他药物未能控制的顽固性癫痫仍可奏效。

【不良反应】

1. 消化道反应　常见腹泻、恶心、呕吐、胃肠道痉挛。

2. 神经系统反应　较少见，表现为短暂的眩晕、疲乏、头痛、共济失调、轻微震颤、异常兴奋、烦躁。

3. 血液系统的影响　可致血小板减少性紫癜、出血时间延长，应定期检查血常规。

4. 肝损害　引起血清碱性磷酸酶和转氨酶升高，严重时出现肝衰竭。用药期间密切监测肝功能，儿童尤应注意。

5. 其他　可引起皮疹、月经周期改变，偶见胰腺炎、过敏反应、可逆性听力损坏，可致畸，常见脊椎裂。为肝药酶抑制剂，可显著降低拉莫三嗪的代谢，合用时后者剂量应减半。

有血液病、肝病史、肾损害、器质性脑病者慎用。对本药过敏、有药源性黄疸个人史或家族史者、肝病或明显肝损害者、妊娠期妇女及哺乳期妇女禁用。

卡马西平

卡马西平（carbamazepine）口服吸收缓慢且不规则，为肝药酶诱导剂。

【作用及临床应用】

1. 抗癫痫　对简单或复杂部分发作疗效好，为治疗首选药，对强直阵挛发作也有效。但可加重肌阵挛发作、失神发作，失张力发作、强直发作。

2. 抗外周神经痛　对三叉神经痛和舌咽神经痛的疗效优于苯妥英钠。

3. 抗躁狂和抗抑郁　对躁狂症、抑郁症疗效显著，尚可减轻或消除精神分裂症的躁狂、妄想症状，对锂盐无效的躁狂抑郁症也有效。

【不良反应】

常见不良反应有眩晕、视物模糊、复视、眼球震颤、恶心、呕吐、共济失调、手指震颤、水钠潴留等，亦可有皮疹和心血管反应。偶见骨髓抑制、肝损害等，应立即停药。

肝肾功能不全、房室传导阻滞、血液系统功能严重异常、妊娠期妇女及哺乳期妇女禁用。

乙琥胺

乙琥胺（ethosuximide）口服吸收迅速而完全，主要经肝代谢，约25%以原形经肾排泄。对失神发作的疗效好，对其他类型癫痫无效，可加重癫痫大发作。主要治疗失神发作。

不良反应较轻，常见胃肠道反应，其次为神经系统反应，易引起精神行为异常。偶见粒细胞缺乏症，严重者发生再生障碍性贫血，有时致肝肾损害，故长期用药应定期检查血常规和肝肾功能。对本药过敏者禁用。

（二）新型抗癫痫药物

拉莫三嗪

拉莫三嗪（lamotrigine）为广谱抗癫痫新药，是电压依赖性钠通道阻滞药，对反复放电有抑制作用，但不影响正常神经兴奋传导；可用于12岁以上儿童及成人的单药治疗，如简单部分性发作、复杂部分性发作和强直阵挛性发作；也可作为2岁以上儿童及成人顽固性癫痫的辅助治疗药。本药宜用少量水整片吞服。

常见不良反应有头晕、嗜睡、共济失调、食欲减退、呕吐、便秘等；偶致过敏反应、体重减轻、自杀企图等。不宜突然停药。雌二醇类避孕药可显著降低拉莫三嗪血药浓度，导致癫痫发作控制失效。妊娠期妇女及哺乳期妇女慎用。

左乙拉西坦

左乙拉西坦（levetiracetam）为广谱抗癫痫新药，选择性抑制癫痫病灶的异常放电和扩散，对正常神经元的兴奋性无影响；可用于成人及4岁以上儿童癫痫患者部分性发作或全面性发作。

常见不良反应有嗜睡、乏力和头晕；还可引起消化系统反应、行为异常、攻击性、易怒、焦虑、错乱、幻觉、易激动、自杀性意念，脱发、体重增加、白细胞减少、全血细胞减少等。肾功能不全者慎用，妊娠期妇女及哺乳期妇女禁用。

奥卡西平

奥卡西平（oxcarbazepine）为卡马西平的类似物，代谢产物单羟基衍生物发挥抗癫痫作用；主要用于治疗成年人及 5 岁以上儿童强直阵挛发作和部分性发作。常见不良反应有嗜睡、头痛、头晕、复视、恶心、呕吐和疲劳。

托 吡 酯

托吡酯（topiramate）为广谱抗癫痫新药，对各类癫痫发作均有效；主要作为部分性癫痫发作的辅助治疗；长期应用无明显耐受性，远期疗效好。

主要不良反应为头晕、复视、眼震颤、嗜睡、抑郁、共济失调等。因可能引起认知障碍，故学龄期儿童和青少年慎用。妊娠期妇女、哺乳期妇女、肾功能不全者慎用。对本药过敏者禁用。

（三）抗癫痫药的临床应用原则

1. 根据癫痫发作类型合理选药（表 4-3）

表 4-3　控制癫痫发作的药物选择

癫痫发作类型	一线治疗药	添加治疗药
全面性强直阵挛发作	丙戊酸钠、卡马西平、拉莫三嗪、奥卡西平	氯巴占、拉莫三嗪、左乙拉西坦、丙戊酸钠、托吡酯
失神发作（小发作）	丙戊酸钠、拉莫三嗪、乙琥胺	乙琥胺、拉莫三嗪、丙戊酸钠
肌阵挛发作	丙戊酸钠、左乙拉西坦、托吡酯	左乙拉西坦、丙戊酸钠、托吡酯
局灶性发作	卡马西平、奥卡西平、拉莫三嗪、左乙拉西坦、丙戊酸钠	卡马西平、氯巴占、加巴喷丁、拉莫三嗪、左乙拉西坦、奥卡西平、丙戊酸钠、托吡酯
复杂部分性发作	卡马西平、奥马西平、拉莫三嗪	无
癫痫持续状态	地西泮、咪达唑仑、劳拉西泮，难治性的可选异丙酚（儿童不推荐）或硫喷妥钠等	苯巴比妥、苯妥英钠
混合型癫痫、不能分类的发作	丙戊酸钠、左乙拉西坦、拉莫三嗪、托吡酯	无

2. 药物用法用量调整　癫痫为慢性病，需长期用药，且抗癫痫药有效剂量个体差异较大，应从小剂量开始，缓慢增加剂量直至发作控制或最大可耐受剂量；还应合理安排服药次数，既要方便治疗、提高依从性，又要保证疗效。

3. 单药治疗的原则　癫痫的药物治疗强调单药治疗，若需要更换药物应采取逐增逐渐的原则。即如果一种药物已达最大耐受剂量仍然不能控制发作，可加用另一种药物，至发作控制或最大可耐受剂量后逐渐减掉原有的药物，转换为单药治疗。

4. 合理的多药治疗　如果两次单药治疗无效，可考虑多药治疗，最多不超过 3 种药物。联合用药时应适当调整剂量，同时注意药物相互作用。

5. 缓慢停药　用药时间一般应持续至完全无发作且脑电图正常后 3~5 年之久，然后逐渐减量停药，强直阵挛发作减量过程至少 1 年、失神发作 6 个月，有些病例需终生服药。

6. 关注药物不良反应　用药期间定期检查神经系统功能、血常规、肝肾功能，以便及时发现药物毒性反应，有条件者监测血药浓度。妊娠期妇女及哺乳期妇女等特殊人群用药应注意。

二、抗惊厥药

惊厥是由多种原因引起的中枢神经系统过度兴奋的一种症状，表现为全身骨骼肌不自主地强烈收缩，可因呼吸肌痉挛引起呼吸暂停，如不及时抢救，易窒息死亡。常见于小儿高热、破伤风、子痫、癫痫强直阵挛发作和中枢兴奋药中毒等。常用抗惊厥药（anticonvulsant drug）除前面介绍的苯二氮䓬类药物、巴比妥类药物和水合氯醛等外，还有硫酸镁。

硫 酸 镁

硫酸镁（magnesium sulfate）注射给药可产生抗惊厥作用，用于子痫和破伤风引起的惊厥，对子痫有治疗和预防作用，是治疗子痫的首选药。本药其他作用见第十章第五节。

三、抗癫痫药和抗惊厥药的用药护理

1. 嘱咐患者用药期间应严格遵医嘱用药，如有漏服，应在下次服药前 4h 立即补服，不要把两次用量一次服用，也不能自行增加剂量或加服其他药物；用药期间避免驾驶、机械操作或高空作业。

2. 口服苯妥英钠时，宜在餐后服或与牛奶同服以减轻胃肠道反应，并注意观察其他不良反应。一般在开始治疗后观察 9~10d，尤其要注意观察有无皮疹及皮疹的性状，严重时应立即停药。

3. 静脉注射苯妥英钠时，应将本药溶于适量灭菌注射用水中，不可与其他药品混合，注射速度宜慢，以免发生中毒反应。应防止药液外溢，以免造成局部组织坏死。同时应监测血压和心电图，随时调整注射速度，并做好抢救准备。患者如出现眩晕及出汗，应立即停药，并监护血压至平稳。

4. 应用苯妥英钠期间，应经常保持口腔清洁卫生，防止牙龈出血和肿胀，尤其应加强对儿童患者进行口腔护理。给药期间，应定期检查血常规、肝功能、血钙、皮肤、口腔、脑电图、血药浓度和甲状腺功能。

5. 丙戊酸钠饭后服用可减轻胃肠道反应，服药期间应定期检查肝功和血小板。

6. 卡马西平、苯巴比妥为肝药酶诱导剂，与其他药物合用时，应注意提醒医生控制和调整剂量，最好做血药浓度监测。

7. 镁离子有中枢抑制作用，安全范围小，过量可抑制延髓呼吸及血管运动中枢，膝反射消失为中毒先兆，用药期间应检查膝反射、呼吸频率，注意尿量，4h 尿量少于 100ml 时，应缓慢或停止用药。

（沈华杰）

思考题

1. 为什么治疗癫痫应从小剂量开始用药？
2. 治疗各类型癫痫发作的常用药物有哪些？
3. 静脉滴注硫酸镁时应做哪些护理措施？中毒时抢救措施有哪些？

第三节 抗帕金森病药和治疗阿尔茨海默病药

学习目标

1. 熟悉左旋多巴的作用、临床应用和不良反应。
2. 了解其他拟多巴胺类药和中枢抗胆碱药的作用特点和临床应用。
3. 具备合理应用抗帕金森病药和治疗阿尔茨海默病药的能力，并能正确实施用药护理。
4. 培养关爱慢性退行性病变患者及其家属的意识。

　　患者,男性,67 岁。患者 2 年前开始静止时出现手抖、运动迟缓、肌强直的情况;近 2 个月症状加重,在家人要求下到医院就诊。患者直系家属中无类似症状出现,被确诊为帕金森病。医生开具处方,其中有左旋多巴复方制剂。

请思考:

1. 为何给患者选用左旋多巴复方制剂进行治疗?
2. 在使用该药物期间,可能观察到的不良反应有哪些?

一、抗帕金森病药

　　帕金森病(Parkinson disease,PD)又称震颤麻痹,是一种主要表现为进行性椎体外系功能障碍的中枢神经系统退行性疾病。临床主要症状为运动迟缓、肌肉强直及静止震颤,此外,尚有知觉、识别及记忆障碍等症状。现认为帕金森病主要病变在黑质纹状体多巴胺能神经通路,因黑质纹状体内多巴胺能神经元发生退变、数目减少,多巴胺含量明显降低,致胆碱能神经功能相对亢进。除原发性帕金森病外,脑动脉硬化、脑炎后遗症及长期服用抗精神病药等均可引起类似的症状,可统称为帕金森综合征。

　　抗帕金森病药(anti-Parkinson disease drugs)是一类通过增强中枢多巴胺能神经功能或降低中枢胆碱能神经功能而缓解帕金森症状的药物。常用药物为拟多巴胺类药和中枢抗胆碱药,两类药物合用可增强疗效。

(一) 拟多巴胺类药

　　拟多巴胺类药根据作用机制可分为多巴胺前体药、左旋多巴增效药、促多巴胺释放药和多巴胺受体激动药等。

1.多巴胺前体药

左旋多巴

　　左旋多巴(levodopa,L-DOPA)口服吸收迅速,胃排空延缓、胃内酸度高及高蛋白饮食等均可妨碍其吸收。药物必须以原形进入脑内才能发挥作用,但是吸收后绝大部分左旋多巴在外周组织被L-芳香族氨基酸脱羧酶脱羧生成多巴胺,仅约 1% 的左旋多巴可通过血脑屏障进入中枢神经系统发挥作用。外周生成的多巴胺不易通过血脑屏障,不仅使左旋多巴的疗效减弱,而且还增加了外周不良反应。若同时服用左旋多巴增效药,如卡比多巴,可减少左旋多巴在外周的脱羧,增加进入中枢的药量,减少外周不良反应。左旋多巴和卡比多巴常配伍为复方制剂,称卡左双多巴。

【作用及临床应用】

　　(1)治疗帕金森病:左旋多巴通过血脑屏障进入脑内,在多巴脱羧酶的作用下转变成多巴胺,多巴胺可迅速被纹状体等组织摄取和储存,以补充纹状体中多巴胺的不足,增强多巴胺能神经功能,由此产生治疗帕金森病的作用。左旋多巴对多数帕金森病患者具有显著疗效,其作用特点为:起效慢,用药 2~3 周后才出现症状的改善,1~6 个月获得最大疗效;对轻症及年轻患者疗效较好,对重症及年老体弱者疗效较差;在控制症状方面,对肌肉僵直及运动迟缓的疗效好,对肌肉震颤的疗效差。

　　左旋多巴用于各种类型的帕金森病患者,但对氯丙嗪等吩噻嗪类抗精神病药所致的帕金森综合征无效。

　　(2)治疗肝性脑病:左旋多巴后进入脑内可转变成 NA,使肝性脑病的患者从昏迷转为清醒状态,但不能改善肝功能。

【不良反应】

(1)**早期反应**

1）胃肠道反应：治疗初期最常表现为恶心、呕吐、食欲减退，还可引起腹胀、腹痛和腹泻等，偶见溃疡、出血或穿孔。此反应与多巴胺刺激胃肠道和延髓催吐化学感受区 D_2 受体有关，饭后服药、应用多巴胺受体阻断药多潘立酮或应用左旋多巴增效药可减轻上述症状。

2）心血管反应：部分患者治疗初期会出现轻度直立性低血压。还可引起心律失常，与多巴胺兴奋心脏 β 受体有关，可用 β 受体阻断药治疗。

(2)**长期反应**

1）运动障碍：用药 2 年以上患者多数可出现不自主异常运动，多见于面部肌群，表现为口-舌-颊抽搐、张口、伸舌、皱眉、头颈部扭动等，也可累及四肢和躯干的肌群，出现手足和躯体的不自主运动，减少药量可使症状减轻。

2）症状波动：多发生于服药 3~5 年后，患者出现症状快速波动，严重者出现"开-关"现象，"开"时活动正常或几近正常，而"关"时突然出现严重的帕金森病症状，两种现象交替出现，严重影响患者的生活质量。减少药量或合用其他拟多巴胺类药可减轻症状。

3）精神障碍：早期患者可出现失眠、噩梦、狂躁、幻觉、妄想、抑郁等症状，可减量或更换药物。以上症状可用氯氮平治疗。

2.左旋多巴增效药

卡比多巴

卡比多巴（carbidopa）为外周多巴脱羧酶抑制药，不易通过血脑屏障，与左旋多巴合用时，抑制其在外周组织的脱羧作用，使进入中枢的左旋多巴增多，增强左旋多巴的疗效。单用无效，通常将卡比多巴与左旋多巴按 1∶10 的剂量配伍制成复方卡比多巴片。

苄 丝 肼

苄丝肼（benserazide）作用与卡比多巴相似，通常将苄丝肼与左旋多巴按 1∶4 的剂量配伍制成复方制剂多巴丝肼片应用于临床。

司来吉兰

司来吉兰（selegiline）能迅速通过血脑屏障，抑制脑内多巴胺的代谢，使纹状体内多巴胺增多。本药与左旋多巴合用，能增加疗效，降低左旋多巴用量，减少外周不良反应，对长期使用左旋多巴引起的"开-关"现象疗效显著。司来吉兰的代谢产物可引起焦虑、失眠、幻觉等精神症状。

恩他卡朋

恩他卡朋（entacapone）为可逆的特异性 COMT 抑制药，不易通过血脑屏障，只抑制外周 COMT，而不影响脑内 COMT，增加纹状体中左旋多巴的含量。作为治疗帕金森病的辅助药物，与左旋多巴合用，适用于帕金森病症状波动者，对长期应用左旋多巴出现的"开-关"现象有效。

不良反应有头晕，幻觉，腹痛，腹泻，直立性低血压，肝损害，尿液颜色呈现红棕色等。用药期间须监测肝功能，肝功能不全者禁用。

本类药还有硝替卡朋（nitecapone）、托卡朋（tolcapone）等。

3.促多巴胺释放药

金刚烷胺

金刚烷胺（amantadine）为抗病毒药，后来发现有抗帕金森病作用。其作用机制为促进左旋多巴进入脑循环、增加纹状体中残存的多巴胺能神经元释放多巴胺和抑制多巴胺再摄取等多种方式，表现出多巴胺受体激动药的作用。金刚烷胺的疗效不如左旋多巴，但优于抗胆碱药，与左旋多巴合用有协同作用。其抗帕金森病的特点为：起效快，持续时间短，应用数日即可获最大疗效，但连续应用 6~8 周后疗效逐渐减弱。

金刚烷胺的不良反应有头痛、眩晕、失眠等,长期应用可致下肢皮肤出现网状青斑,偶致惊厥,癫痫患者禁用。

4.多巴胺受体激动药

溴 隐 亭

溴隐亭(bromocriptine)小剂量激动结节-漏斗通路的 D_2 受体,抑制催乳素和生长激素分泌,用于治疗闭经泌乳综合征和肢端肥大症;增大剂量可激动黑质纹状体通路的 D_2 受体,疗效与左旋多巴相似,对重症患者也有效,因不良反应较多,仅适合于左旋多巴疗效差或不能耐受的帕金森病患者。

常见不良反应为食欲减退、恶心、呕吐、便秘、直立性低血压等,也可诱发心律失常,运动功能障碍与左旋多巴相似,精神症状如幻觉、错觉、思维混乱等比左旋多巴更常见且严重,停药可消失。

普拉克索

普拉克索(pramipexole)选择性激动 D_2、D_3 受体。与溴隐亭相比,患者耐受性好,胃肠道反应较小。与左旋多巴相比,不易引起"开-关"现象和不自主异常运动,可单独或与左旋多巴合用。本药具有拟多巴胺类药共有的不良反应,可引起幻觉和精神紊乱。服药期间禁止从事驾驶和高警觉性工作。

本类药还有罗匹尼罗(ropinirole)、培高利特(pergolide)和阿扑吗啡(apomorphine)等。

(二)中枢抗胆碱药

苯 海 索

苯海索(benzhexol)口服易吸收,易通过血脑屏障。阻断中枢 M 胆碱受体作用强,外周抗胆碱作用较弱,仅为阿托品的 1/10~1/3。通过阻断中枢胆碱受体而减弱黑质纹状体通路中 ACh 的作用,改善震颤疗效较好,改善强直及运动迟缓较差,对某些继发性症状如过度流涎有改善作用。临床主要用于早期轻症、不能耐受左旋多巴或禁用左旋多巴的患者,对抗精神病药引起的帕金森综合征有效。不良反应与阿托品相似但较轻。妊娠期妇女、哺乳期妇女及儿童慎用,闭角型青光眼、前列腺肥大者禁用。

本类药还有苯扎托品(benzatropine)。

二、治疗阿尔茨海默病药

阿尔茨海默病(Alzheimer's disease,AD)是一种与年龄高度相关的,以进行性认知障碍和记忆力损害为主的中枢神经系统退行性疾病。表现为记忆力、判断力、抽象思维等一般智力的丧失,但视力、运动能力等则不受影响。目前尚无十分有效的治疗方法,使用药物进行对症治疗,主要是控制伴发的神经精神症状,改善认知功能,延缓病情进程,不能治愈。治疗药物主要包括胆碱酯酶抑制药、M 胆碱受体激动药和 N-甲基-D-天冬氨酸(NMDA)受体非竞争性阻断药等。

(一)胆碱酯酶抑制药

用于临床的胆碱酯酶抑制药有第一代和第二代两类。两类均易通过血脑屏障,可逆性抑制中枢 AChE,第二代对中枢 AChE 抑制作用选择性强、外周不良反应轻、耐受性好。

多奈哌齐

多奈哌齐(donepezil)为第二代可逆性中枢 AChE 抑制药。口服吸收好,生物利用度为100%,半衰期长。本药用于轻、中度阿尔茨海默病,能改善患者的认知能力和临床综合功能,具有剂量小和毒性低等优点。肝毒性及外周抗胆碱作用轻。不良反应有胃肠道反应、疲乏和肌肉痉挛等。

利斯的明

利斯的明(rivastigmine)为第二代 AChE 抑制药,具有安全、耐受性好、不良反应轻等优点,且无外周活性,尤其适用于伴有心、肝、肾等疾病的轻、中度阿尔茨海默病患者,可改善其认知功能障碍。

常见不良反应有胃肠道反应、乏力、眩晕、嗜睡、精神紊乱等,坚持用药一段时间或减量一般可消失。

加兰他敏

加兰他敏(galantamine)为第二代 AChE 抑制药,用于治疗轻、中度阿尔茨海默病,无肝毒性。用药后 6~8 周治疗效果开始显现。用药初期主要不良反应为可出现恶心、呕吐及腹泻等胃肠道反应,连续用药可逐渐消失。

石杉碱甲

石杉碱甲(huperzine A)是我国于 1982 年从石杉科植物千层塔中分离得到的一种新生物碱,为强效、易逆性胆碱酯酶抑制药;用于老年性记忆功能减退及各型阿尔茨海默病患者,提高其记忆和认知能力。常见不良反应有恶心、头晕、多汗、腹痛、视物模糊等,一般可自行消失,严重者可用阿托品阻断。严重心动过缓、低血压及心绞痛、哮喘、肠梗阻患者慎用。

(二)谷氨酸受体阻断药

美 金 刚

美金刚(memantine)能显著改善轻度至中度血管性痴呆患者的认知能力,而且对较严重的患者效果更好,对中度至重度的老年痴呆患者,还可显著改善其动作能力、认知障碍和社会行为。主要不良反应有头晕、口干等,肝功能不全者、妊娠期妇女、哺乳期妇女禁用。

(三)M 受体激动药

占诺美林

占诺美林(xanomeline)口服易吸收,为目前选择性最高的 M_1 受体激动药之一。大剂量可明显改善阿尔茨海默病患者的认知功能和行为能力,但易引起胃肠道和心血管方面的不良反应。新研制的透皮吸收贴剂可避免消化道不良反应。

(四)其他治疗阿尔茨海默病药

除上述药物外,神经生长因子增强药(如神经生长因子、脑源性神经营养因子等)、神经保护药(如丙戊茶碱)、大脑功能恢复药(如胞磷胆碱、吡拉西坦等)、脑循环改善药(如二氢麦角碱等)、钙通道阻滞药(如尼莫地平等)、自由基清除剂和抗氧剂如维生素 E 等对阿尔茨海默病亦有效。

三、抗帕金森病药和治疗阿尔茨海默病药的用药护理

1. 告知患者及其家属阿尔茨海默病的治疗是长期的、联合用药的过程,要注意药物的相互作用和药物对机体的影响。

2. 使用胆碱酯酶抑制药期间,患者体重会减少,在治疗过程中应监测患者的体重情况。患有心动过缓、房室传导阻滞等缓慢型心律失常的患者或合并使用地高辛及 β 受体阻断药等能够导致心率减慢的药物的患者,在服用多奈哌齐、加兰他敏等胆碱酯酶抑制药时应特别慎重。有哮喘史或阻塞性肺病的患者应慎用多奈哌齐、加兰他敏等胆碱酯酶抑制药。

3. 胆碱酯酶抑制药可能会引起癫痫发作,而癫痫发作也可能是阿尔茨海默病的症状,要注意鉴别。

4. 美金刚应避免与谷氨酸受体阻断药如金刚烷胺、氯胺酮或右美沙芬合用,这些药物与美金刚作用的受体系统相同,可能使药物的不良反应加重或发生率增加。饮酒会加重美金刚的不良反应,用药期间应避免饮酒。

5. 注意药物的相互作用　①维生素 B_6 能加速左旋多巴在外周组织转化成多巴胺。②吩噻嗪类等抗精神病药能阻断中枢多巴胺受体。③利血平能耗竭黑质纹状体中的多巴胺,对抗左旋多巴

的疗效。④抗抑郁药能引起直立性低血压,加强左旋多巴的副作用。⑤非选择性单胺氧化酶抑制药可阻碍外周多巴胺的失活。以上药物均不宜与左旋多巴合用。

6. 由于阿尔茨海默病患者记忆力不佳,容易忘记服药,应提醒患者及其家属做好用药记录,如采取日历上标注记号等形式帮助患者记住是否服用药物。漏服药物通用原则:如果发现漏服的时间是在两次用药间隔 1/2 时间以内,按原剂量即刻补服,下次服药仍按原时间进行;如果发现漏服时间已超过用药间隔的 1/2,一般不需要再补服。

(姚永萍)

思考题

1. 为什么左旋多巴要与卡比多巴合用治疗帕金森病,而不宜与维生素 B_6 合用?
2. 试从作用及临床应用两个方面比较左旋多巴与苯海索在治疗帕金森病方面的异同。

第四节　抗精神失常药

学习目标

1. 掌握氯丙嗪的作用、临床应用和不良反应和用药护理。
2. 熟悉丙米嗪和碳酸锂的作用特点和临床应用。
3. 了解其他抗精神失常药的作用特点和临床应用。
4. 通过学习能够应用相关知识对抗精神失常药开展用药护理和用药咨询。
5. 能够利用所学的知识对精神失常患者及其家属进行健康教育,进一步建立用药过程中的整体护理观念。

案例导入

患者,男性,39 岁,因出现言行怪异、幻觉、妄想症状 1 年入院。患者 1 年前因家庭变故受到较大的刺激,此后多次出现行为异常现象,敏感多疑,被害妄想,幻听,常诉能听到陌生人的声音。临床诊断:精神分裂症。给予氯丙嗪治疗。治疗 3 个月后,患者精神症状有所好转,幻觉、妄想症状消失,但出现流涎、动作迟缓、面容呆板、肌肉震颤等症状。

请思考:
1. 氯丙嗪属于哪一类抗精神病药?
2. 患者用药后为什么会出现流涎、动作迟缓、面容呆板、肌肉震颤等症状?该如何防治?

精神失常是由多种原因引起的精神活动障碍的一类疾病,包括精神分裂症、抑郁症、躁狂症和焦虑症等,能治疗这些疾病的药物统称为抗精神失常药(agents against psychiatric disorders)。抗精神失常药根据临床用途,可分为抗精神病药(antipsychotics)、抗抑郁药(antidepressants)、抗躁狂症药(antimanic drugs)和抗焦虑药(anxiolytics)。

一、抗精神病药

精神分裂症是一组以思维、情感、行为之间不协调,精神活动与现实脱离为主要特征的最常见的一类精神失常;根据临床症状的不同可将其分为Ⅰ型和Ⅱ型;Ⅰ型以幻觉、妄想等阳性症状为主,Ⅱ

型则以情感淡漠、主动性缺乏等阴性症状为主。

抗精神病药主要用于治疗精神分裂症,对其他精神失常的躁狂症状也有效,但大多数药物对精神分裂症Ⅰ型治疗效果较好,对Ⅱ型效果较差甚至无效。

抗精神病药可分为典型抗精神病药和非典型抗精神病药两大类。

典型抗精神病药根据化学结构的不同可分为吩噻嗪类(phenothiazines)、硫杂蒽类(thioxanthenes)、丁酰苯类(butyrophenones)和其他类。

(一)吩噻嗪类

本类药物均含有吩噻嗪的基本母核,氯丙嗪是这类药物的代表药,也是应用最广泛的抗精神病药。

氯 丙 嗪

氯丙嗪(chlorpromazine)口服吸收慢且不规则,肌内注射吸收迅速;可分布于全身,在脑、肺、肝、脾、肾中分布较多,其中脑内浓度可达血浆浓度的 10 倍。因其脂溶性高,易蓄积于脂肪组织。氯丙嗪主要在肝代谢,经肾排泄。氯丙嗪在老年患者的体内消除和代谢均减慢,应减量应用。

【作用】

1. 对中枢神经系统的作用

(1)**抗精神病作用**:氯丙嗪对中枢神经系统有较强的抑制作用,也称神经安定作用。正常人服用治疗剂量的氯丙嗪后,表现为安静、活动减少、注意力下降、情感淡漠、思维迟缓、对周围事物不感兴趣,在安静环境中易诱导入睡,但易被唤醒,醒后头脑清醒,加大剂量也不引起麻醉。精神分裂症患者应用氯丙嗪后显现出良好的抗精神病作用,能迅速控制兴奋躁动状态,连续使用 6 周至 6 个月,可使患者的幻觉、妄想、精神运动性兴奋等逐渐消失,理智恢复、情绪安定、生活自理。对抑郁无效,甚至使之加重。其抗精神病作用机制与阻断中脑-边缘系统通路和中脑-皮质通路的 D_2 受体有关。

(2)**镇吐作用**:氯丙嗪具有强大的镇吐作用,小剂量可阻断延髓催吐化学感受区的 D_2 受体,大剂量直接抑制呕吐中枢。但对前庭受刺激引起的呕吐(晕动病呕吐)无效。对顽固性呃逆有效,其机制与氯丙嗪抑制位于延髓与催吐化学感受区旁呃逆的中枢调节部位有关。

(3)**对体温调节的作用**:氯丙嗪对下丘脑体温调节中枢有很强的抑制作用,使体温调节失灵,体温随外界环境温度的变化而变化。在物理降温的配合下,可使体温降至正常水平以下,环境温度愈低其降温作用愈显著;但在炎热环境中,氯丙嗪可使体温升高。与解热镇痛药不同,氯丙嗪不但降低发热机体的体温,也能降低正常体温。

(4)**增强中枢抑制药的作用**:氯丙嗪可增强麻醉药、镇静催眠药、镇痛药等中枢抑制药的中枢抑制作用。

2. 对自主神经系统的作用

(1)**降压作用**:氯丙嗪具有较强的 α 受体阻断作用,并直接松弛血管平滑肌和抑制血管运动中枢,使血管扩张,血压下降,但连续用药可产生耐受性,且不良反应较多,故不适用于高血压的治疗。

(2)**M 受体阻断作用**:氯丙嗪具有较弱的 M 受体阻断作用,可引起口干、便秘、视物模糊等。

3. 对内分泌系统的作用　氯丙嗪可阻断结节-漏斗通路的 D_2 受体。该部位的 D_2 受体可促使下丘脑分泌多种激素,如催乳素释放抑制因子、卵泡刺激素释放因子、黄体生成素释放因子和促肾上腺皮质激素释放激素等。氯丙嗪通过以上作用可增加催乳素的分泌,抑制促性腺激素和糖皮质激素的分泌;也可抑制垂体生长激素的分泌,可用于巨人症的治疗。

中枢神经系统的多巴胺能神经通路与氯丙嗪的作用

中枢神经系统的多巴胺能神经通路主要有4条：①中脑-边缘系统通路；②中脑-皮质通路；③结节-漏斗通路；④黑质纹状体通路。

中脑-边缘系统通路主要调控情绪反应，中脑-皮质通路则主要参与认知、思想、感觉、理解和推理能力的调控。目前认为Ⅰ型精神分裂症主要与这两条系统功能亢进有关。结节-漏斗通路与内分泌活动、体温调节等有关；黑质纹状体通路与锥体外系的运动功能有关。氯丙嗪主要阻断中脑-边缘系统和中脑-皮质通路的 D_2 受体而发挥抗精神病作用。

【临床应用】

1. 治疗精神分裂症　氯丙嗪能显著缓解幻觉、妄想、进攻、亢进等阳性症状，对冷漠等阴性症状效果不显著；主要用于Ⅰ型精神分裂症的治疗，尤其对急性期患者效果显著，但不能根治，需长期用药，甚至终身治疗；对慢性精神分裂症患者疗效较差；对其他精神失常伴有的兴奋、躁动、紧张、幻觉和妄想等症状也有显著疗效；对各种器质性疾病（脑动脉硬化、感染中毒性等）引起的精神症状如兴奋、幻觉和妄想症状也有效，但剂量要小，症状控制后须立即停药。

2. 治疗呕吐和顽固性呃逆　氯丙嗪可用于多种药物（如吗啡、强心苷、抗恶性肿瘤药等）和疾病（如尿毒症、放射病、癌症等）引起的呕吐，对顽固性呃逆也有显著疗效，但对晕动病（晕车、晕船等）引起的呕吐无效。

3. 用于低温麻醉　氯丙嗪配合物理降温（冰袋、冰浴）可使患者体温降至正常水平以下，用于低温麻醉。

4. 用于人工冬眠　氯丙嗪与其他中枢抑制药（哌替啶、异丙嗪）合用，可使患者深睡，体温、基础代谢率及组织耗氧量均降低，增强患者对缺氧的耐受力，减轻机体对伤害性刺激的反应，并可使自主神经和中枢神经系统的反应性降低，这种状态称为"人工冬眠"，有利于机体度过危险的缺氧缺能阶段，为其他有效的对因治疗争取时间。人工冬眠疗法多用于严重创伤、感染性休克、妊娠高血压综合征、甲状腺危象、中枢性高热及热性惊厥等病症的辅助治疗。

5. 其他　氯丙嗪还可用于麻醉前给药、巨人症的辅助治疗。

【不良反应】

1. 一般不良反应　可出现嗜睡、淡漠、乏力等中枢抑制症状；阻断 α 受体，引起鼻塞、血压下降、直立性低血压及反射性心悸等；阻断 M 受体，引起视物模糊、口干、无汗、便秘、眼内压升高等症状。

2. 锥体外系反应　为长期大量应用氯丙嗪治疗精神病时最常见的不良反应。①帕金森综合征：多见于中老年人，多发生于用药后 2~3 个月内，表现为肌张力增高、面容呆板、动作迟缓、流涎、肌肉震颤等。②静坐不能：以中年人多见，患者表现为坐立不安、反复徘徊、心烦意乱等。③急性肌张力障碍：以青少年多见，多发生于用药后 1~5d 内，由于舌、面、颈和背部肌肉痉挛，患者表现为强迫性张口、伸舌、斜颈、吞咽困难、呼吸运动障碍等。④迟发性运动障碍：长期服用氯丙嗪后，部分患者还可出现口-面部不自主的刻板运动（如吸吮、舐舌、咀嚼等），广泛性舞蹈样手足徐动症，停药后仍长期不消失，使用抗胆碱药反而加重。

前三种反应是由于氯丙嗪阻断了黑质纹状体通路的 D_2 受体，使纹状体中的多巴胺功能减弱，ACh 功能相对增强所致。减少药量、停药可减轻或消除；也可使用中枢抗胆碱药如苯海索以缓解。迟发性运动障碍机制可能是长期阻断多巴胺受体、受体敏感性增加或反馈性促进突触前膜多巴胺释放增加所致。预防措施：长期用药过程中，宜采用最小有效量维持，一旦发生诸如唇肌、眼肌抽搐等先兆症状,应及时停药。

3. 过敏反应 可见皮疹、接触性皮炎等,偶见肝损害、黄疸、粒细胞减少、溶血性贫血和再生障碍性贫血等。

4. 心血管系统反应 直立性低血压较常见,多发生于年老体弱伴动脉硬化或高血压的患者;另外,还可引起心动过速。

5. 内分泌系统反应 长期用药会引起乳腺增大、泌乳、闭经、抑制儿童生长等。

6. 其他 少数患者可出现癫痫或惊厥;也能引起精神异常。

7. 急性中毒 一次吞服大剂量氯丙嗪可致急性中毒,表现为昏睡、血压下降至休克水平,并出现心动过速及心电图异常(PR 间期或 QT 间期延长,T 波低平或倒置),应立即对症治疗。

有癫痫及惊厥史者、青光眼、乳腺增生症及乳腺癌患者禁用。

奋 乃 静

奋乃静(perphenazine)作用与氯丙嗪相似。抗精神病作用、镇吐作用较强,镇静作用较弱。对慢性精神分裂症的疗效优于氯丙嗪。对心血管系统、肝脏及造血系统的副作用较氯丙嗪轻,锥体外系不良反应较多,对血压影响较轻。

氟奋乃静和三氟拉嗪

氟奋乃静(fluphenazine)和三氟拉嗪(trifluoperazine)中枢镇静作用较弱,且具有兴奋和激活作用,对幻觉、妄想、行为退缩、情感淡漠等症状疗效较好,适用于治疗精神分裂症偏执型和慢性精神分裂症。

硫利达嗪

硫利达嗪(thioridazine)的抗幻觉、妄想作用不如氯丙嗪,作用缓和,镇静作用较强,锥体外系不良反应少,老年人易耐受。

(二) 硫杂蒽类

氯普噻吨

氯普噻吨(chlorprothixene)作用与氯丙嗪相似,抗精神病作用较氯丙嗪弱,镇静作用较氯丙嗪强;抗肾上腺素作用和抗胆碱作用弱;有一定的抗抑郁、抗焦虑作用。本药适用于伴有强迫状态或焦虑抑郁情绪的精神分裂症、焦虑性神经官能症和更年期抑郁症。不良反应与氯丙嗪相似但较轻,锥体外系反应较少。

本类药物还有珠氯噻醇和氟哌噻吨等药物。

(三) 丁酰苯类

氟哌啶醇

氟哌啶醇(haloperidol)作用和作用机制与氯丙嗪相似,能选择性阻断 D_2 受体;抗精神病作用很强,镇吐作用也较强,镇静、降压、降温和抗胆碱作用弱;常用于治疗以精神运动性兴奋为主的精神分裂症和躁狂症,也可用于疾病和药物引起的呕吐和顽固性呃逆。锥体外系反应常见且较重,长期大量应用可致心肌损伤,妊娠期妇女禁用。

氟哌利多

氟哌利多(droperidol)作用与氟哌啶醇相似,但在体内代谢快,作用维持时间短,具有较强的安定和镇痛作用;临床主要用于增强镇痛药的作用,常与芬太尼合用产生神经安定镇痛,用于一些小的手术如烧伤清创、内镜检查、造影等;也可用于麻醉前给药、镇吐、控制精神分裂症患者的攻击行为等。

(四) 其他类抗精神病药

五氟利多

五氟利多(penfluridol)是口服长效抗精神病药,一次用药疗效可维持 1 周。本药能阻断 D_2 受体,有较强的抗精神病作用,疗效与氟哌啶醇相似,对幻觉、妄想、退缩均有较好疗效,无明显镇静作用,适用于急、慢性精神分裂症,尤其适用于慢性期患者。锥体外系反应最常见。

舒 必 利

舒必利(sulpiride)可选择性地阻断中脑-边缘系统的 D_2 受体,对紧张型精神分裂症疗效好,起效也快,对情绪低落、抑郁等症状也有作用。锥体外系反应较轻。

(五)非典型抗精神病药

氯 氮 平

氯氮平(clozapine)抗精神病作用强,可用于其他抗精神病药无效或锥体外系反应严重的患者。几无锥体外系反应和内分泌紊乱等不良反应,其较严重的不良反应为粒细胞减少,甚至导致粒细胞缺乏。

奥 氮 平

奥氮平(olanzapine)作用与氯氮平相似,适用于精神分裂症及其他有严重阳性症状或阴性症状的精神病的急性期和维持治疗,也可缓解精神分裂症及相关疾病的继发性情感症状。锥体外系不良反应发生率低。

利 培 酮

利培酮(risperidone)为第二代非典型抗精神病药,对精神分裂症的阳性症状和阴性症状均有效,对精神分裂症患者的认知功能障碍和继发性抑郁亦有治疗作用。本药适用于治疗初发急性期患者和慢性期患者,也可用于强迫症、抽动障碍以及某些脑器质性精神障碍如痴呆合并的精神症状的治疗。锥体外系反应轻,易被患者耐受,治疗依从性优于其他抗精神病药,目前已成为一线药物。

齐拉西酮

齐拉西酮(ziprasidone)对急性或慢性、初发或复发精神分裂症均有很好疗效;对精神分裂症阳性症状和阴性症状均有效。常见不良反应有头痛、嗜睡、异常活动、恶心、便秘、消化不良和心血管反应。

二、抗抑郁药

抑郁症是常见的精神障碍之一,以情绪低落、言语减少、自责自罪、悲观等为主要特征,严重者可有自杀行为。目前认为该病是由于脑内 5-HT 缺乏并伴有 NA 不足所致。抗抑郁药主要通过增加脑内 5-HT 的含量并纠正 NA 不足而发挥作用,用于抑郁症或抑郁状态的治疗。

(一)三环类抗抑郁药

丙 米 嗪

丙米嗪(imipramine)口服吸收良好,吸收后广泛分布于全身各组织,以脑、肝、肾及心脏分布较多,主要经肝代谢,经肾排泄。

【作用】

1. 对中枢神经系统的作用 正常人服用后出现安静、嗜睡、头晕、目眩等,连续用药后这些症状可能加重,甚至出现注意力不集中和思维能力下降等症状。但抑郁症患者连续用药后,可出现精神振奋、情绪高涨。本药起效缓慢,需连续服药 2~3 周后疗效才显著。

2. 对自主神经系统的作用 丙米嗪能显著阻断 M 胆碱受体,引起视物模糊、口干、便秘和尿潴留等。

3. 对心血管系统的作用 丙米嗪可阻断血管平滑肌 α_1 受体,引起血压降低或直立性低血压;抑制心肌中 NA 再摄取,抑制多种心血管反射;对心肌有奎尼丁样作用,可导致心律失常或心肌损伤,心电图可出现 T 波倒置或低平。

【临床应用】

1. 治疗抑郁症　用于各种原因引起的抑郁症,对内源性抑郁症、更年期抑郁症效果较好。对反应性抑郁症也有效,对精神分裂症的抑郁症状效果较差。此外,也可用于强迫症的治疗。

2. 治疗遗尿症　可试用于治疗小儿遗尿,剂量依年龄而定,睡前口服,疗程以 3 个月为限。

3. 治疗焦虑和恐惧症　对伴有焦虑的抑郁症患者疗效显著,对恐惧症也有效。

【不良反应】

常见的不良反应有口干、便秘、视物模糊、排尿困难和眼内压升高等抗胆碱作用,前列腺肥大及青光眼患者禁用。还可出现直立性低血压、心律失常、乏力、肌肉震颤等,少数患者用药后可转为躁狂状态,极少数患者可出现皮疹、粒细胞缺乏及黄疸等,在用药期间应定期检查心电图,如出现心电图异常,应立即停药,有心血管疾病患者慎用。

阿米替林

阿米替林(amitriptyline)作用及临床应用与丙米嗪相似,对 5-HT 再摄取的抑制作用较强,具有明显的镇静和抗胆碱作用,用于各种原因引起的抑郁症,对兼有焦虑和抑郁症状的患者,疗效优于丙米嗪。阿米替林的不良反应与丙米嗪的不良反应相似但较重,偶可加重糖尿病症状。阿米替林的禁忌证与丙米嗪的禁忌证相同。

本类药物还有氯米帕明和多塞平。

(二) NA 再摄取抑制药

地昔帕明

地昔帕明(desipramine)口服吸收迅速,抑制 NA 再摄取的作用强,具有轻度镇静作用,阻断 H_1 受体作用强,阻断 α 受体和 M 受体作用较弱。临床对轻、中度的抑郁症疗效好。不良反应较丙米嗪少,但心血管系统的反应与丙米嗪相似。本类药物还有马普替林、去甲替林等。

(三) 选择性 5-HT 再摄取抑制药

氟西汀

氟西汀(fluoxetine)其抗抑郁作用与三环类抗抑郁药相似,耐受性和安全性优于三环类药物,用于治疗各种抑郁症,对强迫症和神经性贪食症亦有效。本药因在肝脏代谢,肝功不好时可采取隔日疗法。不良反应偶见恶心、呕吐、头痛、乏力、失眠、厌食、体重下降、震颤和惊厥等。氟西汀与单胺氧化酶抑制药合用,可出现激越、震颤、高热、心动过速等症状,严重者可致死,因此应避免合用。

同类药物还有帕罗西汀、舍曲林等。

(四) 5-HT 和 NA 再摄取抑制药

文拉法辛

文拉法辛(venlafaxine)起效较快,与三环类抗抑郁药比较,其抗胆碱及心血管不良反应更小。

(五) 其他类抗抑郁药

米安色林

米安色林(mianserin)通过阻断突触前膜 α_2 受体,抑制负反馈使突触前膜 NA 释放增多而产生抗抑郁作用。疗效与三环类抗抑郁药相当。不良反应较少,常见头晕、嗜睡等。

曲唑酮

曲唑酮(trazodone)的抗抑郁作用机制可能与抑制 5-HT 再摄取有关。曲唑酮具有镇静作用,适用于夜间给药;无 M 受体阻断作用,也不影响 NA 再摄取,对心血管系统无明显影响,是一种比较安全的抗抑郁药。不良反应较少。

三、抗躁狂药

躁狂症是以情绪高涨、烦躁不安、活动过度和思维、言语不能自控为典型特征的精神失常,其发病机制可能与脑内 5-HT 缺乏和去甲肾上腺素能神经功能增强有关。抗躁狂症药通过抑制去甲肾上腺素能神经功能,并提高中枢 5-HT 的含量来发挥作用。上述抗精神病药中的氯丙嗪、氟哌啶醇和抗癫痫药卡马西平、丙戊酸钠等均可用于躁狂症的治疗,但目前临床最常用的是碳酸锂。

碳 酸 锂

碳酸锂(lithium carbonate)口服吸收快,但通过血脑屏障进入脑组织和神经细胞需要一定时间,故起效慢。主要经肾排泄,约 80% 由肾小球滤过的锂在近曲小管与 Na^+ 竞争重吸收,故增加钠盐摄入可促进锂盐排泄,而缺钠或肾小球滤出减少时,可导致体内锂潴留,引起中毒。

【作用及临床应用】

治疗量的碳酸锂对正常人的精神及行为活动无明显影响。但对躁狂症患者可使其情绪稳定,思维及言语动作等恢复正常,尤其对急性躁狂和轻度躁狂疗效显著。碳酸锂抗躁狂作用的确切机制目前尚不清楚,但主要是锂离子发挥药理作用。碳酸锂在临床主要用于抗躁狂,有时对抑郁症也有效,还可用于治疗躁狂抑郁症。

【不良反应】

碳酸锂安全范围较窄,治疗量的血药浓度为 0.8~1.5mmol/L,当血药浓度超过 2mmol/L,即可出现中毒症状。开始用药时可有胃肠道症状、疲乏、震颤、口干、多尿等,继续用药一般可逐渐减轻,仅震颤持续存在。较严重的中毒反应包括精神紊乱、肌张力增高、反射亢进、明显震颤、惊厥,甚至意识障碍、昏迷及死亡。锂盐中毒应静脉给予生理盐水以加速锂盐的排泄。

四、抗焦虑药

焦虑症是一种以急性焦虑反复发作为临床特征,伴有自主神经系统功能紊乱的疾病。目前临床常用的药物有苯二氮䓬类(地西泮、氯氮䓬、硝西泮、氟西泮、氯硝西泮、艾司唑仑、阿普唑仑、三唑仑等)、三环类抗抑郁药(阿米替林、多塞平、氯米帕明等)、β 受体阻断药(普萘洛尔等)和阿扎哌隆类(丁螺环酮、坦度螺酮等)。

五、抗精神失常药的用药护理

1. 对患者和家属告知所用药物的作用、给药方法、药物的不良反应及其缓解措施;强调巩固与维持治疗的重要性,嘱患者坚持随访,定期复查,在医护人员指导下用药,切不可擅自停减药物。

2. 患者用药时,医护人员或家属要确认患者将药物服下,防止患者弃药、藏药、吐药等行为。

3. 当患者处于过度兴奋、过度抑制、意识障碍或者其他不能配合治疗的状态时,不可强行喂药,可改变给药方式如采用肌内注射等。

4. 密切观察并及时处理药物不良反应。抗精神失常药物的作用较为广泛,不良反应较为复杂,医护人员要密切观察患者用药后,尤其是初次用药 1 周内以及正处于加药过程中患者的不良反应,采取相应的处理措施。

5. 患者在部分药物不良反应的作用下,可能产生沮丧、悲观等负性情绪体验,要密切观察患者的言谈举止,严防意外事件的发生,同时给予患者积极的心理护理干预。

6. 氯丙嗪局部注射有刺激性,不宜皮下注射,宜深部肌内注射;静脉注射可引起血栓性静脉炎,应稀释后缓慢注射;为防止直立性低血压的发生,注射给药后应叮嘱患者卧床休息 2h 左右,方可缓慢起身站立。

(马月宏)

思考题

1. 氯丙嗪过量所致的低血压为什么不能用肾上腺素纠正？应选用什么药物纠正？
2. 氯丙嗪治疗精神分裂症引起的帕金森综合征能否用左旋多巴治疗？为什么？

第五节　镇　痛　药

学习目标

1. 掌握吗啡、哌替啶的作用、临床应用和不良反应。
2. 熟悉可待因、芬太尼、美沙酮、曲马多的作用特点及临床应用。
3. 了解其他镇痛药及阿片受体拮抗药的作用特点。
4. 通过学习本章节知识，能够进行镇痛药的疗效观察、不良反应的监测与防治，能够正确指导患者合理使用镇痛药，防止药物滥用。
5. 培养安全用药、尊重患者、保护患者隐私的护理思维和职业精神；培养护生对疼痛患者合理用药的思维。

案例导入

患者，男性，37 岁。患者车祸外伤，急诊行 X 线检查，显示左股骨干骨折，收入院治疗。入院当夜，患者疼痛加剧，情绪烦躁，无法入睡，给予盐酸吗啡 10mg 皮下注射，30min 后患者疼痛逐渐缓解，情绪好转且入睡。

请思考：

1. 为什么对该患者给予吗啡治疗？
2. 什么情况下应慎用或禁用吗啡止痛？

镇痛药（analgesics）为选择性作用于中枢神经系统特定部位，在不影响患者意识状态下选择性地解除或减轻疼痛，并可消除因疼痛而引起的精神紧张、烦躁不安等不愉快情绪的药物。多数该类药物反复应用易致成瘾性和耐受性，故又称为成瘾性镇痛药或麻醉性镇痛药，根据其来源可分为阿片生物碱类、人工合成镇痛药和其他镇痛药。

一、阿片生物碱类

阿片（opium）为罂粟科植物罂粟未成熟蒴果浆汁的干燥物，含有 20 余种生物碱，其中仅吗啡、可待因和罂粟碱具有临床药用价值。

吗　啡

吗啡（morphine）是阿片中的主要生物碱，含量约 10%。口服吸收快，首关消除明显，生物利用度低，常注射给药。吸收后约 1/3 与血浆蛋白结合，游离型吗啡迅速分布于全身组织，少量通过血脑屏障进入中枢发挥作用。大部分在肝代谢，经肾排泄，少量经乳汁及胆汁排出，血浆半衰期为 2~3h。一次给药，镇痛作用持续 4~6h。

【作用】

1. 中枢神经系统作用

（1）**镇痛、镇静**：吗啡具有强大的镇痛作用，对各种疼痛均有效，其中对慢性持续性钝痛效果优于间断性锐痛。本药选择性高,在镇痛时意识清醒,其他感觉(如触、视、听觉等)不受影响。吗啡还有明显的镇静作用,能消除疼痛引起的紧张、焦虑和恐惧等情绪反应,提高机体对疼痛的耐受力。给药后患者在安静的环境中易于入睡,但睡眠浅易唤醒,吗啡还可产生欣快感,这是患者反复渴望用药而成瘾的原因之一。

(2)**镇咳**:吗啡可抑制延髓咳嗽中枢,产生强大的镇咳作用,对各种原因引起的咳嗽均有效,因易产生成瘾性,常用可待因替代。

(3)**抑制呼吸**:治疗量吗啡即可抑制呼吸中枢,使呼吸频率减慢,肺潮气量降低,每分通气量减少。随着剂量增加,呼吸抑制作用增强,中毒剂量时呼吸极度抑制,呼吸频率可减慢至 3~4 次/min,这与吗啡降低呼吸中枢对 CO_2 的敏感性及抑制脑桥呼吸调节中枢有关。抑制呼吸是吗啡急性中毒致死的主要原因,婴儿、新生儿尤其敏感。

(4)**其他作用**

1)缩瞳作用:吗啡可与中脑盖前核阿片受体结合,兴奋动眼神经,使瞳孔缩小,中毒剂量时可使瞳孔极度缩小呈针尖样,为吗啡中毒的明显特征。

2)催吐作用:吗啡兴奋延髓催吐化学感受区(CTZ),引起恶心、呕吐。

2. 扩张血管作用 治疗量吗啡能扩张血管,降低外周阻力,当患者由仰卧位转为直立时可发生直立性低血压。另外,吗啡抑制呼吸使 CO_2 潴留,引起脑血管扩张,颅内压升高。

3. 平滑肌作用

(1)**胃肠道平滑肌**:吗啡能提高胃肠道平滑肌及其括约肌张力,使胃排空延缓,肠蠕动减弱,加之消化液分泌减少和中枢抑制作用致便意迟钝,因而引起便秘。

(2)**胆道平滑肌**:治疗量吗啡可使胆道奥狄括约肌痉挛性收缩,胆汁排空受阻,胆囊压力明显提高,可致上腹不适甚至诱发胆绞痛。

(3)**其他**:①可提高输尿管平滑肌和膀胱括约肌张力,导致尿潴留;②可对抗缩宫素兴奋子宫的作用,使产程延长;③大剂量可收缩支气管平滑肌,诱发或加重哮喘。

【**临床应用**】

1. 疼痛 吗啡对各种疼痛均有效,但连续应用易产生依赖性,故主要用于其他镇痛药无效的急性锐痛,如严重创伤、战伤、烧伤等;对于癌症晚期疼痛的患者按时给药可以缓解疼痛,提高患者生活质量;对于心肌梗死引起的剧痛,血压正常时可应用吗啡,除能缓解患者疼痛及减轻恐惧、焦虑不安等情绪外,其扩张血管作用可减轻患者心脏负荷,有利于治疗。

2. 心源性哮喘 左心衰竭突然发生急性肺水肿而引起的呼吸困难,称心源性哮喘。除可选用强心药、利尿药、氨茶碱及吸氧外,静脉注射吗啡可产生良好疗效。吗啡可迅速缓解患者的气促和窒息感,促进肺水肿的消除。其机制是:①扩张外周血管,降低外周阻力,减少回心血量,减轻心脏前、后负荷。②抑制呼吸,降低呼吸中枢对 CO_2 的敏感性,使急促浅表的呼吸得以缓解。③镇静作用可消除患者的紧张不安情绪,减少耗氧量,但对于昏迷、休克、严重肺功能不全者禁用。

【**不良反应**】

1. 一般反应 治疗量的吗啡可引起嗜睡、眩晕、呼吸抑制、恶心、呕吐、便秘、排尿困难和直立性低血压等。

2. 耐受性及依赖性 连续反复应用吗啡后,其效力逐渐减弱,产生耐受性。常规剂量连续用药 2~3 周可产生依赖性,一旦停药会出现戒断症状,表现为烦躁不安、失眠、打哈欠、流泪、流涕、出汗、肌肉震颤、呕吐、腹泻甚至虚脱、意识丧失等。

3. 急性中毒 吗啡用量过大可致急性中毒,表现为昏迷、针尖样瞳孔、呼吸深度抑制,常伴有发绀、尿少、体温及血压下降甚至休克等,呼吸麻痹是致死的主要原因。抢救措施为人工呼吸、吸氧、静脉注射阿片受体拮抗药纳洛酮及呼吸中枢兴奋药尼可刹米等。

【禁忌证】

吗啡能对抗缩宫素对子宫的兴奋作用而延长产程,故禁用于分娩止痛。吗啡能通过乳汁分泌,哺乳妇女禁用。吗啡可诱发支气管平滑肌收缩,且具有抑制呼吸作用,禁用于支气管哮喘和肺心病患者。颅脑损伤所致颅内压增高的患者、肝功能严重减退患者,以及新生儿、婴幼儿禁用。

可 待 因

可待因(codeine)为阿片所含的另一生物碱,口服易吸收,本身并无药理活性,在体内约有10%脱甲基后转变为吗啡而发挥作用。其特点:①镇痛作用约为吗啡的 1/12~1/10,持续时间相似。②镇咳作用和呼吸抑制作用为吗啡的 1/4。③镇静作用不明显,成瘾性、便秘等均较吗啡弱。临床主要用于剧烈干咳和中等程度的疼痛。长期应用可引起依赖性。不良反应和注意事项与吗啡相似。

二、人工合成镇痛药

哌 替 啶

哌替啶(pethidine)为化学合成品,是目前临床常用的吗啡代用品。口服生物利用度为40%~60%,皮下及肌内注射吸收快,10min 即显效,故临床一般采用注射给药,$t_{1/2}$ 约 3h。哌替啶可通过血脑屏障和胎盘屏障。本药大部分在肝代谢为哌替啶酸及去甲哌替啶,后者有中枢兴奋作用,其中毒时发生惊厥与此相关。哌替啶主要经肾排泄,少量也可自乳汁排泄。

【作用】

哌替啶通过与脑内阿片受体结合产生效应,作用与吗啡相似,但较弱。

1. 中枢神经系统作用　①哌替啶可激动中枢阿片受体产生镇痛、镇静作用,镇痛强度约为吗啡的 1/10~1/7,注射后 10min 奏效,持续时间为 2~4h,患者可出现欣快感。②抑制呼吸作用与吗啡相当,但持续时间较短。③无明显中枢性镇咳作用。④药物依赖性较吗啡轻,发生较慢,连续应用亦可成瘾。

2. 扩张血管作用　治疗量可引起直立性低血压及颅内压升高,其机制同吗啡。

3. 内脏平滑肌作用　①哌替啶对胃肠平滑肌的作用与吗啡相似,但较吗啡弱,持续时间短,不引起便秘,也无止泻作用。②兴奋胆道括约肌,升高胆道内压力,但比吗啡作用弱。③治疗量对支气管平滑肌无影响,大剂量则引起收缩。④不对抗缩宫素对子宫的兴奋作用,不延缓产程。

【临床应用】

1. 镇痛　由于哌替啶的成瘾性产生较吗啡轻而且慢,故临床上几乎取代吗啡用于各种剧痛,如创伤性疼痛、术后疼痛等。缓解内脏剧烈绞痛(如胆绞痛、肾绞痛)需合用解痉药如阿托品。哌替啶可用于分娩止痛,鉴于新生儿对哌替啶抑制呼吸作用非常敏感,故临产前 2~4h 内禁止使用。

2. 治疗心源性哮喘　可替代吗啡应用,其机制同吗啡。

3. 麻醉前给药　哌替啶的镇静作用可改善患者术前紧张、焦虑、恐惧等情绪,减少麻醉药物的用量和缩短麻醉诱导期。

4. 人工冬眠　本药可与氯丙嗪、异丙嗪组成冬眠合剂,用于人工冬眠疗法。但对年老体弱者、婴幼儿及呼吸功能不全者,在应用冬眠合剂时不宜加入本药,以免抑制呼吸。

【不良反应】

1. 一般不良反应　治疗量可引起眩晕、出汗、口干、恶心、呕吐、心悸。

2. 直立性低血压　可发生直立性低血压,注射给药后,应让患者卧床休息,直立时应扶持,并应缓慢改变体位以防跌倒。同时,应加强患者生命体征的监测。

3. 依赖性　依赖性较吗啡小,久用会成瘾,属于麻醉药品,需严格控制使用。

4. 急性中毒　过量中毒时可出现昏迷、呼吸抑制、肌肉痉挛、反射亢进、震颤甚至惊厥等。除应用阿片受体拮抗药外,还可合用抗惊厥药配合抢救。

【禁忌证】

支气管哮喘、肺心病、颅脑损伤所致颅内压增高患者,肝功能严重减退患者、新生儿和婴幼儿禁用。

芬 太 尼

芬太尼(fentanyl)为短效、强效镇痛药。镇痛作用为吗啡的 100 倍,肌内注射后 15min 起效,药效持续 1~2h;对血压影响甚微。临床用于各种剧痛、静脉复合麻醉和麻醉前给药,常与氟哌利多合用于"神经安定镇痛术"。

不良反应有眩晕、恶心、呕吐及胆道括约肌痉挛;耐受性和药物依赖性发生较慢。支气管哮喘、重症肌无力、脑部肿瘤、颅脑损伤致昏迷者,2 岁以下儿童等禁用。

美 沙 酮

美沙酮(methadone)为人工合成的镇痛药,亦是阿片受体激动药,其镇痛作用强度与吗啡相似,但耐受性和成瘾性发生较慢,戒断症状较轻,临床主要用于创伤、术后、晚期癌症等所致的剧痛;也可作为戒除吗啡或海洛因依赖性替代药物。不良反应多见眩晕,恶心、呕吐、口干、嗜睡,便秘及直立性低血压等,禁用于分娩止痛,以免影响产程和抑制胎儿呼吸。

喷他佐辛

喷他佐辛(pentazocine)口服吸收良好,首关消除明显,成瘾性很小,已列入非麻醉药品。本药镇痛强度为吗啡的 1/3,呼吸抑制作用约为吗啡的 1/2,对胃肠和胆道平滑肌的作用弱,不引起便秘和胆内压升高,用于各种慢性疼痛。常见的不良反应有镇静、眩晕、出汗等,剂量增大能引起呼吸抑制、心率加快,甚至焦虑、幻觉等。纳洛酮能对抗其呼吸抑制。

此外,同类药物还有布托啡诺(butorphanol)、丁丙诺啡(buprenorphine)、纳布啡(nalbuphine),戒断症状较轻,列入非麻醉药品管理之列。

三、其他镇痛药

曲 马 多

曲马多(tramadol)为非阿片类中枢性镇痛药,虽也可与阿片受体结合,但其亲和力很弱。其作用特点:①镇痛作用强度为吗啡的 1/10~1/8。②镇咳效力为可待因的 1/2。③治疗剂量不抑制呼吸,不产生便秘,也不影响心血管功能。本药适用于中、重度急慢性疼痛,如手术、创伤、分娩和晚期癌症痛等。不良反应较轻,可见眩晕、恶心、呕吐、口干、疲劳等,长期应用也可产生耐受性和依赖性。

布 桂 嗪

布桂嗪(bucinnazine)易由胃肠道吸收,镇痛作用强度为吗啡的 1/3,对皮肤黏膜和运动器官的疼痛效果明显,对内脏疼痛效果差。适用于偏头痛、三叉神经痛、牙痛、炎症性疼痛、神经痛、关节痛、外伤性疼痛、术后及癌症疼痛。偶有恶心、头晕、困倦等神经系统反应,停药后可消失。本药具有成瘾性,应谨慎使用。

罗 通 定

罗通定(rotundine)口服吸收良好。镇痛作用与阿片受体无关,镇痛作用强度介于中枢性镇痛药与解热镇痛药之间,并具有镇静催眠作用。对慢性持续性钝痛效果好,对创伤或术后痛效果差。临床用于治疗胃肠和肝胆系统疾病所致的钝痛、脑震荡后头痛、疼痛性失眠、痛经和分娩后宫缩痛等。治疗量不抑制呼吸,也无药物依赖性。

癌性疼痛三阶梯疗法

癌症三阶梯止痛是 WHO 推荐的癌症止痛原则,要求对癌痛的性质和原因作出正确的评估后,根据疼痛程度和原因分级选择相应的镇痛药进行治疗。

按阶梯用药指在选用镇痛药过程中,应由弱到强,逐级增加。对轻度疼痛的患者主要选用解热镇痛抗炎药治疗(Ⅰ级);对中度疼痛患者应选用解热镇痛抗炎药加弱阿片类(Ⅱ级);如果疼痛继续加强或是难以控制的中度至重度疼痛时则改用强效阿片类镇痛(Ⅲ级)。

由于一些强阿片类新剂型的出现,现在实行的三阶梯原则已发生了改变,尤其是第二阶梯中度疼痛的患者,已能使用一些新的强阿片类剂型(如芬太尼透皮贴剂、羟考酮缓释片等)治疗,并以其方便、实用等优势得到医患双方的认可,致使第二阶梯的划分趋于淡化。

四、镇痛药的用药护理

1. 临床上在选择镇痛药时,首先要明确诊断及病因后方可使用,以免因镇痛掩盖病情而造成误诊。要根据疼痛的病因、性质、部位以及镇痛药的作用特点、禁忌证,选择合理的药物。

2. 对患者和家属进行宣教,指导患者正确使用镇痛药,如用药方法、用药最佳时间、用药剂量、不良反应及应对方法。

3. 密切观察药物效果,用药后观察药物的起效时间,借助疼痛评估量表评估镇痛效果。如果镇痛效果不理想,应及时报告医生,对药物进行调整。

4. 严密监测药物不良反应,使用阿片类镇痛药后,应严密监测患者是否出现呼吸抑制、血压下降、过度镇静、胃肠蠕动减弱和恶心呕吐等不良反应。

5. 吗啡用药时应注意观察患者生命体征,如排尿困难、腹胀、便秘等,每 4~6h 嘱患者排尿 1 次,必要时压迫膀胱进行助尿或导尿,如患者出现腹胀、便秘,应鼓励患者多食粗粮、高纤维食物,多饮水,适量给予缓泻剂。

6. 癌症患者常伴有抑郁、焦虑、失眠等症状,可相应地采用抗抑郁药、抗焦虑药或镇静催眠药物治疗,对有胃肠痉挛性疼痛的患者可加用解痉药。

7. 癌痛患者体质一般较差,采用镇痛药治疗癌性疼痛的同时,可应用一些支持疗法以改善患者的情绪、心境和食欲。

附:阿片受体拮抗药

本类药物的化学结构与吗啡相似,与阿片受体有很强的亲和力,却几乎无内在活性,竞争阿片受体,故称为阿片受体拮抗药。常用的药物有纳洛酮和纳曲酮。

纳 洛 酮

纳洛酮(naloxone)口服易吸收,首过消除明显,生物利用度较低,故常采用静脉给药。吗啡中毒者,注射小剂量(0.4~0.8mg)即能迅速翻转吗啡的效应,在较短时间内解除呼吸抑制,增加呼吸频率,血压回升,使昏迷患者意识清醒;对吗啡类产生依赖性者,可迅速诱发戒断症状。临床主要用于抢救阿片类中毒,解除阿片类作为复合麻醉用药所致的术后呼吸抑制及其他中枢抑制症状,阿片类成瘾者的鉴别诊断,试用于急性酒精中毒、昏迷、休克的治疗,以及作为镇痛药研究的工具药。不良反应少,大剂量偶见轻度烦躁不安。

纳 曲 酮

纳曲酮(naltrexone)作用强度和维持时间均大于纳洛酮。临床应用同纳洛酮。

(马月宏)

1. 吗啡为什么可用于治疗心源性哮喘而禁用于支气管哮喘?
2. 胆绞痛或肾绞痛治疗为什么采用哌替啶与阿托品联合用药?

第六节　解热镇痛抗炎药

学习目标

1. 掌握解热镇痛抗炎药的共性及阿司匹林的作用、临床应用、不良反应和用药护理。
2. 熟悉对乙酰氨基酚、布洛芬、双氯芬酸的作用特点和临床应用及解热镇痛抗炎药的复方制剂的组方原则。
3. 了解其他常用药物的特点。
4. 具备观察解热镇痛抗炎药的疗效、不良反应及做出正确处理的能力。
5. 能充分运用所学知识进行解热镇痛抗炎药用药宣教,正确指导患者合理使用解热镇痛抗炎药的复方制剂。

案例导入

患者,女性,50 岁。患者近日因发热、膝关节和踝关节肿胀疼痛及行走困难入院。诊断:急性风湿性关节炎。医嘱给予阿司匹林 1g/次,一日 4 次进行治疗。患者连用 10d 后,症状明显改善,但开始出现耳鸣、头晕,听力逐渐丧失,立即停服阿司匹林,静脉滴注碳酸氢钠,次日听力开始好转,至停药后第五日听力完全恢复。

请思考:

1. 该患者使用阿司匹林治疗的依据是什么?
2. 阿司匹林发生中毒时,为什么要静脉滴注碳酸氢钠?
3. 阿司匹林的主要不良反应及用药护理措施有哪些?

一、解热镇痛抗炎药概述

解热镇痛抗炎药(antipyretic,analgesic and anti-inflammatory drugs)是一类具有解热、镇痛,且多数具有抗炎、抗风湿作用的药物。由于这类药物化学结构不含甾环,有别于糖皮质激素类(即甾体抗炎药),故又称非甾体抗炎药(nonsteroidal anti-inflammatory drugs,NSAIDs)。本类药物共同的作用机制是抑制体内环氧合酶(cyclooxygenase,COX)而减少前列腺素的生物合成,故具有相似的作用和不良反应。

(一)解热作用

解热镇痛抗炎药能降低发热者体温,但对正常体温几乎没有影响,这有别于氯丙嗪对体温的影响。在生理状态下,下丘脑体温调节中枢通过对产热和散热两个过程的精细调节,使产热和散热过程保持动态平衡,维持正常体温在 37℃左右。当细菌、病毒或抗原抗体复合物等外热原进入机体时,刺激中性粒细胞使之形成并释放内热原,内热原促使下丘脑合成和释放前列腺素增加,使体温调定点上调,此时机体产热增加,散热减少,引起发热。解热镇痛抗炎药通过抑制 COX 减少前列腺素合成,增加散热使体温下降。

发热是机体的一种防御反应,不同的热型是诊断疾病的重要依据。故一般发热不能急于应用解热药,但体温过高或持久发热可消耗体力,引起头痛、失眠、谵妄、昏迷等,尤其是小儿高热易致惊厥,危害重要器官功能,故此时应及时使用本类药物以缓解症状。

(二)镇痛作用

解热镇痛抗炎药具有中等程度的镇痛作用,但不产生欣快感和依赖性,也不抑制呼吸,对轻度癌性疼痛也有较好镇痛作用,是癌症患者三阶梯治疗方案中第一阶梯治疗的主要药物。本药临床应用广泛,对头痛、牙痛、神经痛、肌肉痛、关节痛、月经痛等慢性钝痛效果好,对锐痛疗效差,对严重创伤性剧痛和内脏平滑肌绞痛基本无效。

组织损伤或炎症时,局部产生并释放某些致痛、致炎物质,如缓激肽、前列腺素和组胺等,作用于痛觉感受器,引起疼痛,其中缓激肽致痛作用最强。前列腺素除本身有致痛作用外,还能提高痛觉感受器对缓激肽等致痛物质的敏感性。解热镇痛抗炎药通过抑制炎症局部前列腺素的合成,使痛觉感受器对缓激肽等致痛物质的敏感性降低而发挥镇痛作用,其镇痛作用部位主要在外周。

(三)抗炎、抗风湿作用

除苯胺类(对乙酰氨基酚)外,解热镇痛抗炎药都具有抗炎、抗风湿作用,能显著抑制风湿性、类风湿关节炎的炎症反应,减轻炎症引起的红、肿、热、痛等症状。但无病因治疗作用,也不能完全阻止炎症的发展和并发症的发生。

前列腺素是参与炎症反应的主要活性物质,可使局部血管扩张,毛细血管通透性增加,引起局部组织充血、水肿和疼痛,同时还增加致炎物质、致痛物质的作用。解热镇痛抗炎药能抑制炎症反应时前列腺素的合成,从而有效缓解炎症引起的临床症状。

二、常用解热镇痛抗炎药

本类药物根据对 COX 的选择性不同,可分为非选择性 COX 抑制药和选择性 COX-2 抑制药。目前临床常用非选择性 COX 抑制药。

(一)非选择性 COX 抑制药

该类按化学结构不同又可分为水杨酸类、苯胺类、吡唑酮类及其他有机酸类。

1.水杨酸类

阿司匹林

阿司匹林(aspirin)口服后小部分在胃、大部分在小肠上端吸收,1~2h 血药浓度达峰值;在吸收过程中与吸收后,迅速被胃肠黏膜、肝脏和红细胞中的酯酶水解成水杨酸,并以水杨酸盐的形式分布到全身组织,也可进入关节腔、脑脊液、乳汁和胎盘;主要经肝代谢,代谢物及部分原形药由肾排泄,碱化尿液可促进其排泄。

【作用及临床应用】

(1)解热:阿司匹林具有较强的解热作用,常用于感冒及各种原因所致的发热。

(2)镇痛:阿司匹林具有中等程度的镇痛作用,是治疗头痛、牙痛、神经痛、肌肉痛、关节痛、月经痛等慢性钝痛的常用药物,也是治疗癌症轻度疼痛的代表性药物。

(3)抗炎、抗风湿:阿司匹林抗炎、抗风湿作用较强,最大耐受量 3.0~5.0g/d,急性风湿热患者用药后 24~48h 内产生退热作用,关节红肿和疼痛明显缓解,血沉减慢,全身症状好转。因疗效快而确切,也可用于急性风湿热的鉴别诊断。对类风湿关节炎可迅速控制症状,目前仍为治疗风湿和类风湿关节炎的首选药。

(4)抑制血栓形成:小剂量(50~100mg)的阿司匹林,即能抑制血小板中 COX,减少血小板中血栓素 A_2(TXA$_2$)合成,从而抑制血小板聚集及血栓形成。故临床采用小剂量阿司匹林预防缺血性心脏病、脑缺血病、房颤,以及人工心脏瓣膜、动静脉瘘或其他术后的血栓形成。

（5）**儿科**：用于皮肤黏膜淋巴综合征（川崎病）的治疗。

（6）**其他作用**：因能降低胆管内 pH，可用于治疗胆道蛔虫病；大剂量阿司匹林能抑制尿酸自肾小管的重吸收，促进尿酸的排泄，可用于治疗痛风。

【不良反应】

短期应用时不良反应较轻，大剂量长期应用时不良反应多且较重。

（1）**胃肠道反应**：为最常见的不良反应。表现为上腹不适、恶心、呕吐，较大剂量可诱发或加重胃溃疡甚至引起无痛性胃出血。可能与其酸性和直接刺激延髓催吐化学感受区及抑制胃黏膜COX-1 减少前列腺素生成有关。

（2）**凝血障碍**：一般剂量阿司匹林可抑制血小板聚集，延长出血时间。大剂量（5g/d 以上）或长期服用，还可抑制凝血酶原形成，引起出血，可用维生素 K 防治。

（3）**水杨酸反应**：剂量过大可出现头痛、眩晕、恶心、呕吐、耳鸣、视力及听力减退等中毒反应，称为水杨酸反应。严重者可出现高热、谵妄、过度呼吸、酸碱平衡失调、精神紊乱、昏迷，甚至危及生命。出现水杨酸反应时应立即停药，静脉滴注碳酸氢钠以碱化尿液，促进药物排泄。

（4）**瑞氏综合征**（Reye syndrome）：儿童感染病毒性疾病如流感、水痘、麻疹、流行性腮腺炎等服用阿司匹林退热时，偶可引起瑞氏综合征（又称脑病合并内脏脂肪变性综合征），以肝衰竭合并脑病为突出表现，虽少见，但预后差。

（5）**过敏反应**：少数患者可出现荨麻疹、血管神经性水肿及过敏性休克。某些哮喘患者服用阿司匹林后可诱发哮喘，即阿司匹林哮喘，严重者可引起死亡，该哮喘用肾上腺素治疗无效，用糖皮质激素雾化吸入效果好，用白三烯受体阻断药治疗也有效。

（6）**肝、肾损害**：与剂量大小有关，当血药浓度达到 250μg/ml 时易发生。

知识链接

阿司匹林新用途

阿司匹林是一种传统解热镇痛药。随着科学的发展，它被发现还有许多新的作用：①防治老年性卒中和阿尔茨海默病。②增强机体免疫力。阿司匹林能促进免疫分子-干扰素和白细胞介素-1 的生成，具有免疫增强作用。③抗衰老作用。阿司匹林能抑制角膜组织中糖原的生成，故能延缓角膜老化过程。

---

2. 苯胺类

对乙酰氨基酚

ER 4-4

阿司匹林

对乙酰氨基酚（acetaminophen）口服吸收快而完全，30~60min 血药浓度达高峰。该药抑制中枢前列腺素合成的作用强度与阿司匹林相似，解热效果好。但抑制外周前列腺素合成的作用很弱，镇痛作用弱，几无抗炎、抗风湿作用。临床常用于感冒及其他原因所致的发热，也可用于头痛、牙痛、神经痛、肌肉痛等慢性钝痛，尤其适用于对阿司匹林不能耐受或过敏的患者。治疗量不良反应较少，常见恶心、呕吐、腹痛等胃肠道反应；偶见过敏反应（药物热、皮疹等）、高铁血红蛋白血症、贫血；大剂量或长期应用可致严重肝、肾损害。

3. 吡唑酮类

保 泰 松

保泰松（phenylbutazone）具有很强的抗炎抗风湿作用，但解热镇痛作用较弱。临床主要用于风湿性及类风湿关节炎、强直性脊柱炎的治疗，对急性进展期疗效较好；较大剂量能促进尿酸排泄，可用于急性痛风的治疗。本药由于不良反应较多且重,故不作为抗风湿的首选药,已少用。

4. 其他有机酸类

吲哚美辛

吲哚美辛(indomethacin)口服吸收迅速且完全,主要经肝代谢,代谢产物经肾、胆汁排泄,少部分以原形经肾排泄。

【作用及临床应用】

吲哚美辛是最强的 COX 抑制药之一,对 COX-1 和 COX-2 均有强大的抑制作用,具有较强的抗炎、抗风湿和解热镇痛作用,抗炎作用较阿司匹林强 10~40 倍,解热作用与阿司匹林相似,对炎性疼痛有明显的镇痛作用。因不良反应多,临床主要用于其他药物不能耐受或疗效不明显的急性风湿性关节炎、类风湿关节炎、强直性脊柱炎和骨关节炎,也用于滑囊炎和腱鞘炎;对癌性发热和其他不易控制的发热也有效。

【不良反应】

治疗量不良反应发生率为 30%~50%,约 20% 的患者必须停药,不良反应与剂量过大有关。

(1) **胃肠道反应**:食欲减退、恶心、腹痛、腹泻、诱发或加重溃疡甚至出血,也可引起急性胰腺炎。

(2) **中枢神经系统反应**:前额痛、眩晕,偶有精神失常。

(3) **造血系统反应**:出现粒细胞减少、血小板减少、再生障碍性贫血等。

(4) **过敏反应**:常见皮疹,严重者诱发哮喘。

溃疡病、精神病史、癫痫病史、帕金森病、骨髓造血功能不良、阿司匹林哮喘、妊娠期妇女及哺乳期妇女等禁用。

布 洛 芬

布洛芬(ibuprofen)为苯丙酸的衍生物。口服吸收迅速,其抑制 COX 的作用强度与阿司匹林相似,具有较强的解热、镇痛、抗炎抗风湿作用。本药适用于风湿及类风湿关节炎、骨关节炎、滑囊炎,可缓解轻至中度疼痛如头痛、关节痛、偏头痛、牙痛、肌肉痛、神经痛、痛经,也可用于普通感冒或流行性感冒引起的发热。

胃肠道反应较轻,患者易耐受,但长期服用仍可诱发消化性溃疡;偶见视物模糊和中毒性弱视,如出现视力障碍应立即停药。

双氯芬酸

双氯芬酸(diclofenac)为邻氨基苯乙酸类衍生物,具有显著的解热、镇痛、抗炎抗风湿作用;抗炎作用强,比吲哚美辛强 2~2.5 倍,比阿司匹林强 26~50 倍;主要用于风湿及类风湿关节炎、骨关节炎、滑囊炎、术后疼痛、痛经等。不良反应少,偶见肝功能异常、白细胞减少。

吡罗昔康

吡罗昔康(piroxicam)为长效、强效抗炎镇痛药,抑制 COX 强度与吲哚美辛相似,对风湿及类风湿关节炎的疗效与阿司匹林、吲哚美辛相当。主要特点:$t_{1/2}$ 长(36~45h),用药剂量小,每日口服一次(20mg)即可维持疗效。不良反应相对较少,患者耐受性良好。剂量过大或长期服用可致消化性溃疡、出血,应予注意。

(二)选择性 COX-2 抑制药

本类药物是一类新型的非甾体抗炎药,可选择性抑制 COX-2 的活性,对 COX-1 影响较小,具有不良反应较少、较轻的优点,但因心血管不良反应较重而使用受限。

塞来昔布

塞来昔布(celecoxib)对 COX-2 具有高度的选择性,而对 COX-1 无抑制作用;可用于类风湿关节炎和骨关节炎的抗炎、镇痛治疗;耐受性好,不良反应小。主要不良反应为头痛、腹泻、鼻炎、恶心、厌食、腹痛等。

尼美舒利

尼美舒利（nimesulide）是一种新型的非甾体抗炎药，对 COX-2 的选择性比 COX-1 强 20 倍；具有解热、镇痛及抗炎作用；常用于类风湿关节炎、骨关节炎、腰腿痛、牙痛、痛经等。胃肠道反应少且轻微。12 岁以下儿童，对阿司匹林过敏者禁用。

三、解热镇痛抗炎药的复方制剂

解热镇痛抗炎药常相互配伍或与抗组胺药、镇咳药、缩血管药等配伍，组成复方制剂，以提高疗效，减少不良反应，缓解感冒的各种症状，故又称抗感冒药。

常用药物主要有对乙酰氨基酚（解热镇痛）、伪麻黄碱（缓解鼻塞）、右美沙芬（镇咳）、咖啡因（收缩脑血管，缓解头痛）、金刚烷胺（抗病毒）以及氯苯那敏和苯海拉明（抗过敏、镇静作用）等，有的还加有中药成分，故应根据临床症状合理选用（表 4-4）。

表 4-4　常用抗感冒复方制剂的组成及应用

复方制剂	主要组成成分								
	对乙酰氨基酚	非那西丁	氯苯那敏	伪麻黄碱	咖啡因	右美沙芬	金刚烷胺	人工牛黄	其他中药成分
复方阿司匹林片	√	√			√				
氨酚黄那敏颗粒	√		√					√	
氨加黄敏胶囊	√		√		√			√	
日夜百服宁	√		夜片	√		√			
复方氨酚烷胺片	√		√				√	√	
感冒灵颗粒	√		√		√				√

注：√代表与表头的药物成分相同。

四、解热镇痛抗炎药的用药护理

1. 用药前应仔细询问患者是否有用药过敏史、支气管哮喘、消化性溃疡、凝血功能障碍等病史。消化性溃疡、严重肝损害、低凝血酶原血症、血友病、维生素 K 缺乏、产妇、妊娠期妇女等禁用；哮喘、慢性荨麻疹和鼻息肉患者禁用；儿童病毒性感染禁用。

2. 用药期间应定期检查血常规及大便隐血，注意观察患者是否有出血症状，如出现皮肤瘀斑、齿龈出血、月经量多、尿血或柏油样便等，应及时停药处理。

3. 勿与糖皮质激素长期或大剂量同时服用，以免诱发消化性溃疡。餐后服药、肠溶片或同服抗酸药可减轻或避免胃肠道反应。肠溶片服用时应整片吞服。

4. 需手术的患者，术前 1 周停用阿司匹林。

5. 一旦发生水杨酸反应立即停药，并静脉滴注碳酸氢钠溶液以碱化尿液，加速水杨酸盐排泄。

6. 儿童发热慎用尼美舒利，其口服制剂禁用于 12 岁以下儿童。

7. 退热时应嘱患者按医嘱用药，用药剂量不能过大、间隔时间不能过短，尤其是小儿、老年人和体弱者，以免出汗过多引起虚脱，并告知患者用药期间多饮水。

（徐明丽）

1. 解热镇痛抗炎药和氯丙嗪对体温的影响有何不同？
2. 解热镇痛抗炎药与吗啡的镇痛作用有何区别？
3. 阿司匹林的不良反应有哪些？如何护理？

第七节　中枢兴奋药

1. 掌握尼可刹米的作用、临床应用、不良反应及用药护理。
2. 熟悉咖啡因、洛贝林、哌甲酯、胞磷胆碱的作用、临床应用、不良反应和用药护理。
3. 了解吡拉西坦、甲氯芬酯的作用特点和临床应用。
4. 具备观察中枢兴奋药的疗效、不良反应及做出正确处理的能力，能够进行用药护理。
5. 能充分利用所学的知识进行健康教育，树立安全合理使用中枢兴奋药的意识。

患儿，男性，1岁，发热、咳嗽、喘息 2d，喘憋貌，三凹征阳性，双肺呼吸音低，可闻及散在哮鸣音，X 线胸片符合右下肺炎症表现，被确诊为感染性肺炎合并呼吸衰竭。

处方：二甲弗林注射剂　8mg × 1

　　　5% 葡萄糖　500ml　静脉滴注（慢！）

请思考：

除了抗感染治疗外，使用该处方是否合理？

中枢兴奋药（central nervous system stimulants）指能提高中枢神经系统功能活动和促大脑功能恢复的一类药物，根据其主要作用部位不同可分为三类。①主要兴奋大脑皮质的药物，如咖啡因、哌甲酯等。②主要兴奋呼吸中枢的药物，如尼可刹米、洛贝林、二甲弗林、贝美格等。③促大脑功能恢复药，如吡拉西坦、胞磷胆碱等。

一、主要兴奋大脑皮质的药物

咖 啡 因

咖啡因（caffeine）为咖啡豆、茶叶中所含的生物碱，目前已人工合成。

【作用】

1. 兴奋中枢神经　小剂量（50~200mg）即能选择性兴奋大脑皮质，使人疲劳减轻、思维活跃、精神振奋、睡意消失、工作效率提高；较大剂量（250~500mg）可直接兴奋延髓呼吸和血管运动中枢，增加呼吸中枢对 CO_2 的敏感性，使呼吸加深加快，血压升高，在呼吸中枢处于抑制状态时，尤为明显。过量中毒（>800mg）时可引起中枢神经系统广泛兴奋，甚至导致惊厥。

2. 收缩脑血管　咖啡因可直接作用于大脑小动脉的肌层，收缩脑血管，增加脑血管阻力、减少血流量。

3. 其他　具有舒张支气管和胆管平滑肌，刺激胃酸、胃蛋白酶分泌及利尿等作用。

【临床应用】

主要应用于解救严重传染病及中枢抑制药过量所导致的呼吸抑制和循环衰竭。此外,可配伍麦角胺治疗偏头痛,配伍阿司匹林或对乙酰氨基酚治疗一般性头痛。

【不良反应和注意事项】

常见胃部不适、恶心、呕吐、胃酸增多;但较大剂量可致激动、不安、失眠、心悸、头痛等;中毒时可致惊厥。小儿高热时易发生惊厥,应选用不含咖啡因的复方退热制剂。咖啡因久用可产生耐受性和依赖性。消化性溃疡患者禁用。

哌甲酯

哌甲酯(methylphenidate)为人工合成的苯丙胺类衍生物。治疗量可兴奋大脑皮质和皮质下中枢,作用温和,能改善精神活动,解除轻度抑制,消除疲劳及睡意。较大剂量能兴奋呼吸中枢,过量可致惊厥。临床用于治疗巴比妥类及其他中枢抑制药过量中毒,也用于治疗轻度抑郁症、小儿遗尿及儿童多动综合征。

治疗量时不良反应较少,偶有失眠、心悸、焦虑、厌食、口干等;大剂量时可使血压升高致眩晕、头痛等;久用可产生耐受性,并可影响儿童生长发育。癫痫、高血压患者及6岁以下儿童禁用。

二、主要兴奋呼吸中枢的药物

尼可刹米

尼可刹米(nikethamide)治疗量直接兴奋延髓呼吸中枢,也可刺激颈动脉体和主动脉体化学感受器,反射性兴奋呼吸中枢,提高呼吸中枢对 CO_2 的敏感性,使呼吸加深加快,当呼吸中枢抑制时其作用更为明显。作用温和,安全范围较大,但作用时间短暂,一次静脉注射仅维持 5~10min,故需反复、间歇给药。可用于各种原因引起的中枢性呼吸抑制的解救,对肺心病引起的呼吸衰竭及吗啡中毒所引起的呼吸抑制疗效较好,但对巴比妥类药物中毒的效果较差。

剂量过大或给药速度过快可致血压升高、心动过速、肌震颤及强直、呕吐、出汗,甚至惊厥。治疗中密切观察患者用药反应,及时调整剂量,如出现烦躁不安等反应,需减慢滴速,若出现肌震颤、面部肌肉抽搐等反应,应立即停药;一旦发生惊厥,可用地西泮或短效巴比妥类药物对抗。

二甲弗林

二甲弗林(dimefline)可直接兴奋呼吸中枢,作用比尼可刹米强约100倍,且作用出现快,维持时间短;可显著改善呼吸,使呼吸加深加快,增加肺换气量,提高动脉血氧分压,降低二氧化碳分压;临床主要应用于各种原因引起的中枢性抑制,对肺性脑病有较好的苏醒作用;安全范围较尼可刹米小,过量易引起惊厥,小儿尤易发生;静脉给药需稀释后缓慢注射,并严密观察患者的反应。有惊厥史者及妊娠期妇女禁用。

贝美格

贝美格(bemegride)直接兴奋呼吸中枢,与二甲弗林类似。作用快、强、短,主要用于巴比妥类药物中毒的解救。安全范围小,剂量过大或静脉注射过快易引起惊厥。

洛贝林

洛贝林(lobeline)通过刺激颈动脉体和主动脉体的化学感受器,反射地兴奋延脑呼吸中枢;作用弱、快、短暂,仅维持数分钟,但安全范围大,不易引起惊厥;主要用于新生儿窒息,儿童感染性疾病所致的呼吸衰竭,药物、一氧化碳中毒引起的窒息,其他中枢抑制药引起的呼吸衰竭的急救。大剂量可兴奋迷走神经中枢,而致心动过缓、房室传导阻滞;过量可兴奋交感神经节和肾上腺髓质,而致心动过速,也可引起惊厥。

三、促大脑功能恢复药

胞磷胆碱

胞磷胆碱（citicoline）为核苷衍生物，作为辅酶能促进脑细胞内磷脂酰胆碱的生物合成，修复受损的脑神经细胞膜，帮助脑细胞再生，增加脑血流量和氧的消耗，具有促进脑功能恢复和苏醒作用；主要用于急性颅脑外伤和脑术后的意识障碍。

吡拉西坦

吡拉西坦（piracetam）对大脑缺氧有保护作用，并能促进大脑信息传递，改善记忆功能；可用于治疗阿尔茨海默病、脑动脉硬化、脑外伤及中毒等所致的思维障碍，也可用于治疗儿童智能低下和行为障碍。不良反应少见，偶见荨麻疹，大剂量时可有失眠、头晕、呕吐、过度兴奋，停药后可自行消失。妊娠期妇女及新生儿等禁用。

甲氯芬酯

甲氯芬酯（meclofenoxate）主要兴奋大脑皮质，能促进脑细胞代谢，增加葡萄糖的利用，使受抑制中枢神经功能恢复；主要用于外伤性昏迷、酒精中毒、新生儿缺氧症、儿童遗尿症。不良反应少见，偶可引起兴奋、怠倦。精神过度兴奋及锥体外系症状等患者禁用。

四、中枢兴奋药的用药护理

1. 了解患者呼吸抑制的原因、程度及既往疾病和用药史等。用药前要向患者及其家属讲明病情严重程度，本类药物的作用特点，不良反应的观察和预防。

2. 中枢兴奋药的选择性作用与剂量有关，随着药物剂量的增加，药物作用增强，作用范围扩大，过量均可引起中枢神经系统各部位广泛兴奋而导致惊厥。由于维持时间短，在临床急救中常需反复用药，通常 2~4h 注射 1 次。为防止过量中毒，一般应交替使用几种中枢兴奋药，严格掌握用药剂量及给药间隔时间，密切观察患者用药后反应，如出现烦躁不安、反射亢进、局部肌肉震颤、抽搐现象，往往是惊厥发生的先兆，应立即报告医生，酌情减量或减慢滴速。

3. 对中枢性呼吸衰竭，应用呼吸兴奋药仅是综合治疗措施之一，是呼吸衰竭的辅助治疗手段。对呼吸衰竭者主要是给氧、人工呼吸，必要时要做气管插管和气管切开。

4. 观察用药后是否达到预期治疗效果，病情是否缓解，症状是否减轻，有无不良反应发生，以及患者能否适应和耐受。

（徐真真）

思考题

1. 比较尼可刹米、二甲弗林、洛贝林的作用机制、作用特点和临床应用的异同。
2. 应用中枢兴奋药时应如何进行用药护理？

ER 4-5

练习题

第五章 | 作用于泌尿系统的药物

教学课件

思维导图

学习目标

1. 掌握呋塞米、氢氯噻嗪的作用、临床应用、不良反应和注意事项。
2. 熟悉螺内酯、甘露醇、高渗葡萄糖溶液的作用特点、临床应用及不良反应。
3. 了解氨苯蝶啶、阿米洛利的作用特点和临床应用。
4. 具备观察利尿药的疗效、不良反应及做出正确处理的能力,能够熟练进行用药护理。
5. 能充分利用所学的知识进行健康教育,正确指导水肿、高血压患者合理用药、安全用药。

案例导入

患者,男性,60 岁,患原发性高血压 16 年,一直口服抗高血压药硝苯地平缓释片 20mg 控制血压。患者 1d 前血压升至 180/100mmHg,医生让其加用氢氯噻嗪 12.5mg,口服,每日 2 次。患者有痛风病史,痛风曾反复发作。

请思考:

以上用药是否合理? 为什么?

第一节 利 尿 药

利尿药(diuretics)作用于肾,增加 Na^+、Cl^- 等电解质及水的排泄,使尿量增多。本药临床主要用于治疗各种原因引起的水肿,如充血性心力衰竭、肾衰竭、肝硬化等,也可用于某些非水肿性疾病的治疗,如高血压、肾结石、高钙血症等。

一、利尿药的分类

利尿药按其利尿效能分为三类。

1. 高效能利尿药 主要作用于肾小管髓袢升支粗段,抑制该部位对 Na^+、Cl^- 的吸收,产生强大的利尿作用,又称袢利尿药。代表药物有呋塞米、依他尼酸、布美他尼等。

2. 中效能利尿药 主要作用于远曲小管近端,抑制该部位对 Na^+、Cl^- 的吸收。代表药物有噻嗪类及氯噻酮等。

3. 低效能利尿药 主要作用于远曲小管末端和集合管,通过阻断醛固酮受体或直接抑制肾小管上皮细胞钠通道产生利尿作用。代表药物有螺内酯、氨苯蝶啶、阿米洛利等。

肾小管各段功能和利尿药作用部位见图 5-1。

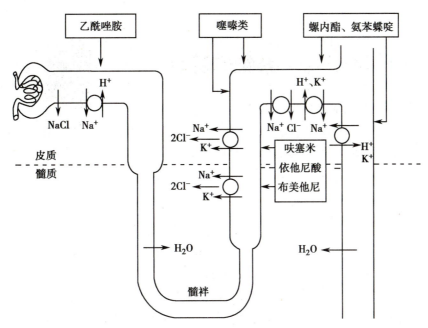

图 5-1　肾小管各段功能和利尿药作用部位

二、常用利尿药

（一）高效能利尿药

呋 塞 米

呋塞米（furosemide）口服易吸收,生物利用度 50%~70%,口服后 20~30min 起效,1~2h 血药浓度达高峰,作用持续 6~8h;静脉注射 5min 后生效,1h 血药浓度达高峰,作用持续 4~6h。约 10% 在肝代谢,大部分以原形经肾近曲小管分泌。丙磺舒与呋塞米竞争近曲小管有机酸分泌途径,二者合用可影响呋塞米的排泄和作用。

【作用】

1. **利尿作用**　主要作用于髓袢升支粗段髓质部和皮质部,抑制管腔膜上皮细胞的钠钾二氯共转运体,减少 NaCl 重吸收,使肾脏的稀释功能和浓缩功能降低,排出大量近等渗的尿液。起效迅速、作用强大、维持时间短。用药后 Na^+、Cl^-、K^+、Mg^{2+}、Ca^{2+}、HCO_3^- 的排泄都增加。

2. **扩血管作用**　静脉注射呋塞米可扩张肾血管,降低肾血管阻力,增加肾血流量,改变肾皮质内血流分布,这与促进前列腺素的合成有关。还能扩张肺部容量血管,减少回心血量,减轻左心室的负荷。

【临床应用】

1. **严重水肿**　呋塞米可治疗心、肝、肾性等水肿,多用于其他利尿药无效的严重水肿。

2. **急性肺水肿和脑水肿**　静脉注射呋塞米能迅速扩张血管,减少回心血量,在利尿作用发生之前即可缓解急性肺水肿,是急性肺水肿迅速有效的治疗方法之一。同时,由于利尿作用,使血液浓缩,血浆渗透压升高,有利于减轻脑水肿,对伴有心力衰竭的脑水肿患者尤为适用。

3. **防治急、慢性肾衰竭**　急性肾衰竭时,静脉注射呋塞米可降低肾血管阻力,增加肾血流量和肾小球滤过率,增加尿量和 K^+ 的排出,使肾小管得到冲洗,减少肾小管萎缩和坏死。慢性肾衰竭时,大剂量的呋塞米也可增加尿量,在其他利尿药无效时,仍能产生作用。

4. **促进某些毒物的排泄**　呋塞米配合静脉输液,可加速毒物随尿排泄。临床常用于经肾排泄的药物中毒的抢救,如用于水杨酸类、长效巴比妥类药物中毒。

5. **其他**　治疗高钙血症、高钾血症,也可用于伴有肾衰竭或肺水肿的高血压的治疗。

【不良反应】

1. 水、电解质紊乱 常为过度利尿引起，表现为低血容量、低血钾、低血钠、低氯性碱血症，其中低血钾最为常见，长期应用还可引起低血镁。与强心苷类药物合用时，低血钾易诱发强心苷中毒。低血钾也可诱发肝硬化患者发生肝性脑病。使用呋塞米，应注意及时补充钾盐或与留钾利尿药合用。与强心苷类药物合用时，应严密监测血钾水平和心律。

2. 耳毒性 大剂量静脉给药可引起眩晕、耳鸣、听力减退或暂时性耳聋等，呈剂量依赖性。肾功能不全患者或合用其他有耳毒性的药物，如合用氨基糖苷类抗生素时更易发生。

3. 胃肠道反应 表现为恶心、呕吐、上腹部不适，大剂量可引起胃肠出血。

4. 其他 抑制尿酸排泄，痛风患者禁用。少数患者用后发生粒细胞减少、血小板减少、过敏性间质性肾炎、溶血性贫血等。久用可致高血糖、高血脂。对磺胺类药和噻嗪类利尿药过敏者，对本药可发生交叉过敏反应。非甾体抗炎药可干扰本类药物的作用。妊娠期妇女及严重肝肾功能不全、高血糖、高血脂等患者慎用。

本类药物还有布美他尼（bumetanide）、依他尼酸（etacrynic acid）、托拉塞米（torasemide）等，作用、临床应用及不良反应均与呋塞米相似。其中布美他尼利尿作用较呋塞米强，不良反应较少。依他尼酸胃肠道反应及耳毒性的发生率均高于呋塞米，甚至引起永久性耳聋，现已少用。

（二）中效能利尿药

氢氯噻嗪

氢氯噻嗪（hydrochlorothiazide）口服吸收迅速，可透过胎盘屏障。

【作用】

1. 利尿作用 主要作用于远曲小管近端钠氯共转运体，减少 NaCl 重吸收，使肾脏的稀释功能降低，但不影响浓缩功能。远曲小管的 Na^+ 排出增多，Na^+-K^+ 交换增多，K^+ 排出增多。轻度抑制碳酸酐酶，略增加 HCO_3^- 的排泄。利尿作用温和而持久。

2. 抗利尿作用 能明显减少尿崩症患者的尿量及口渴症状。作用机制可能是通过抑制磷酸二酯酶，增加远曲小管和集合管细胞内环腺苷酸（cAMP）的含量，增加了水的重吸收。同时由于 Na+ 的大量排出，降低了血浆渗透压，使口渴感减轻，饮水量减少，尿量减少。

3. 降压作用 具有温和而持久的降压作用，用药早期通过利尿、减少血容量降压，长期用药主要通过扩张外周血管降压。

【临床应用】

1. 水肿 用于各种原因引起的水肿。对轻、中度心源性水肿疗效较好，是慢性心功能不全的主要治疗药物之一。对肾性水肿的疗效与肾损害程度有关，受损较轻者效果好。

2. 高血压 是临床常用的基础抗高血压药，与其他抗高血压药合用，可增强其他抗高血压药的疗效并减少用药剂量。

3. 其他 用于肾性尿崩症及加压素无效的垂体性尿崩症，也可用于高尿钙伴有肾结石患者，以抑制高尿钙引起的肾结石的形成与扩大。

【不良反应】

1. 电解质紊乱 可引起低血钾、低血钠、低血镁、低氯性碱血症等。应注意补钾或与留钾利尿药合用。

2. 高尿酸血症 引起高尿酸血症的原因与高效能利尿药相似，可诱发或加剧痛风症状，临床可与促进尿酸排泄的氨苯蝶啶合用。

3. 代谢变化 可引起高脂血症，使糖尿患者以及糖耐量中度异常患者的血糖升高，其机制与抑制胰岛素的分泌、减少组织对葡萄糖的利用有关。长期使用还可升高血清胆固醇和低密度脂蛋白。每日用量小于 25mg 时，对糖和脂肪代谢的影响减轻。

4. 其他 可见皮疹、皮炎(包括光敏性皮炎),偶见溶血性贫血、血小板减少、坏死性胰腺炎等严重的过敏反应,与磺胺类药有交叉过敏反应。长期应用也可导致高钙血症。

本类药物还有氢氟噻嗪(hydroflumethiazide)、环戊噻嗪(cyclopenthiazide)等。氯噻酮(chlortalidone)不属于噻嗪类,但其作用及作用机制与噻嗪类相似。

知识链接

抗利尿激素

抗利尿激素(ADH)是由下丘脑视上核和室核神经细胞分泌的,主要作用是提高远曲小管和集合管对水的通透性,促进水的吸收,是尿液浓缩和稀释的关键性调节激素。其分泌主要受血浆晶体渗透压、循环血量和动脉血压的调节,其中血浆晶体渗透压的改变是引起 ADH 分泌的最敏感的因素。大量出汗,严重呕吐或腹泻等情况使机体失水时,血浆晶体渗透压升高,可引起 ADH 分泌增多,使肾对水的重吸收明显增加,尿量减少。相反,大量饮清水后,ADH 分泌减少,尿量增加;循环血量的改变,能反射地影响 ADH 的释放。血量过多时,左心房被扩张,刺激了容量感受器,冲动传入中枢,抑制 ADH 释放,从而引起利尿。动脉血压升高,刺激颈动脉窦压力感受器,可反射性地抑制 ADH 的释放。

(三) 低效能利尿药

低效能利尿药又称保钾利尿药,主要作用于集合管和远曲小管。本类药物有醛固酮受体阻断药和管腔膜 Na^+ 通道阻断药,代表药分别为螺内酯和氨苯蝶啶、阿米洛利。

螺 内 酯

螺内酯(spironodactone)的化学结构与醛固酮相似,是醛固酮受体的竞争性阻断药,与远曲小管和集合管靶细胞的醛固酮受体结合,抑制醛固酮调节的 Na^+-K^+ 交换,减少 Na^+ 的重吸收和 K^+ 的分泌,使尿量增多。因有排 Na^+ 保 K^+ 作用,也称保钾利尿药。药物特点为利尿作用弱,起效慢,维持时间长。临床上主要用于醛固酮增多的顽固性水肿,如慢性心力衰竭、肾病综合征、肝硬化腹腔积液等,常与强效、中效利尿药合用以增强利尿效果并预防低血钾症。

长期服用可引起高钾血症,肾功能不全及高血钾者禁用。本药有性激素样作用,可引起女性多毛症、月经紊乱、男性乳房发育、阳痿等,停药后可消失。少数患者可出现头痛、嗜睡、皮疹。

氨苯蝶啶

氨苯蝶啶(triamterene)抑制远曲小管和集合管的 Na^+-K^+ 交换,利尿作用不受醛固酮水平的影响。常与高效能或中效能利尿药合用,治疗各类顽固性水肿,也可用于氢氯噻嗪或螺内酯无效的病例。因能促进尿酸排泄,更适用于痛风患者。长期大量使用可致高钾血症,偶见头晕、嗜睡、恶心、呕吐、腹泻等消化道症状。氨苯蝶啶还能抑制二氢叶酸还原酶,肝硬化患者服用后易产生巨幼细胞贫血。严重肝、肾功能不全,高钾血症等患者禁用。

阿米洛利

阿米洛利(amiloride)的作用机制、临床应用与氨苯蝶啶相似,其排钠留钾作用是氨苯蝶啶的 5 倍,一次给药,利尿作用维持 22h 以上。

第二节 脱 水 药

脱水药(dehydrant agents)又称渗透性利尿药(osmotic diuretics),是一类静脉注射后迅速提高血浆渗透压,促使组织内水分向血浆转移,导致组织脱水的药物。临床主要用于脑水肿的治疗。脱水药静脉注射给药的特点是:①不易通过毛细血管进入组织;②可经肾小球滤过,但不易被肾小管重吸收,可提高管腔液的渗透压;③在体内不易被代谢。

甘 露 醇

甘露醇(mannitol)临床用 20% 的高渗液静脉注射或静脉滴注。

【作用及临床应用】

1. 脱水作用 静脉给药后,不易透入组织,能迅速提高血浆渗透压,可使组织内、脑脊液或房水中过多的水分向血浆转移而呈现脱水作用,降低颅内压和眼压。甘露醇静脉给药是治疗脑水肿、降低颅内压的首选药。青光眼患者术前应用可以短时降低眼内压,以利于手术。口服给药可造成渗透性腹泻,用于清除肠道内的毒物。

2. 利尿作用 静脉给药后,一方面因增加血容量,使肾小球滤过率增加;另一方面经肾小球滤过后,不被肾小管重吸收,肾小管腔内形成高渗状态,抑制水分的重吸收。急性肾衰竭早期应用本药,通过脱水、利尿作用,使肾小管内有害物质被稀释,防止肾小管萎缩、坏死,改善肾缺血。

【不良反应】

注射过快可引起一过性头痛、眩晕和视物模糊。慢性心功能不全者禁用,因可增加循环血量而加重心脏负担。活动性颅内出血者禁用。长期大剂量使用可引起高渗性肾病。

山 梨 醇

山梨醇(sorbitol)是甘露醇的同分异构体,临床常用 25% 的高渗溶液,作用及临床应用与甘露醇相似。进入体内后,有一部分转化为果糖失去脱水作用,在相同浓度和剂量时,其作用和疗效较甘露醇差。不良反应较轻。

高渗葡萄糖

高渗葡萄糖(hypertonic glucose)常用 50% 的溶液,静脉注射后具有脱水和渗透性利尿作用。因葡萄糖可从血管内弥散到组织中,故脱水作用弱且不持久。单独用于治疗脑水肿时,可转运至脑组织内,同时带入水分而使颅内压升高,甚至超过用药前水平,造成反跳现象,故一般与甘露醇交替使用,以巩固疗效。

第三节 利尿药和脱水药的用药护理

1. 用药前了解患者的血压,体重,水肿部位和程度,心、肝、肾功能及药物过敏史用药期间准确记录液体出入量,监测患者的体重、血压、电解质(尤其是血钾)、血尿酸、血糖、尿素氮等指标,防止和避免电解质紊乱。

2. 对胃肠道刺激作用明显的药物,选择饭后服用。如使用排钾利尿药,应指导患者多食富含钾的食物如香蕉、橘子等。长期应用排钾利尿药可引起低钾血症,应及时报告医生。如静脉补钾,应注意药液的稀释比例和静脉滴注速度,并密切观察钾的浓度变化。

3. 高效能利尿药可口服、肌内注射或稀释后静脉注射,禁忌加入酸性液体中注射。中效利尿药多为口服,降压时常与其他抗高血压药合用。低效能利尿药餐后口服为宜。在应用排钾利尿药时,应注意患者有无关节痛等症状,监测患者血清尿酸水平,预防痛风出现。有痛风史的患者,应提醒医生。

4. 强效利尿药具有耳毒性,与氨基类抗生素合用更易发生,应避免合用。一旦发生,应立即停药。

5. 治疗高血压时,要密切监测患者血压、脉搏。因排尿量过多易产生脱水及血压降低,引起直立性低血压。

6. 用药前需排空膀胱;用药后可引起口渴,可适当增加饮水量;若静脉给药外漏可引起局部刺激和水肿,应及时报告医生并进行处理;若出现皮疹、喷嚏、流涕、舌肿大、呼吸困难、血尿、恶心、头痛、发热、心动过速等其他症状,应及时报告医生进行处理。

7. 用药期间应密切观察出入量,每小时测尿量,并做好记录。观察水、电解质紊乱的症状及体征,并监测血清电解质。密切观察血压、脉搏、呼吸,防止出现心功能不全。心脏病患者、老年患者及患儿更需注意体征变化。

8. 静脉注射或静脉滴注时,宜用大号针头,250ml 液体应在 20~30min 内静脉注射完毕。不能与其他药物混合静脉滴注,严禁肌内或皮下注射。一旦发生外漏,可用 0.25% 普鲁卡因注射液封闭或50% 硫酸镁溶液热敷。

(徐真真)

思考题

1. 高效能、中效能和低效能利尿药对电解质代谢各有何影响?
2. 氢氯噻嗪与螺内酯能否合用?

练习题

第六章 | 作用于心血管系统的药物

教学课件

思维导图

第一节　抗心律失常药

学习目标

1.掌握普萘洛尔、胺碘酮、维拉帕米、利多卡因等药物的作用、临床应用、不良反应和用药护理。

2.熟悉抗心律失常药的分类及基本作用。

3.了解其他抗心律失常药的作用特点和临床应用。

4.具备观察抗心律失常药物疗效、不良反应并做出正确处理的能力,能够熟练进行用药护理。

5.能充分利用所学的知识进行健康教育,正确指导心律失常患者合理、安全用药。

案例导入

患者,男性,42岁,患风湿性心脏病二尖瓣狭窄3年。患者半年前出现反复发作的心悸、气短、胸闷,心脏听诊心律不规则,心电图检查提示心房纤颤,心脏X线片未见心脏明显扩大,被诊断为风湿性心脏病二尖瓣狭窄合并心房纤颤。给予地高辛每日0.25mg口服,效果不理想,心率仍在130次/min以上;加用美托洛尔控制心率。

请思考:

1.该患者用药是否合理?

2.用药护理的注意事项有哪些?

心律失常指心脏冲动的节律、频率、起源部位、传导速度或激动次序异常。心律失常发生时,心脏产生过快、过慢或不协调收缩,导致心脏泵血功能障碍,影响全身器官的供血,甚至危及生命。临床上通常分为缓慢型心律失常和快速型心律失常。缓慢型心律失常常用阿托品和异丙肾上腺素等治疗,本节主要介绍治疗快速型心律失常的药物。

一、心律失常的发生机制

心律失常可由冲动形成异常和/或冲动传导异常引起。

(一)冲动形成异常

1.自律细胞的自律性升高　某些药物、疾病、精神紧张等因素可导致心脏自律细胞的自律性升高,产生心律失常。如窦房结或潜在起搏点的自律性升高,可产生窦性心动过速或异位心律。

2.异常自律机制的形成　在缺血、缺氧等条件下,可使心室肌细胞等非自律细胞发生4相自动去极化产生兴奋并向周围组织扩布,引起心律失常。

3.后去极化及触发活动　后去极化指心肌细胞在一次动作电位中,于0相去极化后又出现一次提前去极化;根据发生时间,分为早期后去极化和延迟后去极化。早期后去极化发生在动作电位的 2 相或 3 相,主要由 Ca^{2+} 内流增多引起;延迟后去极化发生在动作电位的 4 相,主要由细胞内 Ca^{2+} 超负荷诱发 Na^+ 短暂内流所致。后去极化扩布即会触发异常节律,导致心律失常。

(二) 冲动传导异常

1. 单纯传导异常 包括传导减慢、传导阻滞、传导速度不均一等。当心肌细胞受损、炎症、缺血缺氧时可发生上述变化。

2. 折返激动 指一次冲动产生并下传后,沿着环形通路又折返回到起源部位,再次激动已兴奋过的组织并继续向前传播的现象,是快速型心律失常产生的重要机制之一(图 6-1)。

二、抗心律失常药的基本作用及分类

(一) 抗心律失常药的基本作用

抗心律失常药(antiarrhythmics)作用于心肌细胞膜上的离子通道,改变 Na^+、K^+、Ca^{2+} 等离子在心肌细胞膜两侧的转运和分布,影响心肌细胞的电生理特性而发挥抗心律失常作用。其基本作用如下:

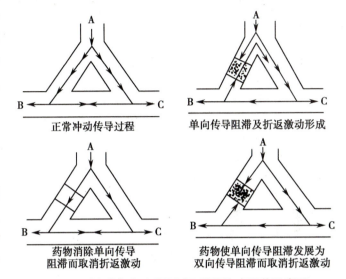

图 6-1 折返激动形成机制及药物治疗环节示意图

A、B、C 表示浦肯野纤维。从 A 支传导至 B 支和 C 支,属于正常传导。若 B 支或 C 支出现阻断,将产生折返激动,出现心律失常。

1. 降低自律性 ①药物阻滞钠通道或钙通道,抑制快反应细胞 4 相 Na^+ 内流或慢反应细胞 4 相 Ca^{2+} 内流,降低自动去极化速度,降低自律性。②药物促进 K^+ 外流,增大最大舒张电位,使其远离阈电位,降低自律性。③药物阻滞 K^+ 外流,延长动作电位时程(APD),降低自律性。

2. 消除折返激动 药物通过促使 K^+ 外流,改善传导,取消单向传导阻滞,消除折返激动;也可通过阻滞 Ca^{2+} 及 Na^+ 内流,进一步减慢传导,使单向传导阻滞转为双向传导阻滞,消除折返激动。

3. 延长有效不应期(ERP) ERP 与 APD 的比值(ERP/APD)大小在一定程度上可影响折返的形成及终止。比值增大,说明在一个 APD 中 ERP 持续时间长,冲动有更多机会落入 ERP,可防止或终止折返激动,消除心律失常。

(1)**绝对延长 ERP**:药物既延长 APD,又延长 ERP,但以延长 ERP 为主,ERP/APD 比值增大,称绝对延长 ERP。钠、钙通道阻滞药等可绝对延长 ERP。

(2)**相对延长 ERP**:药物既缩短 APD,又缩短 ERP,但以缩短 APD 为主,使 ERP/APD 比值增大,称相对延长 ERP。促使 K^+ 外流的药物可相对延长 ERP。

4. 减少后去极化及触发活动 药物通过促使 K^+ 外流、抑制 Ca^{2+} 及 Na^+ 内流等途径,消除后去极化引起的心律失常。

(二) 抗心律失常药的分类

抗心律失常药通过作用于离子通道而影响动作电位的产生和传导,进而影响心肌电活动,从而产生抗心律失常作用,根据药物对心肌细胞作用的电生理特点分类(表 6-1)。

表 6-1　抗心律失常药物的分类

分类	代表药物	分类	代表药物
Ⅰ类　钠通道阻滞药		Ⅱ类　β受体阻断药	普萘洛尔等
ⅠA 类　适度阻滞钠通道	奎尼丁等	Ⅲ类　延长动作电位时程药	胺碘酮等
ⅠB 类　轻度阻滞钠通道	利多卡因等	Ⅳ类　钙通道阻滞药	维拉帕米
ⅠC 类　明显阻滞钠通道	氟卡尼普罗帕酮等	其他类	腺苷

三、常用抗心律失常药

（一）Ⅰ类　钠通道阻滞药

1.ⅠA 类　适度阻滞钠通道。

ⅠA 类对钠通道的阻滞作用强度介于ⅠB 和ⅠC 类之间,适度阻滞心肌细胞膜钠通道,不同程度地降低心肌细胞膜对 K^+、Ca^{2+} 的通透性,延长 APD 和 ERP,在心肌的作用部位广泛。

奎 尼 丁

奎尼丁(quinidine)是广谱抗心律失常药,为蒽草科植物金鸡钠树皮所含的一种生物碱,口服吸收快而完全,心肌浓度可达血药浓度的 10 倍,主要经肝脏代谢,约 20% 以原形经肾排出。

【作用】

本药的基本作用是与心肌细胞膜上的钠通道蛋白结合,适度阻断钠通道,同时还具有阻断 M 受体、α 受体的作用。

(1)**降低自律性**:治疗量的本药抑制 Na^+ 通道,降低浦肯野纤维自律性,抑制异位冲动的发放,对正常窦房结影响弱,对病态窦房结综合征者可明显降低其自律性。

(2)**减慢传导速度**:本药抑制 Na^+ 通道,能降低心房、心室、浦肯野纤维的 0 相上升最大速率和膜反应性,导致传导速度减慢,使单向阻滞变为双向阻滞,从而取消折返。

(3)**延长不应期**:本药抑制 Na^+ 内流,延长心房、心室、浦肯野纤维的 ERP 和 APD,延长 APD 是抑制外流所致,以 ERP 的延长更为明显,从而减少折返的形成。

(4)**对自主神经的影响**:本药有阻断 α 受体及 M 受体的间接作用,在静脉注射时可引起低血压性心动过速。

【临床应用】

本药为广谱抗心律失常药,适用于房性、室性及房室结性心律失常;主要用于心房纤颤及心房扑动转复后维持窦性心律;或用于在电复律前,与洋地黄类合用减慢心率;防治顽固频发性的房性和室性早搏;预激综合征时,可终止室性心动过速。

【不良反应】

本药毒性大,不良反应较多。

(1)**金鸡纳反应**:是本药最常见胃肠道反应和中枢神经系统症状,包括恶心、呕吐、腹泻、腹痛、耳鸣、头痛、视力障碍等,故本药宜饭后服用。

(2)**心血管反应**:如低血压、心力衰竭、室内传导阻滞。严重者可发生奎尼丁晕厥,表现为意识丧失、四肢抽搐、呼吸停止,甚至心室颤动。应立即进行人工呼吸、胸外按压、电除颤等,同时配合异丙肾上腺及乳酸钠等药物抢救。

(3)**过敏反应**:如皮疹、血管神经性水肿、血小板减少等。

普鲁卡因胺

普鲁卡因胺(procainamide)为局麻药普鲁卡因的衍生物。口服易吸收,也可注射给药。

【作用及临床应用】

本药对心肌的直接作用与奎尼丁相似,能降低浦肯野纤维的自律性,减慢传导速度,延长 APD、ERP;以抑制房室结以下传导为主;无阻断 α 受体作用,抗胆碱和抑制心肌脏收缩作用微弱;适用于室性期前收缩、室性心动过速。本药长期应用不良反应严重,现已少用。

【不良反应】

本药可见皮疹、药物热、粒细胞减少等过敏反应。部分患者口服后可出现恶心、呕吐等胃肠道反应。静脉注射浓度过高可发生低血压、传导阻滞、室性心动过速、心室颤动、心力衰竭。长期应用可导致全身性红斑狼疮样综合征。房室传导阻滞、低血压、心力衰竭、肝肾功能不全患者慎用。

2. IB 类 轻度阻滞钠通道。

IB 类与钠通道的亲和力最小,易解离,轻度阻滞心肌细胞膜钠通道,降低自律性,相对延长 ERP,主要作用于心室肌和浦肯野纤维。

利多卡因

利多卡因(lidocaine)为酰胺类化合物,是常用的局麻药,也具有抗心律失常作用,口服吸收良好,但因首关消除明显,须静脉给药;可降低浦肯野纤维自律性,提高心室致颤阈值;相对延长 ERP,有利于消除折返激动;主要用于治疗各种原因导致的室性心律失常,是室性心律失常的首选药之一;也可用于防治全身麻醉、强心苷中毒、电复律后引起的各种室性心律失常。不良反应较少也较轻微,常见中枢神经系统症状如嗜睡、眩晕、头痛等,大剂量可致语言障碍、房室传导阻滞、低血压、惊厥甚至呼吸抑制等。

美 西 律

美西律(mexiletine)的化学结构和作用与利多卡因相似;特点是作用弱、维持时间长,一次口服作用可维持 6~8h;主要用于室性心律失常,特别对急性心肌梗死、洋地黄中毒、心脏手术诱发的室性心律失常疗效好;对利多卡因治疗无效的患者仍有效。本药口服可引起恶心、呕吐等胃肠道反应,静脉注射剂量过大可导致震颤、眩晕、共济失调、心动过缓、传导阻滞等。心功能不全、心源性休克、心室内传导阻滞者禁用。

苯妥英钠

苯妥英钠(phenytoin sodium)作用与利多卡因相似,可降低浦肯野纤维的自律性,相对延长 ERP;通过提高房室结 0 相去极化速率,加快传导,改善强心苷中毒所致的房室传导阻滞。本药可与强心苷竞争钠钾 ATP 酶,抑制强心苷中毒所致的延迟后去极化和触发活动;主要用于治疗室性心律失常,尤其适用于强心苷中毒所致的室性心律失常,对其他原因引起的室性心律失常也有效。

3. IC 类 明显阻滞钠通道。

IC 类能重度阻滞心肌细胞膜钠通道,抑制 4 相 Na^+ 内流,降低自律性;显著降低 0 相上升速率和幅度,抑制传导,心电图可见 QRS 波加宽,而对复极化过程影响小。

普罗帕酮

普罗帕酮(propafenone)为广谱抗心律失常药,口服吸收完全,首过消除明显,主要在肝脏代谢;显著阻滞钠通道,抑制心房、心室、浦肯野纤维等快反应细胞的 Na^+ 内流,减慢传导,降低自律性;阻滞钾通道,延长心肌细胞的 APD,绝对延长 ERP;尚有较弱的 β 受体阻断和钙通道阻滞作用。本药可治疗室性期前收缩、室上性心动过速及心房纤颤,对冠心病、高血压引起的心律失常疗效较好。用量过大可导致房室传导阻滞、直立性低血压、心力衰竭等。

(二)Ⅱ类 β 受体阻断药

本类药物主要通过阻断 β 受体产生抗心肌缺血的作用,以改善心肌病变,降低心肌梗死恢复期患者的死亡率,防止严重心律失常及猝死的发生,但对心室异位节律点的抑制作用较钠通道阻滞药弱。

普萘洛尔

普萘洛尔（propranolol）通过阻断 β 受体，减慢窦房结和房室结舒张期自动去极化速率，降低自律性，减慢窦性频率，对由于精神紧张或运动引起的心率过快作用更加明显。本药主要用于治疗室上性心律失常，特别对交感神经过度兴奋引起窦性心动过速、心房纤颤、心房扑动、阵发性室上性心动过速等的快速型心律失常疗效显著，是窦性心动过速的首选药；对室性心律失常也有一定疗效，尤其对运动或情绪激动诱发的室性心律失常效果良好；与强心苷或钙通道阻滞药合用，可控制心房扑动、心房纤颤及阵发性室上性心动过速时的室性频率；心肌梗死患者用药后可减少心律失常的发生，缩小心肌梗死范围，降低死亡率。

阿替洛尔

阿替洛尔（atenolol）为长效选择性 β_1 受体阻断药，对 β_2 受体影响小。抗心律失常作用及临床应用与普萘洛尔相似，对伴有糖尿病、支气管哮喘等疾病的心律失常患者也可应用。

美托洛尔

美托洛尔（metoprolol）为 β_1 受体阻断药，作用弱于普萘洛尔。较大剂量对 β_2 受体也有阻断作用，支气管哮喘等患者慎用。

（三）Ⅲ类　延长动作电位时程药

本类药物能明显延长 APD 和 ERP，阻滞与复极化过程相关的钾通道，抑制 K^+ 外流，延长 EPR，消除折返，抑制异常冲动。

胺碘酮

胺碘酮（amiodarone）为广谱、高效、长效抗心律失常药。口服吸收慢，生物利用度为 30%~40%，有明显的个体差异性。

【作用及临床应用】

本药能抑制多种离子通道，降低窦房结、浦肯野纤维的自律性和传导性，明显延长心肌细胞动作电位时程和 ERP，延长 QT 间期和 QRS 波；还能非竞争性阻断 α、β 受体，扩张冠状动脉和周围血管，增加冠状动脉血流量，减轻心脏负荷，降低心肌耗氧量，并可缩小心肌梗死范围，改善心肌梗死患者预后。本药可用于各种室上性和室性心律失常；对心房纤颤、心房扑动、室上性心动过速、预激综合征并发的室上性心动过速疗效较好；静脉注射，可用于利多卡因治疗无效的室性心动过速。

【不良反应】

本药口服可引起恶心、便秘等胃肠道反应，长期使用引起肝损害；静脉注射过快可致窦性心动过缓、房室传导阻滞、低血压等，偶见尖端扭转性室性心律失常；少数患者用药后可发生甲亢；用药超过 3 周，角膜或皮肤组织可出现褐色颗粒沉淀，停药后自行消退。个别出现震颤、光敏性皮炎、间质性肺炎、肺纤维化，静脉注射过快可致心律失常或加重心功能不全。因本药不良反应与剂量大小及用药时间长短成正比，故不宜长期连续应用。

（四）Ⅳ类　钙通道阻滞药

本类药物通过降低细胞膜去极化时钙通道开放频率，抑制细胞外 Ca^{2+} 内流，导致细胞内 Ca^{2+} 浓度降低，引发平滑肌松弛，心肌收缩力减弱，心率减慢，传导减慢。

维拉帕米

维拉帕米（verapamil）口服吸收快而完全，但首过消除明显，代谢物主要经肾排泄。

【作用及临床应用】

本药选择性阻滞心肌细胞膜钙离子通道，抑制 Ca^{2+} 内流，抑制慢反应细胞如窦房结、房室结 4 相自动去极化速率而降低窦房结和房室结的自律性；抑制动作电位 0 相最大上升速率和振幅，减慢窦房结、房室结传导速度；并能延长慢反应细胞的 ERP，消除折返。本药尚有扩张冠状动脉、抑制血小板聚集的作用。本药主要用于治疗室上性心动过速，为阵发性室上性心动过速的首选药，在心房纤颤、心房扑动时用于控制心室频率,对室性心律失常效果较差。

【不良反应】

本药可致恶心、呕吐、头痛、眩晕、颜面潮红等。一般不与受体阻断药合用。预激综合征、窦房结疾病、房室传导阻滞及严重心功能不全者慎用或禁用。

四、抗心律失常药的用药护理

1. 抗心律失常药的剂量和作用强度有很大的个体差异性,宜采用个体化用药,以减少抗心律失常药物的不良反应。也有些心律失常可选用非药物疗法。

2. 几乎所有抗心律失常药物均可致心律失常,用药过程中注意监测血钾、血镁、血钙,血药浓度,常规心电图的 QT 间期、QRS 间期、PR 间期、心率与心律的改变,寻找并去除病因和诱发因素。一旦出现药物致心律失常作用,应立即停止用药。

3. 教育患者及其家属,在用药期间,不要自行应用其他药物,须在医生的指导下用药。

4. 对老年患者、肝肾功能不全患者,应减少药物剂量;反复用药,如不能及时代谢或排泄,可出现药物蓄积的危险。

5. 应用奎尼丁,应注意监测 QT 间期,防止奎尼丁晕厥;餐后服药,以减少消化道不良反应;注意监测大剂量应用后出现的奎尼中毒,如听力视力障碍、头晕、头痛等现象;合用肝药酶诱导药,如苯巴比妥、苯妥英钠,会加速奎尼丁代谢,致其血药浓度降低,故应注意增加用量;与肝药酶抑制药,如维拉帕米、西咪替丁合用时,可减慢奎尼丁代谢,增加其血药浓度,故应注意减少用量;与地高辛合用时,可提高地高辛的血药浓度,故应注意减少地高辛用量。

6. 静脉注射利多卡因,要核对药物标签,用药时严格掌握滴注速度,不能过快;静脉注射时稀释液避免用生理盐水,应采用 5% 的葡萄糖溶液,以减少钠盐的摄入;要备好各种抢救设备及药物。

7. 应根据患者心律失常类型合理选择抗心律失常药物 ①窦性心动过速,首选 β 受体阻断药。②急性心肌梗死引起的室性期前收缩,首选 β 受体阻断药、利多卡因。③洋地黄中毒引起的室性期前收缩,首选苯妥英钠。④阵发性室上性心动过速:终止发作,首选非药物疗法;药物治疗,首选维拉帕米。⑤心房颤动、心房扑动:控制心室率,可选 β 受体阻断制、维拉帕米;药物转复;无器质性心脏病时可首选Ⅰ类,有器质性心脏病者首选胺碘酮。⑥室性心动过速、心室颤动等室性心动过速首选利多卡因。

（王国明）

思考题

1. 抗心律失常药的分类及代表药有哪些?
2. 利多卡因可治疗哪种类型的心律失常？为什么？

第二节　抗高血压药

学习目标

1. 掌握利尿药、β 受体阻断药、钙通道阻滞药、血管紧张素转换酶抑制药和血管紧张素Ⅱ受体阻断药的作用、临床应用和不良反应。

2. 熟悉中枢性抗高血压药和血管扩张药的作用、临床应用和不良反应。

3. 了解其他抗高血压药的特点。

4. 具备观察抗高血压药疗效、不良反应并做出正确处理的能力,能够熟练进行用药护理。

5. 能充分利用所学的知识进行健康教育,正确指导高血压患者合理、安全用药。

案例导入

患者,男性,67岁,头晕、头痛1年,血压185/110mmHg,被诊断为原发性高血压。患者近2个月开始服用硝苯地平控释片,每日1次,每次60mg;卡托普利,每日3次,每次25mg。患者近1周头晕加重,伴有干咳,无痰。

请思考:

1. 以上用药是否合理?

2. 该患者用药护理要点有哪些?

按照WHO的标准,成人在静息状态时,收缩压≥140mmHg和/或舒张压≥90mmHg即可被诊断为高血压。高血压根据病因不同分为原发性高血压(约90%)和继发性高血压(约10%);按血压水平分为1级、2级和3级高血压,又称轻、中、重度高血压。高血压在进展过程中常累及心、脑、肾及全身动脉血管,严重时可引起心力衰竭、卒中、肾衰竭等,是一种致残率及致死率较高的疾病。其血压水平分类及定义见表6-2。

表6-2　血压水平分类及定义

分类	收缩压/mmHg		舒张压/mmHg
正常血压	<120	和	<80
正常高值血压	120~139	和/或	85~89
高血压	≥140	和/或	≥90
1级高血压(轻度)	140~159	和/或	90~99
2级高血压(中度)	160~179	和/或	100~109
3级高血压(重度)	≥180	和/或	≥110
单纯收缩期高血压	≥140	和	<90

一、抗高血压药分类

目前使用的抗高血压药主要通过影响去甲肾上腺素能神经、肾素-血管紧张素系统(RAS)和血管舒缩功能等,发挥降压作用。根据药物的主要作用及作用环节,抗高血压药可分为以下几类,见表6-3。

表6-3　抗高血压药的分类

药物分类	代表药物
利尿药	氢氯噻嗪、吲达帕胺等
交感神经抑制药	
中枢性抗高血压药	可乐定、甲基多巴、莫索尼定等
神经节阻断药	美卡拉明等

药物分类	代表药物
去甲肾上腺素能神经末梢阻断药	利血平等
肾上腺素受体阻断药	
α₁ 受体阻断药	哌唑嗪、多沙唑嗪、特拉唑嗪等
β 受体阻断药	普萘洛尔、美托洛尔、阿替洛尔等
α、β 受体阻断药	拉贝洛尔等
肾素-血管紧张素系统抑制药	
血管紧张素转换酶抑制药	卡托普利等
血管紧张素 II 受体阻断药	氯沙坦等
钙通道阻滞药	硝苯地平、氨氯地平等
血管扩张药	肼屈嗪、硝普钠、二氮嗪等
钾通道开放药	米诺地尔、尼可地尔

二、常用抗高血压药

（一）利尿药

本类药物降压效果好，价格低廉，可显著降低心血管事件的发生率和总死亡率，与其他类抗高血压药联用有助于提高降压疗效，减少不良反应，改善患者依从性。用于抗高血压的本类药物主要是噻嗪类中效利尿药（如氢氯噻嗪）和类噻嗪类利尿药（如吲达帕胺），对合并高血压危象及伴有慢性肾功能不全的高血压患者可选用高效能利尿药（如呋塞米）。

氢氯噻嗪

氢氯噻嗪（hydrochlorothiazide）是临床常用中效利尿药，是治疗高血压的基础药物。

【作用及临床应用】

本药降压作用温和、缓慢、持久，长期应用无明显耐受性；用药初期，通过减少细胞外液容量及心排血量而降压；长期给药（超过 3~4 周），可通过扩张血管降低血压。本药对正常人的血压无影响，单独应用对重度高血压患者的降压效果不理想，但能协同其他抗高血压药的降压作用，对抗其他抗高血压药引起的水钠潴留等不良反应；长期应用，小剂量即可产生良好降压效应，加大剂量不能明显增强降压作用，反而增加不良反应的发生。本药仅在轻度高血压单独应用，对于中、重度高血压常与其他抗高血压药联合应用，尤其适合老年高血压、单纯收缩期高血压或伴有心力衰竭的高血压患者。

【不良反应】

本药长期大剂量应用可导致电解质紊乱、糖代谢异常、高尿酸血症、直立性低血压等不良反应。用药期间应定期监护体液和电解质平衡，注意及时补充钾盐或加服保钾利尿药。痛风患者禁用噻嗪类利尿药。

吲达帕胺

吲达帕胺（indapamide）为长效、强效抗高血压药，兼利尿和钙通道阻滞双重作用；一次口服作用维持 24h，对血脂代谢无影响；主要用于轻、中度高血压，对伴有肾功能不全、糖尿病及高脂血症的患者尤为适用。头痛、嗜睡、食欲减退等不良反应常见，长期应用注意防止低血钾的发生。

（二）β 受体阻断药

各种 β 受体阻断药均具有不同程度的抗高血压作用，产生缓慢、温和、持久的降压作用；长期应用可降低心脑血管并发症的发病率和病死率，不产生耐受性；合用利尿药，其降压作用更显著。

普萘洛尔

普萘洛尔（propranolol）为非选择性 β 受体阻断药,对 $β_1$ 和 $β_2$ 受体均有阻断作用。

【作用及临床应用】

本药降压机制:①阻断心脏 $β_1$ 受体,减弱心肌收缩力,减慢心率,减少心排血量;②阻断肾脏 $β_1$ 受体,抑制肾素分泌,对抗 RAS 引起的升压效应;③阻断交感神经末梢 $β_2$ 受体,抑制正反馈作用,减少突触前膜释放 NA;④阻断中枢 β 受体,降低外周交感神经活性;⑤促进前列环素生成(与阻断 β 受体无关),改变压力感受器的敏感性。本药用于轻、中度高血压的治疗,可单独使用,也可与其他抗高血压药联合应用;特别适用于肾素活性偏高、心排血量偏高,或者伴有心绞痛、窦性心动过速的高血压患者。

【不良反应】

不良反应因个体差异较大,故应从小剂量开始应用;长期应用突然停药,可引起血压骤然升高,甚至诱发心血管事件的发生。病态窦房结综合征、房室传导阻滞、肺心病、支气管哮喘及慢性阻塞性肺疾病等患者禁用。糖、脂肪代谢异常者,老年高血压患者,卒中患者慎用。

比索洛尔

比索洛尔（bisoprolol）为选择性 $β_1$ 受体阻断药,对心脏的作用是普萘洛尔的 4 倍;临床用于高血压及心绞痛的治疗;偶可引起心动过缓、房室传导阻滞、心力衰竭等不良反应。

阿替洛尔

阿替洛尔（atenolol）对心脏的 $β_1$ 受体选择性较高,对血管及支气管的 $β_2$ 受体影响较小,无膜稳定作用和内在拟交感活性;口服吸收迅速但不完全(约 50%),作用维持时间较长,主要以原形自肾脏排泄,肾功能受损时半衰期延长;用于治疗各种程度高血压。

美托洛尔

美托洛尔（metoprolol）为选择性 $β_1$ 受体阻断药,无内在拟交感活性和膜稳定作用;β 受体阻断作用与普萘洛尔相当,比阿替洛尔略弱;对心脏的作用,如减慢心率、抑制心收缩力、降低自律性、延缓房室传导时间等与普萘洛尔、阿替洛尔相似;对血管和支气管平滑肌的收缩作用,介于阿替洛尔和普萘洛尔之间;对呼吸道影响较小;可用于治疗各种程度高血压。

(三) 钙通道阻滞药

钙通道阻滞药（calcium channel blocker,CCB）通过阻滞 Ca^{2+} 通道,降低细胞内 Ca^{2+} 浓度,产生抑制心肌收缩力、降低窦房结自律性、松弛平滑肌(血管平滑肌最显著)等广泛作用;临床用于治疗高血压、心绞痛、心律失常、动脉粥样硬化等疾病,以硝苯地平、氨氯地平为代表。硝苯地平扩血管作用明显,主要用于高血压、心绞痛的治疗;维拉帕米对窦房结和房室结抑制作用明显,侧重于心律失常的治疗。

硝苯地平

硝苯地平（nifedipine）口服吸收迅速而完全,主要在肝脏代谢,少量以原形经肾脏排泄。

【作用及临床应用】

本药可通过扩张小动脉,减小外周血管阻力,降低血压;降压作用快而强,可反射性引起心率加快、血浆肾素活性增高、心排血量增加。控释制剂可避免上述缺点。本药用于治疗轻、中、重度高血压,尤其适用于老年高血压、单纯收缩期高血压或伴有心绞痛、支气管哮喘、高脂血症患者;长期降压应选用控释制剂;与 β 受体阻断药、利尿药、血管紧张素转换酶抑制药等合用可增强疗效。

【不良反应】

常见头痛、头晕、面部潮红、心悸、便秘、足踝部水肿等不良反应;大量使用可导致低血压,加重心肌缺血,诱发心律失常,诱发或加重心功能不全,诱发卒中等;使用普通片剂时易发生不良反应,尤其需要关注老年人在夜间用药的危险性。

氨氯地平

氨氯地平（amlodipine）作用与硝苯地平相似，但降压作用平缓，作用持续时间较硝苯地平显著增加，不良反应发生率较硝苯地平低。

尼群地平

尼群地平（nitrendipine）对血管平滑肌有较高选择性，降压作用温和持久，适用于各型高血压，不良反应与硝苯地平相似。

本类药物还有尼卡地平（nicardipine）、非洛地平（felodipine）等。

（四）血管紧张素转换酶抑制药

血管紧张素转换酶抑制药（angiotensin converting enzyme inhibitor，ACEI）通过抑制血管紧张素转化酶活性，减少血管紧张素Ⅱ（angiotensinⅡ，AngⅡ）的生成，抑制缓激肽降解，产生良好降压效果；长期用药还可抑制心室和血管重构，可在高血压、心力衰竭、动脉粥样硬化等疾病的治疗中发挥重要作用；因可导致胎儿畸形，妊娠高血压患者禁用。

卡托普利

卡托普利（captopril）为第一代ACEI，具有较强的降压作用，口服15min生效，作用持续4~5h。

【作用及临床应用】

本药可降低高血压患者收缩压和舒张压，降压作用与血浆肾素活性水平密切相关，对高肾素活性患者降压效果明显；长期应用不产生耐受性，对高血压、糖尿病等疾病引起的肾脏病变也有改善作用。本药用于治疗轻、中、重度高血压；对合并糖尿病、心力衰竭、心室重塑、急性心肌梗死的高血压患者尤为适用；中、重度高血压可与利尿药、CCB、β受体阻断药等合用。

【不良反应】

刺激性干咳是常见的不良反应，女性较多，与缓激肽和前列腺素对呼吸道黏膜的刺激有关，这也是被迫停药的主要原因；低血压的发生与初始用药剂量过大有关，宜从小剂量开始；部分患者可发生高钾血症，还可见味觉异常、血管神经性水肿、中性粒细胞减少、蛋白尿等。肾功能不全者慎用。本药禁用于妊娠期妇女。

依那普利

依那普利（enalapril）为不含巯基的ACEI，作用及临床应用与卡托普利相似。特点：①起效缓慢，为前体药，在体内代谢为依那普利拉发挥降压作用。②作用时间长，一次给药作用维持24h以上。③作用强度大，降压作用是卡托普利的10倍以上。④不良反应较卡托普利轻。高钾血症、妊娠期、双侧肾动脉狭窄等患者禁用。

ER 6-4

ACEI 的作用机制

本类药物还有贝那普利（benazepril）、雷米普利（ramipril）、培哚普利（perindopril）等，均为前体药，作用及临床应用、不良反应同依那普利。

（五）血管紧张素Ⅱ受体阻断药

血管紧张素Ⅱ受体阻断药（ARB）通过作用于AngⅡ受体（包括AT_1受体和AT_2受体），直接阻断RAS，降压效果显著；因不产生刺激性干咳、血管神经性水肿等不良反应，患者治疗依从性更高。ARB作为一线抗高血压药，临床应用广泛，代表药有氯沙坦、缬沙坦等。

氯沙坦

氯沙坦（losartan）能选择性地阻断AT_1受体，使血管扩张，血压下降，心脏负荷减轻。降压作用平稳、持久，用药3~6周达最佳治疗效果，基础血压越高降压幅度越大，停药后不易产生反跳。临床治疗轻、中、重度高血压，长期应用可逆转心血管重构。本药不良反应较ACEI少，极少引起咳嗽及血管神经性水肿等。用药期间应慎用保钾利尿药及补钾药。因可导致胎儿畸形，妊娠高血压患者禁用。

缬 沙 坦

缬沙坦（valsartan）是强效选择性 AT_1 受体阻断药。口服 4~6h 后可获最大降压效果，作用可持续 24h。长期给药能逆转左室肥厚和血管壁增厚。可单用或与其他抗高血压药合用治疗高血压，用于轻、中度原发性高血压的治疗，尤其适用于肾脏损害所致的继发性高血压。不良反应发生率较低，表现为头痛、头晕、疲乏等症，刺激性干咳发生率明显低于 ACEI。血容量不足、严重肾功能不全、胆道梗阻患者可引起低血压。妊娠及哺乳期妇女禁用。

厄贝沙坦

厄贝沙坦（irbesartan）是强效、长效的选择性 AT_1 受体阻断药，通过选择性地阻断 AngII 与 AT_1 受体结合，抑制血管收缩和醛固酮的释放，产生降压作用。比氯沙坦强 10 倍。可单用或与其他抗高血压药合用治疗高血压，对用于合并高血压的 2 型糖尿病肾病患者，能减轻肾脏损害，减少尿蛋白，增加肌酐清除率。

三、其他类抗高血压药

（一）中枢性抗高血压药

可 乐 定

可乐定（clonidine）具有较强的中枢抑制作用，降压机制为通过抑制交感神经中枢，扩张外周血管而降压；因可同时抑制胃肠分泌，尤其适用于伴有溃疡病的高血压患者；口服也可用于预防偏头痛或作为吗啡类药物成瘾的戒断药；0.25% 的滴眼液可降低患者眼内压，治疗青光眼；久用可引起水钠潴留，并可致嗜睡、抑郁、眩晕、心动过缓等不良反应；能增强其他中枢神经系统抑制药的作用，故与其合用时应慎重。三环类化合物如丙米嗪及吩噻嗪类等可竞争性阻断本药的中枢降压效应，二者不宜合用。

甲基多巴

甲基多巴（methyldopa）降压作用与可乐定相似，降压时伴有心率减慢，心排血量减少，外周血管阻力降低，以肾血管阻力降低最为明显，临床用于中度高血压。因能舒张肾血管，增加肾血流量和肾小球滤过率，故尤其适用于伴有肾功能不全的高血压患者。常见不良反应有嗜睡、口干、便秘等，偶可出现肝损害，肝功能不全患者禁用。

（二）血管扩张药

硝 普 钠

硝普钠（sodium nitroprusside，SNP）口服不吸收，需要静脉滴注给药；遇光易被破坏，静脉滴注时应避光，溶液应现用现配。

【作用及临床应用】

本药在血管平滑肌细胞内代谢产生一氧化氮（NO）。NO 具有强大的扩张血管作用，可直接扩张动脉和静脉，降压作用快而强。本药对冠状动脉及肾血流量无明显影响，主要用于治疗高血压危象、恶性高血压、难治性心力衰竭等。

【不良反应】

本药可出现恶心、呕吐、出汗、头痛、心悸等反应，多数为血压下降过快所致，停药或减慢滴速后症状消失。故静脉滴注时应严格控制滴速，监测血压，通过调整滴注速度，维持血压所需水平。长期或大量应用或肾功能减退时，可引起硫氰化物蓄积中毒，可用硫代硫酸钠防治。

肼 屈 嗪

肼屈嗪（hydralazine）可直接舒张小动脉平滑肌，降低外周阻力，使血压下降；用于中度高血压，极少单用，常与其他抗高血压药合用。常见不良反应有头痛、鼻黏膜充血、心悸、腹泻等，严重时表现为心肌缺血和心力衰竭，长期（5 个月以上）大剂量（每日 400mg 以上）应用可引起类风湿关节炎或全身性红斑狼疮样综合征等自身免疫反应。老年人对肼屈嗪的降压作用较敏感,易引起肾功能减退,故应减少用药剂量。

(三) α 受体阻断药

1. α₁受体阻断药 能阻断儿茶酚胺对血管平滑肌的收缩作用,产生降压效应。选择性 $α_1$ 受体阻断药能舒张小动脉和静脉平滑肌,引起血压下降;其对 $α_2$ 受体无明显作用,故降低血压时不易引起反射性心率加快与血浆肾素活性增高。

哌 唑 嗪

哌唑嗪(prazosin)能选择性阻断突触后膜的 $α_1$ 受体,扩张血管,以扩张小动脉为主,产生中等偏强的降压作用。降压时对心率、心排血量、肾血流量影响不明显,长期应用可降低总胆固醇、三酰甘油、低密度脂蛋白,升高高密度脂蛋白,增加组织对胰岛素的敏感性。本药主要用于治疗伴有血脂异常、糖耐量异常的高血压及难治性高血压,特别是伴良性前列腺增生症的原发性高血压;与利尿药、β 受体阻断药合用可增强降压作用。常见不良反应有口干、鼻塞、皮疹等,部分患者首次用药后出现"首剂现象",表现为心悸、眩晕、直立性低血压等症状,将首次剂量降至 0.5mg 以下并在睡前服用可避免或减轻上述现象。

特拉唑嗪

特拉唑嗪(terazosin)对血管平滑肌突触后膜 $α_1$ 受体具有高度的选择性阻断作用,但作用强度弱于哌唑嗪,尤其适宜伴有前列腺肥大的高血压患者。常见眩晕、头痛、乏力、鼻黏膜充血等不良反应。

2. α、β 受体阻断药

拉贝洛尔

拉贝洛尔(labetalol)具有非选择性 β 受体和 α 受体阻断作用,其降压效果优于单纯 β 受体阻断药;用于各种类型高血压,由于不影响胎儿生长发育可用于妊娠高血压。本药偶引起头晕、疲乏、哮喘加重、胃肠不适、感觉异常等症状。支气管哮喘患者禁用。

卡维地洛

卡维地洛(carvedilol)为非选择性 β 受体和 α 受体阻断药,兼具抗氧化及膜稳定性,无内在拟交感活性;通过阻断 $α_1$ 受体,从而扩张血管,降低外周阻力,降低血压;通过阻断 β 受体,抑制肾素-血管紧张素-醛固酮系统(RAAS),降低肾素活性,降低血压。本药用于治疗轻度及中度高血压或伴有肾功能不全、糖尿病的高血压患者。

(四) 去甲肾上腺素能神经末梢阻断药

本类药物主要通过阻止神经末梢释放 NA,耗竭储存在神经末梢的 NA 产生降压效果。代表药物为利血平和胍乙啶。利血平作用弱,不良反应多,目前已不单独应用。胍乙啶较易引起肾、脑血流量减少及水钠潴留,不良反应较多,常见的有严重的直立性低血压和运动性低血压。本类药物临床上常与其他抗高血压药合用治疗重度或顽固性高血压。

(五) 钾通道开放药

本类药物(钾外流促进药)是一类新型舒张血管平滑肌的药物,作用机制主要是促进血管平滑肌细胞膜上 ATP 敏感性钾通道开放,K⁺外流增加,细胞膜超极化,导致细胞膜上电压依赖性钙通道难以激活,阻止了细胞外 Ca^{2+} 内流;同时又通过 Na^+-Ca^{2+} 交换机制促进细胞内 Ca^{2+} 外流,导致血管平滑肌松弛,血管扩张,血压降低。本类药物主要有米诺地尔、尼可地尔等。

米诺地尔

米诺地尔(minoxidil)对重度高血压及药物抵抗性高血压有效,主要扩张小动脉平滑肌,对容量血管无作用,可增加皮肤、骨骼肌、胃肠道和心脏的血流灌注量;主要用于其他抗高血压药疗效不佳的严重顽固性高血压,特别是肾功能不全的男性高血压患者。不良反应有水钠潴留、心血管反应和多毛症等。

新型单片复方制剂

　　高血压属于多因素疾病,单一的抗高血压药往往只能针对某一方面进行调节,个别患者血压控制并不理想。研究显示约有 50% 的高血压患者需要联合用药才能获得理想血压。单片复方制剂是常用的一组高血压联合治疗药物,通常由不同作用机制的两种或两种以上的抗高血压药组成。与随机组方的降压联合治疗相比,其优点是使用方便,疗效确切,依从性高,是联合治疗新趋势。目前上市的新型单片复方制剂如缬沙坦氨氯地平片、比索洛尔氨氯地平片、缬沙坦、氢氯噻嗪片等,可有效降低心脑血管事件的发生率。

四、抗高血压药的用药护理

　　1. 询问患者是否用过抗高血压药及其种类、剂量、时间、用法、疗效情况、不良反应等,是否有药物禁忌证;告知患者高血压防治知识,解释原发性高血压长期规律治疗的重要性;督促患者做好用药自我监护,每日测量血压,了解自己血压变化,判断药物的疗效;出现异常立即报告医生,并及时处理。

　　2. 要从小剂量开始服用抗高血压药,逐步递增药物剂量。对一种药物有较好的反应,但血压未能达标时,可适当增加该药物的剂量;如果一种药物疗效差,可换用另外一种药物,而不应该加大第一种药物的剂量或加用第二种药物。告诉患者要坚持长期服药,尽量使用长效制剂,从而平稳地降压,尤其是高危的患者;不可随意增减剂量,不可漏服、补服药物或突然停服药物。

　　3. 大多数无并发症原发性高血压者,可单独用药。联合用药,常采用不同作用机制的抗高血压药联合。①利尿药+ACEI 或 CCB 或 β 受体阻断药或 ARB。②ACEI+CCB。③α 受体阻断药+β 受体阻断药。④ACEI+ARB。

　　4. 根据高血压类型选药　①无并发症高血压,首选 ARB、ACEI 或长效 CCB。②单纯收缩期高血压,首选 ARB、ACEI 或长效 CCB。③高血压合并心力衰竭,首选利尿剂、ARB 或 ACEI 和 β 受体阻断药。④高血压合并心肌肥厚,首选 ARB 或 ACEI。⑤高血压合并糖尿病,首选 ARB、ACEI 或长效二氢吡啶类 CCB。⑥高血压合并心动过缓,首选二氢吡啶类 CCB。⑦高血压合并心动过速,首选 β 受体阻断药或非二氢吡啶类 CCB。⑧高血压合并甲亢,首选 β 受体阻断药。

　　5. 为避免不良反应,保钾利尿药和排钾利尿药可合用,用药期间注意定期检查血糖、血脂、血尿酸。

　　6. 应用 ACEI 时,对首剂效应明显的患者,应密切监测血压,及时调整药物用量;如果不能耐受刺激性干咳者,可换用 ARB;曾发生过血管神经性水肿者禁用 ACEI。胃中食物可使本药吸收减少 30%~40%,故宜在餐前 1h 服药。

（王国明）

　　1. 常用抗高血压药分为几类?各列举一代表药。
　　2. 简述 ACEI 主要的临床应用。

第三节　治疗慢性心力衰竭药

学习目标

1. 掌握 RAAS 抑制药、利尿药、强心苷类药物的作用、临床应用、不良反应和用药护理。
2. 熟悉血管扩张药的作用特点、临床应用和不良反应。
3. 了解其他治疗慢性心力衰竭药的特点。
4. 具备观察治疗慢性心力衰竭药的疗效、不良反应及做出正确处理的能力，能够熟练进行用药护理。
5. 能充分利用所学的知识进行健康教育，正确指导慢性心力衰竭患者合理、安全用药。

案例导入

患者，女性，56 岁。患者因慢性心力衰竭于 3 个月前开始每日口服地高辛 0.25mg、氢氯噻嗪 25mg，呼吸困难、双下肢水肿等症状及体征逐渐改善；2d 前突然出现恶心、呕吐、头晕，心率降至 48 次/min，心电图有室性期前收缩，血肌酐为 138μmol/L（正常值为 53~97μmol/L），地高辛血药浓度为 2.6ng/ml（有效治疗血药浓度范围为 0.5~2.0ng/ml），血清钾为 3.1mmol/L（正常值为 4~5mmol/L）。

请思考：

1. 该患者出现上述症状的可能原因是什么？
2. 怎样进行用药护理？

慢性心力衰竭是由各种原因引起的慢性心脏损害综合征，通常指在适当静脉回流情况下，由于心肌收缩力下降导致心脏排出量相对或绝对减少，不能满足机体代谢需求的一种病理状态，以组织血液灌注不足合并体循环和/或肺循环淤血为主要特征，故又称充血性心力衰竭（congestive heart failure，CHF）。

引起充血性心力衰竭的病因很多，如高血压、先天性心脏病、心脏瓣膜病、缺血性心脏病等。充血性心力衰竭发生时，不仅心肌功能发生变化，机体的神经内分泌系统也发生系列改变，如交感神经系统、RAAS 被过度激活，精氨酸加压素、内皮素等内源性血管活性物质显著增加。这在充血性心力衰竭早期对改善心功能起到一定的代偿作用，但长期过度激活，可导致充血性心力衰竭恶化，引起心肌细胞凋亡、坏死、心肌肥厚、心室重塑、心律失常甚至猝死。

充血性心力衰竭的治疗目标不仅是改善症状，更重要的是阻止神经内分泌系统过度激活，防止或延缓心室重塑的进展，保护受损的心肌细胞，从根本上治疗充血性心力衰竭，改善预后，降低患者的死亡率。

一、肾素-血管紧张素-醛固酮系统抑制药

RAAS 在充血性心力衰竭的病理进展中具有重要作用。RAAS 抑制药不仅能缓解充血性心力衰竭症状，提高患者生活质量，还能降低患者住院率和死亡率，故可作为治疗充血性心力衰竭的一线用药在临床应用广泛。

（一）ACEI

临床常用的 ACEI 有卡托普利（captopril）、依那普利（enalapril）、贝那普利（benazepril）等。其作用机制：①抑制血管紧张素转换酶（ACE），减少血管紧张素Ⅱ（AngⅡ）、醛固酮的生成和缓激肽的

降解,减弱 AngⅡ的收缩血管作用,降低心脏后负荷;②减轻醛固酮所致的水钠潴留,降低心脏前负荷;③增加血液中缓激肽含量,扩张血管,减轻心脏前负荷;④阻止或逆转由 AngⅡ、醛固酮、NA 等所致的心室或血管重构,改善预后。

本类药物是治疗充血性心力衰竭的基础药,不仅能消除或缓解充血性心力衰竭的症状,防止或逆转心室肥厚、降低病死率,还可延缓无症状的早期心功能不全患者发展为心力衰竭;与 β 受体阻断药或利尿药合用可显著提高治疗效果。用药过程中要监测肾功能,注意血压、血钾的变化,防止喉头水肿的发生等。

本类药物与利尿药合用可致严重低血压,与保钾利尿药(如螺内酯)合用可增加高血钾危险性,用药期间应测血压、血常规、尿常规及电解质。

(二)血管紧张素Ⅱ受体阻断药

血管紧张素Ⅱ受体阻断药(ARB)主要用于不能耐受 ACEI 或使用 ACEI、β 受体阻断药后疗效不佳的患者。常用药物有氯沙坦(losartan)、缬沙坦(valsartan)、厄贝沙坦(irbesartan)等。

本类药物对心功能和左室重构的改善作用与 ACEI 相似,但不抑制激肽酶,能预防和部分逆转心血管重构,同时不具有 ACEI 抑制激肽酶所致不良反应;使用时需从小剂量开始,逐渐增量至目标维持量。易感者可能发生肾功能减退,需监测肾功能,肾动脉狭窄者慎用。有血管神经性水肿既往史、严重肝损害、妊娠中晚期者禁用。

(三)醛固酮受体阻断药

充血性心力衰竭患者血中醛固酮浓度明显升高,可达正常人 20 倍以上。过量的醛固酮除了保钠排钾、引起水钠潴留外,还有明显的促生长作用,可导致心房、心室及大血管的重构,加速心衰恶化;还可阻止心肌细胞摄取 NA,导致 NE 游离浓度增加,诱发冠状动脉痉挛、室性心律失常甚至猝死。

螺内酯作为阻断醛固酮的代表药,可通过阻断醛固酮的作用,减轻充血性心力衰竭症状,阻止或逆转心室重塑,改善预后。在地高辛、ACEI、β 受体阻断药、利尿药等常规治疗的基础上,加用螺内酯可使充血性心力衰竭患者的相对病死率显著降低,主要用于重度充血性心力衰竭患者。高血钾、肾功能不全者禁用。

二、利尿药

利尿药作为基础用药在充血性心力衰竭的治疗中发挥着重要作用,其通过促进钠、水的排出,减少血容量和回心血量,减轻心脏负荷,改善心功能,消除或缓解静脉淤血及肺水肿、外周水肿,对充血性心力衰竭伴有水肿或淤血的患者尤为适用。

本类药物还可通过排钠作用,降低血管平滑肌细胞对升压物质的敏感性,抑制 Na^+-Ca^{2+} 交换,导致平滑肌细胞内 Ca^{2+} 浓度降低,进而血管扩张,心脏后负荷降低。

有体液潴留的充血性心力衰竭患者均应使用利尿药。轻度充血性心力衰竭可单用噻嗪类,中度充血性心力衰竭合用噻嗪类及螺内酯等,重度充血性心力衰竭、急性肺水肿或全身水肿,应静脉注射呋塞米。

治疗充血性心力衰竭时,合理使用利尿药是 ACEI、ARB、β 受体阻断药等发挥作用的关键,但过度利尿可发生低血容量、电解质紊乱甚至休克;大剂量利尿药可减少有效循环血量导致心排血量减少,加重充血性心力衰竭;长期大量应用还可导致糖代谢紊乱、高脂血症、高尿酸血症等;排钾利尿药可引起低血钾,是诱发心律失常的常见原因之一,应注意补充钾盐或合用保钾利尿药。

三、β 受体阻断药

本类药物可改善心力衰竭症状,提高运动耐量,在心肌状况严重恶化之前尽早使用,可降低病死率,提高生活质量。目前,常用的有卡维地洛(carvedilol)、美托洛尔(metoprolol)、比索洛尔(bisoprolol)。

【作用】

1. 阻断交感神经活性　充血性心力衰竭时,本类药物通过阻断 β 受体,发挥阻断交感神经对心脏的毒性作用。用药后心率减慢,左室充盈时间延长,心肌血流灌注增加,耗氧量减少,可有效降低心律失常及猝死的发生率。

2. 抑制 RAAS　β 受体阻断药通过抑制 RAAS 的激活,抑制肾素分泌,减少 AngⅡ 的生成和醛固酮的释放,扩张血管,减少水钠潴留,减轻心脏前、后负荷,有利于充血性心力衰竭的控制。

3. 上调 β₁ 受体　本类药物长期应用可上调心肌细胞的 $β_1$ 受体,恢复 $β_1$ 受体密度及对内源性儿茶酚胺的敏感性,改善心肌收缩性能。

4. 抗心肌缺血和抗心律失常　本类药物具有显著抗心肌缺血和抗心律失常作用,后者是降低充血性心力衰竭猝死率的重要机制。

【临床应用】

本类药物主要用于扩张型心肌病及缺血性充血性心力衰竭,长期应用可阻止临床症状恶化、改善心功能、降低猝死发生率。卡维地洛阻断 β 受体作用较强,而且兼有阻断 α 受体、抗生长及抗氧自由基等作用。治疗充血性心力衰竭时常联合应用 ACEI、利尿药、地高辛,以此作为基础治疗方案。

【不良反应】

本类药物因抑制心脏功能,可致心力衰竭加重;早期常见血压下降、心率减慢、心排血量减少;有反跳现象;长期应用不可突然停药。

四、正性肌力药

(一)强心苷类药物

强心苷(cardiac glycosides)是一类选择性作用于心肌,能增强心肌正性肌力作用的苷类化合物,天然存在于洋地黄、黄花夹竹桃、冰凉花、铃兰等植物中。强心苷类药物有地高辛(digoxin)、洋地黄毒苷(digitoxin)、毛花苷 C(lanatoside C)、毒毛花苷 K(strophanthin K)等,体内过程作用特点见表 6-4。

表 6-4　各类强心苷制剂的体内过程特点

分类	药物	给药途径	显效时间	高峰时间/h	主要消除方式	半衰期	全效量/g	维持量/g
长效	洋地黄毒苷	口服	2h	8~12	肝	5~7d	0.8~1.2	0.05~0.3
中效	地高辛	口服	1~2h	4~8	肾	36h	0.75~1.25	0.125~0.5
	毛花苷 C	静脉注射	10~30min	1~2	肾	33h	1~1.2	无
速效	去乙酰毛花苷	静脉注射	10~20min	1~2	肾	33h	1~1.6	无
	毒毛花苷 K	静脉注射	5~10min	0.5~2	肾	19h	0.25~0.5	无

地高辛生物利用度特点

地高辛口服生物利用度个体差异较大,即使同一厂家不同批号的相同制剂也可有较大不同。这主要是因为在制剂制备过程中,药物颗粒大小及片剂溶解性不同所造成的。因此使用地高辛时,同一患者尽量不要使用不同批号和来源的制剂。此外,地高辛主要以原形从肾脏中排出,故老年人及肾功能不全者易发生蓄积中毒,其用量应根据肌酐清除率计算。

【作用】

1. **正性肌力作用** 治疗量的本类药物能选择性地作用于心脏,显著加强衰竭心脏心肌的收缩力。其作用有以下特点:

(1)**加快心肌收缩速度**:本类药物在加强心肌收缩力的同时加快心肌收缩速度,使收缩期缩短,舒张期相对延长,这不仅有助于静脉血液的回流,也有利于冠状动脉血液灌流,从而使心肌的能量及氧的供应增加,改善心脏功能状态;同时,也使心脏获得较长时间的休息。

(2)**降低衰竭心脏的耗氧量**:本类药物的正性肌力作用可使衰竭心脏射血更加充分,心室内残余血量减少,室壁张力降低;同时心率减慢,外周血管阻力下降,致使心肌耗氧量明显下降,从而抵消或超过了由心肌收缩力增强所致的心肌耗氧量增加,故心肌总的耗氧量降低。这是本类药物治疗慢性心力衰竭的重要依据,也是区别于儿茶酚胺类的主要特点,但正常心肌因收缩力增强可使耗氧量增加。

(3)**增加衰竭心脏的心排血量**:本类药物通过正性肌力作用,反射性兴奋迷走神经,使交感神经活性降低,外周血管扩张,心脏射血阻力减少;同时舒张期延长,静脉血液回流增加。此时心脏泵血功能已得到改善,因此心排血量明显增加。治疗量强心苷能轻度抑制心肌细胞膜上钠钾 ATP 酶(强心苷受体),阻止钠钾交换,促进钠钙交换,增加心肌细胞内游离钙浓度,使心肌收缩力加强。

2. **负性频率作用** 心功能不全时,由于反射性引起交感神经活性增强,使心率加快。治疗量的本类药物通过加强心肌收缩力,使心排血量增加,增强了对主动脉弓和颈动脉窦压力感受器的刺激,从而提高了迷走神经的兴奋性,引起心率减慢。

3. **负性传导作用** 本类药物因兴奋迷走神经而减慢房室传导,大剂量则可直接抑制房室传导,甚至引起不同程度的房室传导阻滞,严重者可致心脏停搏。

4. **利尿作用** 本类药物通过改善心脏泵血功能,心排血量增加,肾血流和肾小球滤过率增加而产生利尿作用,还可通过直接抑制肾小管钠钾 ATP 酶,减少肾小管对钠离子的重吸收产生利尿作用。

【临床应用】

1. **慢性心力衰竭** 本类药物通过正性肌力作用,使心排血量显著增加,解除了动脉系统的供血不足,同时舒张期延长,静脉血液回流充分,也缓解了静脉系统的淤血现象,使全身循环得以改善。

本类药物治疗心力衰竭的疗效随病因和心力衰竭程度不同而异;对心瓣膜病、先天性心脏病、高血压心脏病等引起的低心排血量型心力衰竭疗效较好;对由甲亢、严重贫血、维生素 B_1 缺乏所致的高排出量型心力衰竭疗效较差;对肺源性心脏病、活动性心肌炎、严重心肌损伤者,不但疗效较差,而且易引起强心苷中毒;对缩窄性心包炎、严重二尖瓣狭窄等疾病所致的心力衰竭,强心苷难以改善心脏功能,故不宜使用。

2. **某些心律失常**

(1)**心房纤颤**:本类药物通过抑制房室传导,阻止过多的心房冲动传至心室,使心室率减慢,心排血量增加,消除了心房纤颤的主要危害,对于房颤伴有心功能不全的患者为控制心室率可首选洋地黄类药物。

(2)心房扑动:本类药物通过不均一地缩短心房不应期而引起折返激动,使心房扑动转为心房纤颤,进而通过抑制房室传导,使心室率减慢,消除心房扑动的主要危害。部分病例停用强心苷类药物后,可恢复窦性节律。

(3)阵发性室上性心动过速:本类药物通过兴奋迷走神经功能,抑制房室传导而发挥作用,是治疗阵发性室上性心动过速的常用药物之一。

【不良反应及防治】

本类药物安全范围小,一般治疗量约相当于 60% 的中毒量,加之个体差异大,影响因素多,故易过量中毒,约 25% 患者在用药期间发生不同程度的不良反应。

1.毒性作用的临床表现

(1)消化道反应:是强心苷类药物中毒的最早期表现之一;表现为厌食、恶心、呕吐、腹泻等,这是强心苷类药物中毒的先兆症状,为强心苷类药物兴奋延脑催吐化学感受区的结果;应注意与心力衰竭未被控制所致的胃肠道症状相鉴别,后者由胃肠道淤血所引起。

(2)神经系统症状:表现为头痛、眩晕、失眠、乏力、疲倦、谵妄等症状。视觉障碍(黄视、绿视等)为强心苷类药物中毒特有的神经系统反应,是停药的指征。

(3)心脏毒性:是强心苷类药物最严重的不良反应,是使用强心苷类药物中毒死亡的主要原因。表现为心力衰竭症状的加重及各种类型心律失常的发生。心律失常包括:①快速型心律失常,如室性期前收缩、二联律、三联律,严重者可出现室性心动过速,甚至心室颤动。其中,最常见及最早出现的是室性期前收缩,约占心脏反应的 1/3。②缓慢型心律失常,如窦性心动过缓和房室传导阻滞。其中,频发室性期前收缩及窦性心动过缓,心率低于 60 次/min,是停药的指征。

2.强心苷类药物中毒的防治

(1)预防:①注意诱发强心苷类药物中毒的各种因素如低血钾、高血钙、低血镁、心肌缺氧、肝功能不全及药物的相互作用等。②严格掌握适应证,了解心力衰竭的起因和用药情况,掌握强心苷类药物的作用特点及给药方法,积极纠正易患因素。③及时发现中毒的先兆症状,如室性期前收缩、窦性心动过缓、胃肠道反应及视觉障碍等,必要时减量或停药。

(2)治疗:首先停用强心苷类药物及排钾利尿药。快速型心律失常者可用钾盐治疗,轻者可口服,重者可缓慢静脉滴注,严重快速型心律失常宜用苯妥英钠或利多卡因。缓慢型心律失常,如窦性心动过缓或房室传导阻滞,不宜补钾,可用阿托品治疗。对危及生命的严重中毒者,使用地高辛抗体的抗原结合片段(Fab 片段)作静脉注射,有显著疗效。

【给药方法】

个体之间对强心苷类药物的敏感性差异较大,应根据病情、合并症及时调整剂量,做到用量个体化。

1.传统给药方法 分两步给药。第一步:短期内给予足以控制症状的剂量,称全效量(即洋地黄化量或饱和量)。达到全效量的标志:心率减至 70~80 次/min、呼吸困难减轻、发绀消失、肺部湿啰音开始减退、尿量增加、水肿消退等。

此法又分为缓给法和速给法。缓给法适用于病情较缓的心力衰竭患者;速给法适用于病情较急,且 1 周内未用过强心苷者,24h 内给足全效量。

第二步:每日给予小剂量以维持疗效,称为维持量。

2.逐日恒量给药法 是目前常用的方法。每日给予恒定剂量,经 4~5 个半衰期可达到稳态血药浓度而充分发挥疗效,称逐日恒量给药法。此法安全有效,适用于慢性、轻症和易于中毒的患者。

（二）非苷类正性肌力药

非苷类正性肌力药包括β受体激动药和磷酸二酯酶抑制药，由于这类药物可增加心力衰竭患者的病死率，临床不做常规治疗用药。

多巴酚丁胺

多巴酚丁胺（dobutamine）选择性激动心脏的 β_1 受体，心肌收缩力增强，心排血量增多，治疗量对心率影响较小，很少引起心律失常；主要用于难治性心功能不全和急性左心衰竭；剂量过大可引起血压升高、心率加快并诱发室性心律失常、心绞痛等，故应注意控制用药的剂量。

多巴胺

多巴胺（dopamine）小剂量激动 D_1、D_2 受体，扩张肾、肠系膜及冠状血管，增加肾血流量和肾小球滤过率；稍大剂量激动β受体，并促进 NE 释放，增强心肌收缩力，增加心排血量；大剂量时，激动α受体的效应占主导地位，引起血管收缩，增加心脏后负荷；静脉滴注，可用于急性充血性心力衰竭的治疗。

米力农和维司利农

米力农（milrinone）和维司利农（vesnarinone）均可抑制磷酸二酯酶Ⅲ，增加细胞内 cAMP 的含量，发挥正性肌力和血管扩张作用，增加心排血量，减轻心脏负荷，降低心肌耗氧量，改善心功能，缓解充血性心力衰竭症状。口服或静脉给药对急、慢性心力衰竭均有满意疗效，临床仅短期静脉滴注用于顽固性心力衰竭及急性左心衰竭。长期应用不良反应较多，可出现头痛、室上性及室性心律失常、低血压等。

五、血管扩张药

本类药物是治疗充血性心力衰竭的辅助药物，不能阻止充血性心力衰竭进展，而且容易产生耐受性和反射性激活神经-内分泌机制，导致体液潴留；主要用于重度充血性心力衰竭，以及合用强心苷类药物、利尿药无效的难治性充血性心力衰竭。

硝酸酯类

硝酸酯类（nitrate esters）能扩张静脉，减少回心血量，降低心脏前负荷，降低肺楔压，缓解肺淤血及呼吸困难症状；选择性舒张心外膜的冠状血管，改善心肌供氧；适用于急性冠脉综合征伴充血性心力衰竭的患者。常用药物为硝酸甘油。

肼屈嗪

肼屈嗪（hydralazine）可扩张小动脉，降低心脏后负荷，增加心排血量，降低收缩期心室壁张力，对二尖瓣关闭不全有减少反流分数作用，肼屈嗪对心肌有中等程度的正性肌力作用，有利于充血性心力衰竭的纠正；但可反射性激活交感神经及 RAAS，不宜长期单独使用；主要用于肾功能不全或对 ACEI 不能耐受的充血性心力衰竭患者。

硝普钠

硝普钠（sodium nitroprusside）可扩张小静脉和小动脉，降低心脏前、后负荷，用于严重充血性心力衰竭、高血压伴肺淤血或肺水肿的患者；静脉滴注 2~3min 发挥作用，停药后 5~15min 作用消失；用药从小剂量（10~20μg/min）开始，后酌情递增 5~10μg/5~10min，直至症状缓解。由于本药具有较强的降压作用，用药过程中应密切监测血压，停药应逐渐减量。疗程一般不超过 72h，长期用药可引起氰化物中毒，合并肾功能不全患者尤其要谨慎。硝普钠溶液放置不能超过 12h，需避光储存，静脉滴注时可用输液泵控制滴速。

哌唑嗪

哌唑嗪（prazosin）阻断 α_1 受体，扩张小静脉和小动脉，降低心脏前、后负荷，增加心排血量，对缺血性心脏病引起的充血性心力衰竭疗效较好。

六、治疗慢性心力衰竭药的用药护理

1. 应用强心苷类药物前应详细询问患者基本情况,尽量避免诱发强心苷中毒的因素,如低血钾、低血镁、高血钙、酸中毒、缺氧等。告诉患者强心苷类药物安全范围小,个体差异大,易发生中毒反应。宜从小剂量开始服用,不得擅自增加强心苷的剂量。用药期间应密切观察不良反应的发生,如恶心、呕吐、视物模糊或黄视、绿视、室性期前收缩,心电图 PR 间期延长和 QT 间期缩短等;用药期间可定期测定强心苷血药浓度,有助于及早、及时发现强心苷中毒;服用强心苷期间应慎用排钾利尿药、拟肾上腺素药,禁止静脉应用钙剂。

2. 血管扩张药应从小剂量开始使用,并严密监测患者血压、心率,防止药物扩血管引起的冠脉血管低灌注、反射性心率加快、心率减慢以及心肌收缩力减弱等。大多数血管扩张药由于扩张血管使患者出现心悸、头痛、头晕、面色潮红及直立性低血压等。停药时应逐渐减量,不可突然停药,避免出现反跳现象。

3. β 受体阻断药应用时宜从小剂量开始,逐渐增加剂量,适当长期服用,且不可擅自加大剂量,防止意外事故发生。心力衰竭伴有严重心动过缓、严重左心室功能减退、重度房室传导阻滞、低血压或支气管哮喘时,应慎用或禁用 β 受体阻断药治疗。

(王国明)

思考题

1. 简述治疗充血性心力衰竭药物的分类及代表药物。
2. β 受体阻断药对心肌有抑制作用,为什么还用于充血性心力衰竭的治疗?

第四节　抗心绞痛药

学习目标

1. 掌握硝酸甘油、普萘洛尔的抗心绞痛作用、临床应用和用药护理。
2. 熟悉钙通道阻滞药的作用特点和临床应用。
3. 了解抗心绞痛药的分类及基本作用。
4. 具备观察本类药物的疗效、不良反应及做出正确处理的能力。
5. 充分利用所学的知识进行健康教育,培养合理安全用药的职业素养。

案例导入

患者,男性,60 岁,胸闷、气短反复发作 3 个月,休息时突发胸骨后压榨样疼痛。心电图检查显示 ST 段抬高,被诊断为变异型心绞痛。医嘱为给予硝苯地平片进行治疗。

请思考:
该患者用药是否合理,为什么?

心绞痛(angina pectoris)是缺血性心脏病的常见症状,是因冠状动脉供血不足引起的心肌急剧、暂时性缺血与缺氧的综合征。发作时,患者胸骨后出现阵发性压榨性疼痛,疼痛可放射至左肩、心前区或左上肢,疼痛一般持续数分钟。休息或服用抗心绞痛药物可缓解。心绞痛持续发作如不及时治疗可发展为心肌梗死,危及患者生命。

心绞痛的发生基础是心肌组织的供氧与需氧失衡,任何引起心肌组织耗氧增加或供氧减少的因素都可诱发心绞痛。

抗心绞痛药(antianginal drugs)是一类能恢复心肌氧供需平衡的药物,主要通过以下几个环节发挥作用:①扩张静脉及小动脉,降低回心血量及外周血管阻力,减少心肌耗氧;②抑制心肌收缩力,减慢心率,降低心肌耗氧量;③扩张冠状动脉、促使侧支循环形成、增加缺血区供血;④抑制血小板聚集、抗血栓形成以及改善心肌代谢。目前常用的抗心绞痛药物有硝酸酯类、β受体阻断药、钙通道阻滞药等。

一、硝酸酯类

本类药物是目前治疗心绞痛的主要药物,脂溶性高,作用相似。

硝酸甘油

硝酸甘油(nitroglycerin)脂溶性高,易通过生物膜,口服易吸收,但首过消除明显;临床常采用舌下含服方式,含服后1~2min起效,维持20~30min,$t_{1/2}$为2~4min;也可以将硝酸甘油做成软膏或贴膜剂涂抹及贴在皮肤上,作用持续时间较长,可以起到预防心绞痛发作的功效。

【作用】

本药的基本作用是松弛平滑肌,以对血管平滑肌的作用最明显。作用机制与其在血管内皮细胞中释放NO有关。

1. 降低心肌耗氧量　小剂量可扩张静脉,减少回心血量,使心室壁张力降低,心肌耗氧量减少;稍大剂量可同时扩张动脉,降低心脏射血阻力,降低心肌耗氧。

2. 增加缺血区血液灌注　本药选择性扩张冠状动脉的输送血管、侧支血管,对分布于心肌纤维之间的阻力血管几乎无扩张作用。当心肌缺血时,缺血区的阻力血管因缺氧、代谢产物堆积处于极度扩张状态,其阻力远远小于非缺血区血管的阻力。使用硝酸甘油后,血液将顺压力差从输送血管及侧支血管流向缺血区,增加缺血区的血液供应。

3. 增加心内膜供血　冠状动脉由心外膜成直角分支,贯穿心室壁呈网状分布于心内膜,这种解剖特点使内膜下血流易受心室壁张力及心室内压力的影响。当心绞痛发作时,左室舒张末压增高,血液经心外膜流向心内膜下区域时受到的阻力增大,导致心内膜下区域易发生缺血。硝酸甘油能扩张静脉,减少回心血量,降低心室内压力;扩张动脉,降低心室壁张力,有利于血液从心外膜流向心内膜下缺血的区域。

4. 保护缺血的心肌细胞　本药通过释放NO,进一步促进前列环素和降钙素基因相关肽等物质的生成与释放,这些物质对缺血的心肌细胞产生有效的保护作用。

【临床应用】

1. 防治心绞痛　对各类心绞痛,舌下含服硝酸甘油可预防发作并迅速控制症状,疗效确切可靠,常作为各型急性心绞痛患者的必备药和首选药;心绞痛急性发作可选用起效快的气雾剂、口含片等;频繁发作时可选用皮肤贴剂或控释片。

2. 治疗急性心肌梗死　静脉给药,治疗急性心肌梗死,通过降低心肌耗氧和增加心肌供血以缩小梗死范围。

3. 治疗急、慢性心功能不全　应用硝酸甘油后通过扩张容量血管和阻力血管可降低心脏前、后负荷,辅助治疗急、慢性心功能不全。

【不良反应】

1. 血管舒张反应　常见头痛、心悸、颅内压升高、面颊及颈部皮肤潮红、诱发或加重青光眼等;大剂量使用可引起直立性低血压及晕厥。当血压过度降低时,不仅冠状动脉血流灌注压降低,还可造成反射性心率加快、心肌收缩力增强、心肌耗氧量增加,不利于心绞痛的缓解,合用β受体阻断药可减轻上述不良反应,但二者合用应注意减少用量。

2. 耐受性　连用2~3周可出现耐受性,停药1~2周后耐受性消失,可恢复敏感性。现多主张小剂量间歇性给药,以减少耐受性发生。

3. 高铁血红蛋白血症　剂量过大或频繁用药时可发生,表现为呕吐、发绀等。

本药禁用于心肌梗死早期(有严重低血压及心动过速时)、严重贫血、青光眼、颅内压增高和已知对硝酸甘油过敏的患者。其他血管扩张药、钙通道阻滞药、β受体阻断药、三环抗抑郁药及乙醇等,可增强本类药物降血压效应。

硝酸异山梨酯

硝酸异山梨酯(isosorbide dinitrate)与硝酸甘油的作用相似但较弱,发挥作用慢但维持时间长,一次口服作用持续2~4h;主要用于预防心绞痛发作及心肌梗死后心力衰竭的长期治疗。

本类药物还有单硝酸异山梨酯。

知识链接

硝酸酯类的优化选择

硝酸酯类的优化选择取决于其药动学性质、禁忌证等。

如硝酸甘油口服存在明显的首过消除效应,可迅速被肝代谢,生物利用度约10%;若舌下或颊黏膜给药,大部分药物可避免进入肝脏而进入体循环;静脉给药可避免首关效应,多用于急性心肌缺血发作、心源性肺水肿、急性心力衰竭、高血压危象及急症高血压等。

硝酸异山梨酯无肝脏首过消除效应,口服用于预防心绞痛发作,舌下含化用于心绞痛急性发作,缓释制剂用于长期治疗,静脉制剂同硝酸甘油。

二、β 受体阻断药

β受体阻断药可使心绞痛患者心绞痛发作次数减少,增加患者运动耐量,减少心肌耗氧量。对心肌梗死者,可缩小梗死面积,降低死亡率。现已作为抗心绞痛的一类重要药物。

普萘洛尔

普萘洛尔(propranolol)为临床常用的抗心绞痛药。

【抗心绞痛作用机制】

1. 降低心肌耗氧量　本药通过阻断心脏的β_1受体,使心率减慢,心肌收缩力减弱,心肌耗氧量降低。在心绞痛发作、交感神经兴奋时,降低心肌耗氧量更为显著。

2. 增加缺血区血液供应　本药可降低心肌耗氧量,使非缺血区血管阻力增加,促使血液流向血管极度扩张的缺血区,增加缺血区血液供应;减慢心率,相对延长舒张期,有利于血液从心外膜流向易缺血的心内膜下区域;增加侧支循环,增加缺血区血流灌注。

3. 其他　本药可促进氧与血红蛋白分离,增加心肌组织对氧的摄取利用。此外,本药还具有保护缺血区心肌细胞线粒体的结构与功能、改善缺血区心肌细胞对葡萄糖的摄取和利用、减少缺血区因缺血所致的失钾等作用。

【临床应用】

1. 防治心绞痛　本药抗心绞痛的疗效与心绞痛类型有关。稳定型心绞痛使用后效果最好,对伴有高血压和快速型心律失常的患者更为适用;对硝酸甘油治疗效果差的稳定型心绞痛患者,本药可减少心绞痛发作次数,减轻缺血程度,提高生活质量;变异型心绞痛不宜单独使用本药。

临床常将本药与硝酸酯类合用。原因：①两类药均可降低心肌耗氧量，合用后可产生协同作用；②普萘洛尔能对抗硝酸酯类引起的反射性心率加快、心肌收缩力增强、耗氧增加，硝酸酯类可对抗普萘洛尔引起的心室容积增大、射血时间延长、冠状动脉收缩。所以，两类药合用可以取长补短，发挥协同治疗作用，同时减少不良反应。但联合用药时应注意适当减少用药剂量，避免因血压过低导致冠状动脉灌注压降低，反而不利于缓解心绞痛。

2. 治疗心肌梗死 心肌梗死患者用药后可缩小梗死范围，减轻缺血损伤，长期应用可降低复发率及病死率。

【不良反应】

本药可引起心动过缓、房室传导阻滞、心力衰竭等。本药的有效剂量个体差异较大，一般宜从小剂量开始逐渐增加剂量。突然停药会诱发或加重心绞痛，甚至诱发心肌梗死。支气管哮喘、心动过缓、房室传导阻滞等患者禁用。

同类药物还有美托洛尔（metoprolol）、索他洛尔（sotalol）等。

三、钙通道阻滞药

钙通道阻滞药是临床用于预防和治疗心绞痛的常用药，特别是对变异性心绞痛疗效最佳。常用药物有硝苯地平（nifedipine）、维拉帕米（verapamil）地尔硫䓬（diltiazem）等。

【作用】

1. 降低心肌耗氧量 本类药物通过阻滞细胞膜上钙通道，抑制 Ca^{2+} 内流，从而使心肌收缩力减弱、心率减慢，血管平滑肌松弛、血压下降、外周阻力减小，心脏前、后负荷降低，心肌耗氧量降低。

2. 扩张冠状动脉 本类药物可扩张冠状动脉中的输送血管和小阻力血管，增加侧支循环，改善缺血区的血液供应，有利于缓解心绞痛。

3. 保护缺血心肌细胞 心肌缺血时，心肌细胞外大量的 Ca^{2+} 内流，致线粒体内 Ca^{2+} 超负荷，使线粒体结构破坏，失去氧化磷酸化能力，导致细胞坏死。本类药物通过抑制 Ca^{2+} 内流，保护缺血的心肌细胞。

4. 抑制血小板聚集 本类药物可降低血小板内的 Ca^{2+} 浓度，抑制血小板聚集，从而防止血栓形成，以缓解心绞痛症状。

【临床应用】

本类药物主要用于变异型心绞痛，也可用于稳定型心绞痛，对伴有支气管哮喘及外周血管痉挛性疾病者效果好。

硝苯地平对血管尤其是冠状动脉和外周小动脉的扩张作用明显，故对变异型心绞痛疗效好，伴高血压者尤佳，与 β 受体阻断药合用可增强疗效。

维拉帕米常用于稳定型心绞痛，因扩张冠状动脉的作用较弱，故不宜单独用于变异型心绞痛；与 β 受体阻断药合用虽可取得协同作用，但因二者均可抑制心肌收缩力和传导系统，故应慎用于伴有心力衰竭及传导阻滞的患者。

地尔硫䓬对各型心绞痛均可用，疗效介于硝酸甘油和维拉帕米之间，也有抑制心肌收缩力和传导的作用，因此慎用于心绞痛伴心力衰竭及传导阻滞者。

四、抗心绞痛药的用药护理

1. 向患者及其家属介绍硝酸酯类药物的用药知识。硝酸甘油性质不稳定，具有挥发性，应密封在有色玻璃瓶内，置阴凉处保存 3~6 个月，未用完的药物应弃去，更换新药。变异型心绞痛的患者，为防止夜间发作，可在临睡前服药。

2. 告诉患者避免过饱饮食、过度劳累、寒冷刺激及精神紧张等，以免诱发心绞痛；绝对禁烟，并要防止大便干燥。如果合并有高血压、高脂血症,应适当使用抗高血压药、调血脂药。

3.告知患者要随身携带硝酸甘油,一旦心绞痛发作应立即取坐位或卧位,并将药片置于舌下含服,直至完全缓解。如果含服 1 片后疼痛仍不缓解,5min 后可再含 1~2 片,最多连续用 3 次。若 15min 后仍不缓解,可能有不稳定型心绞痛或心肌梗死,应立即就诊处理。

4.采用喷雾给药的患者,应将药物喷在口腔黏膜上或者舌下;口服缓释制剂时,应将药物吞服,不可嚼碎;贴膜剂应将其贴在少毛的皮肤上如胸前区或手腕等处。

5.告诉患者含服硝酸甘油时会出现短暂的头痛,若头痛持续不缓解且严重,应报告医生;用药期间注意监测患者的血压和心率;长期用药不能突然停药,以防反跳现象的发生;久用可出现耐受性。

6.β 受体阻断药与硝酸酯有协同作用,使用时要减量,以免引起直立性低血压;停药时要逐渐减量;用药期间注意监测血糖、血脂等。钙通道阻滞药与硝酸酯类有协同作用,使用时要减量,以免引起直立性低血压;停用钙通道阻滞药时应逐渐减量,以免引起冠脉痉挛;用药期间注意监测患者的血压和心率。

(董充慧)

思考题

1.硝酸甘油的抗心绞痛作用有哪些?
2.普萘洛尔与硝酸甘油是否可以联合治疗心绞痛?

第五节　抗动脉粥样硬化药

学习目标

1.掌握他汀类调血脂药的作用、临床应用、不良反应和注意事项。
2.熟悉苯氧酸类调血脂药的作用特点及临床应用。
3.了解其他调血脂药和抗动脉粥样硬化药的临床应用。
4.具备根据高脂血症类型,执行调血脂药医嘱的能力。
5.培养学生利用所学知识对高脂血症患者进行健康宣教,培养以人为本的职业意识。

案例导入

患者,男性,58 岁。患者患有原发性高血压 25 年,血压最高 190/116mmHg,有吸烟史 35 年。入院检查:心率 80 次/min,BMI 20.2kg/m^2,空腹血糖 5.3mmol/L。血脂:LDL-C 4.3mmol/L,TG 1.9mmol/L,HDL-C 1.12mmol/L。

请思考:
该患者应首选哪类药物? 为什么?

一、调血脂药

血脂是血浆中所含脂类的总称,包括胆固醇(Ch)、甘油三酯(TG)[又称三酰甘油(TAG)]、磷脂(PL)及游离脂肪酸(FFA)等。

血脂在血浆中分别与载脂蛋白(Apo)结合,形成血浆脂蛋白(PL),溶于血浆进行转运与代谢。

人体血浆脂蛋白可分为乳糜微粒（CM）、极低密度脂蛋白（VLDL）、中间密度脂蛋白（IDL）、低密度脂蛋白（LDL）和高密度脂蛋白（HDL）等。

高脂血症的分型

内容见表6-5。

表 6-5　高脂血症的分型

分型	脂蛋白变化	血脂变化	与动脉粥样硬化的关系
I	CM↑	TG↑↑↑ TC↑	无
II$_a$	LDL↑	TC↑↑	↑↑↑
II$_b$	VLDL↑、LDL↑	TG↑↑ TC↑↑	↑↑↑
III	LDL↑	TG↑↑ TC↑↑	↑↑
IV	VLDL↑	TG↑↑ TC↑	↑
V	CM↑、VLDL↑	TG↑↑ TC↑	↑

注：TC 表示总胆固醇。

调血脂药（lipid regulating agent）指能改善脂蛋白代谢异常，对动脉粥样硬化具有防治作用的药物。

（一）他汀类

他汀类是治疗高胆固醇血症的药物。常用的有阿托伐他汀（atorvastatin）、普伐他汀（pravastatin）、洛伐他汀（lovastatin）、氟伐他汀（fluvastatin）和辛伐他汀（simvastatin）等。

他汀类口服吸收较好，生物利用度高。部分品种需在肝活化后才能发挥作用，多数药物的原形药及活性代谢产物与血浆蛋白的结合率较高。药物主要在肝代谢，大部分经消化道排泄，少量经肾排泄。

【作用】

1. 调血脂作用　他汀类主要通过抑制肝细胞合成胆固醇的限速酶——羟甲基戊二酰辅酶 A（HMG-CoA）还原酶的活性，使胆固醇合成受阻，血浆中胆固醇浓度降低，也可以通过负反馈调节使肝细胞表面 LDL 受体数量增加、活性增强，从而能与更多 LDL 结合，并将其转运至外周组织，以此降低血浆中 LDL 浓度。本类药物主要降低血中胆固醇含量，对甘油三酯影响较小。

治疗剂量时能明显降低 LDL-C，降低总胆固醇作用次之，对甘油三酯的作用较弱；可使 HDL-C 轻度升高。调血脂作用呈剂量依赖性，用药 2 周后出现明显疗效，4~6 周达最大效应。

2. 其他作用　他汀类可抑制动脉平滑肌细胞增殖，延缓内膜增厚，改善血管内皮对扩血管物质的反应性；提高纤溶活性，抑制血小板聚集，减少动脉壁巨噬细胞及泡沫细胞的形成，稳定和缩小动脉粥样硬化斑块等，均有助于发挥抗动脉粥样硬化作用。

【临床应用】

1. 治疗原发性高胆固醇血症　他汀类可用于治疗以胆固醇升高为主的高脂蛋白血症，特别是伴有 LDL-C 升高者可作为首选药,对杂合子家族性和非家族性Ⅱ$_a$型高脂蛋白血症疗效最好。

2. 治疗继发性高胆固醇血症　他汀类可用于继发肾病综合征及 2 型糖尿病的高脂蛋白血症患者。用药后可使患者血浆中 LDL、VLDL 等不同程度地降低。

3. 预防冠心病　他汀类可通过降低血脂、增加 HDL 含量,能有效延缓冠状动脉硬化的速度,提高其消退率。

【不良反应】

他汀类不良反应较少。约 10% 患者有轻度胃肠道反应、头痛或皮疹。偶见肝毒性,少数患者出现无症状性转氨酶升高,停药后可恢复;也有少数患者发生肌痛、无力、肌酸磷酸激酶(CPK)升高等肌病表现,多见于大剂量用药者。用药期间应定期检查肝功能,有肌痛者应检测 CPK,必要时停药。妊娠期妇女、哺乳期妇女及转氨酶持续升高者禁用。

(二)苯氧酸类

苯氧酸类又可称贝特类。目前应用的新型苯氧酸类药效强、毒性低,包括吉非罗齐(gemfibrozil)、苯扎贝特(bezafibrate)、非诺贝特(fenofibrate)等。

本类药物口服吸收快而完全,2~8h 血药浓度达高峰,在血液中与血浆蛋白结合,不易分布到外周组织。大部分在肝脏与葡糖醛酸结合,少量以原形经肾排出,部分药物有肝肠循环。

【作用及临床应用】

本类药物能明显降低患者血浆甘油三酯、VLDL-C、IDL 含量,可使 HDL 升高。对 LDL 作用与患者血浆甘油三酯水平有关。对单纯高甘油三酯血症患者 LDL 无影响,但对单纯高胆固醇血症患者 LDL 可下降 15%。此外,本类药物也有降低血小板聚集性和黏附性、降低血浆黏滞度和增加纤溶酶活性、抗凝血等作用。

用于治疗以甘油三酯增高为主的高脂血症,即 VLDL 或甘油三酯升高为主,如Ⅱ$_b$、Ⅲ、Ⅳ型高脂血症,尤以Ⅲ型效果更好;也用于 2 型糖尿病合并高脂血症。

【不良反应】

不良反应较少,常见轻度恶心、腹痛、腹泻等胃肠道反应,饭后服用可减轻症状;偶有皮疹、脱发、视物模糊、血常规异常、血清谷丙转氨酶增高等,故用药期间嘱患者定期检查肝功能和血常规。

苯氧酸类与他汀类联用,有发生横纹肌溶解症的危险性,临床可致肌肉强直或疼痛、病变部位肌肉退化,尿液呈酱油色或黑红色等。肝、肾功能不全,妊娠期妇女及哺乳期妇女慎用。

(三)胆汁酸结合树脂类

本类药物又称胆酸螯合剂,为阴离子交换树脂,不溶于水,也不易被消化酶分解。

考来烯胺和考来替泊

考来烯胺(Cholestyramine)和考来替泊(colestipol)是一类碱性阴离子交换树脂,不溶于水,口服不吸收,也不易被消化酶破坏,能与胆汁酸结合形成络合物,阻断胆汁酸的肝肠循环,促其从肠道排泄;由于胆汁酸减少,促使肝中胆固醇转化为胆汁酸,使胆固醇含量降低,导致肝细胞表面 LDL 受体数量增加,促进血浆中 LDL 向肝中转移,致血浆 TC 和 LDL-C 浓度下降;由于肠腔中胆汁酸减少,使食物中的胆固醇吸收减少,这也是降低胆固醇的原因之一。

本类药物用于治疗高胆固醇血症为主的高脂蛋白血症,主要用于Ⅱ$_a$型高脂血症,对Ⅱ$_b$型高脂血症应与降甘油三酯、VLDL 的药物合用;常见腹胀、嗳气、便秘等胃肠道反应。长期应用可引起脂溶性维生素缺乏,应注意补充。

(四)烟酸类

烟　酸

烟酸(nicotinic acid)属于维生素 B 族,药理剂量具有调血脂作用。烟酸为广谱调血脂药,大剂量用药能迅速降低血浆 VLDL 和甘油三酯浓度;用药 1~4d 后生效,作用强度与 VLDL 水平有关;用药 5~7d 后,LDL-C 也下降。烟酸可使 HDL-C 浓度增高。烟酸还具有抑制血小板聚集和扩张血管作用。对 II、III、IV、V 型高脂血症均有效,其中对 II$_b$、IV 型高脂血症效果最佳。与他汀类或苯氧酸类合用,可提高疗效。

治疗初期常见皮肤潮红、瘙痒、头痛等皮肤血管扩张现象;还可出现胃肠道反应如恶心、呕吐、腹泻等,可诱发溃疡病。大剂量可引起血糖升高、尿酸增加、肝功能异常。故长期使用应定期检查血糖、肝功能、肾功能。痛风、消化性溃疡、糖尿病患者禁用。

二、抗氧化剂

过度氧化和氧自由基在动脉粥样硬化的发生发展过程中发挥着重要作用,防止氧自由基脂蛋白的氧化修饰已成为阻止动脉粥样硬化发生和发展的重要措施。

普罗布考

普罗布考(probucol)口服吸收不完全,餐后服可增加吸收。

【作用】

1. 调血脂　本药通过抑制胆固醇的早期合成、抑制食物中胆固醇的吸收、促进胆汁酸排泄等,降低 TC、LDL 和 HDL 水平。

2. 抗氧化及抗动脉粥样硬化　本药分布于脂蛋白后,本身被氧化为普罗布考自由基,阻断脂质过氧化,减少过氧化物的产生,减缓动脉粥样硬化,降低冠心病的发病率。

【临床应用】

本药用于治疗各型高胆固醇血症及预防动脉粥样硬化的形成,与他汀类、烟酸、考来烯胺合用作用增强。

【不良反应】

不良反应较轻,常见恶心、腹胀、腹泻、腹痛等胃肠道反应,偶见嗜酸性粒细胞增多,肝功能异常等,个别患者 QT 间期延长。故用药期间应定期监测心电图。妊娠期妇女及计划妊娠妇女禁用。

三、多烯脂肪酸类

多烯脂肪酸(polyunsaturated fatty acid)又称多不饱和脂肪酸(polyunsaturated fatty acid,PUFA),根据其不饱和键在脂肪酸链中开始出现的位置,分为 n-3(ω-3)型及 n-6(ω-6)型两大类,前者调血脂作用较可靠。

n-3 型多烯脂肪酸

n-3 型多烯脂肪酸包括二十二碳六烯酸、二十碳五烯酸,主要来自海洋生物如鱼及贝壳类、海藻。二十二碳六烯酸和二十碳五烯酸可用于治疗高甘油三酯血症,对心肌梗死患者的预后有明显改善;可明显降低甘油三酯及 VLDL,升高 HDL,长期应用对预防动脉硬化有益。不良反应较少;长期或大剂量服用可出现免疫反应降低,消化道不适,出血时间延长等,故出血性疾病患者禁用。

四、血管内皮保护药

多种因素(机械、化学、细菌毒素)可损伤血管内皮,改变其通透性,引起白细胞和血小板黏附,并释放各种活性因子,导致内皮进一步损伤,最终导致动脉粥样硬化斑块形成。因此,保护血管内皮免受各种因子的损伤,是抗动脉粥样硬化的重要措施。

目前临床应用的保护动脉内皮的药物主要是硫酸多糖(polysaccharide sulfate)。这是一类含有硫酸基的多糖,从动物脏器或藻类中提取或半合成,如硫酸类肝素、肝素、硫酸葡聚糖、硫酸软骨素 A 等。它们带有大量负电荷,能结合在血管内皮表面,防止白细胞、血小板以及有害因子的黏附,保护血管内皮细胞免受损伤;同时,能抑制血管平滑肌细胞增生,具有抗多种化学物质致动脉内皮损伤的作用;主要用于缺血性心脑血管疾病及预防经皮冠脉成形术后再狭窄。

五、抗动脉粥样硬化药的用药护理

1. 告诉患者防治高脂血症不能单纯依赖药物。首先要调节饮食,食用低热量、低脂肪低胆固醇类食品,减少饱和脂肪酸的摄入量。其次,加强体育锻炼,积极控制高脂血症的促发因素如高血压、吸烟、肥胖、缺乏体力活动等;若血脂仍不正常再用药物治疗。

2. 单用一种调血脂药,往往血脂达标不太理想,采用联合用药则可得到较为满意的治疗效果,但应注意联合用药的安全性,尽量避免不良反应的发生。同一类调血脂药不应联合应用。长期用药应定期监测血常规、血脂、血糖及肝功能。

3. 他汀类在晚餐或睡觉前服用疗效更好,因为肝合成胆固醇主要在夜间进行;极少数患者可引起横纹肌溶解、急性肾功衰竭,应减少剂量或暂时停药;若出现肌痛、肌无力等症状请立即停药并及时就医。

4. 应用烟酸后注意观察患者有无面、颈、耳发红或皮肤瘙痒症状,阿司匹林有助于减轻或缓解;注意观察患者尿液的颜色、性状及有无关节疼痛的表现,有条件应定期检查血尿酸,以便及时发现可能的并发症。

5. 长期应用考来烯胺可干扰维生素 A、维生素 D、维生素 K 等的吸收,并可致便秘,宜多食含有纤维素的食物,如需服用其他药,可安排在服本类药物前 1h 或 4h 后。

6. 注意调血脂药与其他药物发生相互作用　①他汀类:与免疫抑制剂、红霉素类抗生素、抗真菌药物合用,可使其血药浓度增高,增加横纹肌瘤的危险。②苯氧酸类:如吉非罗齐与华法林(抗凝血药)合用,可增加华法林抗凝血作用和毒性。故应减少抗凝血药的用量,并注意观察有无皮下、黏膜出血的倾向。

(董充慧)

思考题

1. 哪些患者不宜使用他汀类调血脂药?
2. 普罗布考是如何发挥降脂作用的?

练习题

第七章 作用于血液和造血系统的药物

ER7-1
教学课件

ER7-2
思维导图

学习目标

1. 掌握铁剂、维生素 K、氨甲苯酸、肝素、华法林的作用、临床应用、不良反应及用药护理。
2. 熟悉叶酸、维生素 B_{12}、右旋糖酐、尿激酶的作用、临床应用和不良反应。
3. 了解垂体后叶激素、枸橼酸钠的作用及临床应用。
4. 具备观察药物的疗效、不良反应及做出正确处理的能力，能够进行本章节药物处方和医嘱核对工作，并熟练进行用药护理。
5. 能充分利用所学的知识进行血液疾病预防知识的宣讲，正确指导患者合理用药、安全用药。

案例导入

患者，女性，85 岁，因肺部感染合并慢性肾功能不全入院。医嘱给予头孢哌酮/舒巴坦钠 1.5g，静脉滴注，每日 3 次。用药至第七日，患者出现全程肉眼血尿，面颊部可见 2cm × 3cm 瘀斑 1 处。实验室检查示患者凝血功能出现严重异常。立即停用头孢哌酮/舒巴坦钠，输注新鲜冰冻血浆 400ml。之后每日输注 200ml 冰冻血浆，并同时给予维生素 K_1 10mg，肌内注射，每日 2 次；给予卡络磺钠 60mg，静脉滴注，每日 1 次。连续用药 15d 后，患者血尿消失，皮肤未见有新出血点。复查凝血功能恢复正常。

请思考：
1. 患者治疗过程中出现血尿和瘀斑的原因是什么？
2. 给予新鲜冰冻血浆和维生素 K_1 治疗的作用机制是什么？

第一节 抗贫血药

血液中血红蛋白浓度、红细胞计数和/或红细胞比容低于正常低限称为贫血。根据病理生理机制的分类，常见的三种类型是缺铁性贫血、巨幼细胞贫血及再生障碍性贫血。对贫血的治疗采用对因及补充治疗方法。

铁 剂

常用的口服制剂有硫酸亚铁（ferrous sulfate）、枸橼酸铁铵（ammonium ferric citrate）、富马酸亚铁（ferrous fumarate）等；注射制剂有右旋糖酐铁（iron dextran）。

【作用】

铁是红细胞成熟阶段合成血红素的必需物质。进入骨髓的铁，吸附在有核红细胞膜表面并进入细胞内的线粒体，与原卟啉结合，形成血红素，后者再与珠蛋白结合成为血红蛋白，当机体铁缺乏时可影响血红蛋白的合成而引起缺铁性贫血。

【临床应用】

铁剂可治疗缺铁性贫血；主要用于慢性失血（如月经过多、痔疮出血、子宫肌瘤和消化道溃疡）、营养不良、妊娠、儿童生长发育所引起的缺铁性贫血。

铁剂治疗后一般症状迅速改善，用药 4~5d 网织红细胞数上升，7~12d 达高峰。治疗 4~10 周血红蛋白接近正常。为使体内铁储存恢复正常，血红蛋白正常后尚需减半量继续服药 2~3 个月。

【不良反应】

铁剂口服对胃肠道有刺激性，表现为恶心、呕吐、腹痛、腹泻、上腹部不适等，宜饭后服用。服用铁剂后可排出黑便。引起便秘的原因可能是 Fe^{2+} 与肠内硫化氢结合后，使肠蠕动的生理刺激物硫化氢减少。铁剂肌内注射可引起局部疼痛和皮肤着色。

小儿误服 1g 以上铁剂即引起急性中毒，表现为坏死性胃肠炎症状，可有呕吐、腹痛、血性腹泻、头痛、头晕、呼吸困难、惊厥，甚至休克，严重可致死亡。急救措施为用磷酸盐或碳酸盐溶液洗胃，并以特殊解毒剂去铁胺灌胃或注射，以结合残存的铁，同时采取抗休克等对症支持治疗。

叶 酸

叶酸（folic acid）属于水溶性 B 族维生素，广泛存在于动物肝和肾以及绿色蔬菜中。人体不能直接合成叶酸，必须从食物中获取。人体对叶酸的需要量约为 $50\mu g/d$。

【作用】

叶酸在体内被还原成 5-甲基四氢叶酸后，能传递一碳基团，参与氨基酸和核酸的合成。叶酸缺乏时，表现为巨幼细胞贫血。

【临床应用】

叶酸主要用于治疗各种巨幼细胞贫血。营养不良或婴儿期、妊娠期对叶酸需要量增加所致的营养性巨幼细胞贫血，治疗以叶酸为主，辅以维生素 B_{12}；叶酸对抗药甲氨蝶呤、乙胺嘧啶、甲氧苄啶等所致的巨幼细胞贫血，因二氢叶酸还原酶受抑制，四氢叶酸生成障碍，故需甲酰四氢叶酸钙治疗。维生素 B_{12} 缺乏所致的恶性贫血，叶酸只能纠正异常血常规，不能改善神经损害症状，治疗以维生素 B_{12} 为主，叶酸为辅。

【不良反应】

不良反应较少，长期用药可以出现厌食、恶心、腹胀等症状。

维生素 B_{12}

维生素 B_{12}（vitamin B_{12}）又称钴胺素，为含钴的水溶性维生素，人体的生理需要量为 $1~2\mu g/d$。维生素 B_{12} 口服后，必须与胃黏膜壁细胞分泌的糖蛋白，即"内因子"结合成复合物才能被吸收。故机体"内因子"缺乏者，肠道吸收维生素 B_{12} 障碍，引起恶性贫血，口服维生素 B_{12} 无效，应注射给药。维生素 B_{12} 参与机体多种代谢过程，是细胞发育成熟和维持神经髓鞘完整的必需物质。维生素 B_{12} 用于治疗恶性贫血及巨幼细胞贫血，也可辅助治疗神经炎、神经萎缩等神经系统疾病。偶见过敏反应。

红细胞生成素

红细胞生成素（erythropoietin，EPO）是一种调节红系干细胞生成的糖蛋白激素，主要由肾近曲小管管周细胞合成，参与红细胞生成的调节。临床所用 EPO 是利用基因技术生产的重组人红细胞生成素（recombinant human erythropoietin，r-Hu EPO），其理化性质和作用与天然的内源性 EPO 相似。

【作用及临床应用】

EPO 可与红系干细胞表面的红细胞生成素受体结合，促使红系干细胞增殖、分化和成熟，使红细胞数量增多，血红蛋白含量增加。稳定红细胞膜，提高红细胞抗氧化能力。临床主要用于慢性肾衰竭性贫血及再生障碍性贫血，对尿毒症血液透析所致的贫血疗效显著，还常用于多发性骨髓瘤、骨髓增生异常、骨癌及结缔组织疾病所致的贫血。

【不良反应】

EPO 可引起血压升高、血凝增强,偶可诱发脑血管意外或癫痫发作。高血压患者、哺乳动物细胞衍生产品过敏、人血清白蛋白过敏者禁用。

第二节　促凝血药

促凝血药指能增加凝血因子而加速血液凝固、抑制纤维蛋白溶解或降低毛细血管通透性而止血的药物。

一、维生素 K

维生素 K(vitamin K)包括维生素 K_1、维生素 K_2、维生素 K_3、维生素 K_4。维生素 K_1 来源于绿色蔬菜及番茄,维生素 K_2 可由人体肠道内细菌合成,二者均为脂溶性,需要胆汁协助吸收。维生素 K_3、维生素 K_4 为人工合成品,水溶性,可直接吸收。

【作用】

维生素 K 是 γ-羧化酶的辅酶,在肝内参与凝血因子 Ⅱ、Ⅶ、Ⅸ、Ⅹ 前体中谷氨酸残基的 γ 羧化,使这些因子具有活性。当维生素 K 缺乏时,肝脏仅能合成无凝血活性的凝血因子前体物质,从而导致凝血障碍,造成出血。

【临床应用】

维生素 K 主要用于治疗维生素 K 缺乏引起的出血,如梗阻性黄疸、胆瘘、慢性腹泻、早产儿、新生儿出血者,也用于长期服用广谱抗菌药继发的维生素 K 缺乏和香豆素类、水杨酸类过量引起的出血。

【不良反应】

维生素 K 毒性低,一般多采用肌内注射,若静脉注射速度过快可引起面部潮红、出汗、呼吸困难、血压降低甚至休克。较大剂量(每次 30mg)维生素 K_3、维生素 K_4 可引起早产儿、新生儿溶血性贫血,血胆红素升高,黄疸等。对红细胞缺乏 G6PD 者,维生素 K 可诱发其急性溶血性贫血。肝功能不全者慎用。

二、凝血因子制剂

凝血酶(thrombin)是从猪、牛血提取精制而成的无菌制剂。直接作用于血液中纤维蛋白原,使其转变为纤维蛋白而止血;还有促进上皮细胞的有丝分裂,加速创伤愈合的作用;用于小血管、毛细血管及实质性脏器出血的止血,创面、口腔、泌尿道及消化道等部位的出血。局部止血时,用灭菌生理盐水溶解成 50~1 000U/ml 溶液喷雾或敷于创面。严禁注射给药。偶尔可出现过敏反应,此时应立即停药,给予抗过敏治疗。

凝血酶原复合物(prothrombin complex concentrate,又称人凝血酶原复合物)是由健康人静脉血分离而得的含有凝血因子 Ⅱ、Ⅶ、Ⅸ、Ⅹ 的混合制剂;4 种凝血因子的凝血作用均依赖维生素 K 的存在;主要用于治疗乙型血友病 B(先天性凝血因子Ⅸ缺乏)、严重肝脏疾病、香豆素类过量等导致的出血。

抗血友病球蛋白(antihemophilic globulin,又称抗甲种血友病球蛋白)含凝血因子Ⅷ及少量纤维蛋白原;用于血友病 A(先天性凝血因子Ⅷ缺乏)的治疗;还用于抗因子Ⅷc 抗体导致的严重出血。不良反应为静脉滴注过速可引起的头痛、发热、荨麻疹等症状。

三、纤维蛋白溶解抑制药

氨甲苯酸(aminomethylbenzoic acid,PAMBA)通过竞争性抑制纤溶酶原激活因子,使纤溶酶原不能转化为纤溶酶,从而抑制纤维蛋白溶解,产生止血作用。临床常用于治疗纤维蛋白溶解亢进所致的出血,如前列腺、肝、胰、肺、甲状腺、肾上腺等部位的手术出血、产后出血、弥散性血管内凝血(DIC)后期及肝硬化出血等。也可用于链激酶、尿激酶过量引起的出血。但对癌症出血、创伤出血及非纤维蛋白溶解引起的出血无止血效果。氨甲苯酸过量可致血栓,并可能诱发心肌梗死。有血栓形成倾向者禁用。肾功能不全者慎用。

氨甲环酸(tranexamic acid,AMCHA)作用及临床应用类似氨甲苯酸,但作用较强。

四、作用于血管的药物

作用于血管的止血药即通过收缩血管而止血的药物,包括垂体后叶激素、安特络新等。

垂体后叶激素(pituitrin)含加压素和缩宫素,能收缩血管和子宫;用于肺咯血、肝硬化性门静脉高压所致的上消化道出血、产后大出血,也用于治疗尿崩症;偶见过敏反应,表现面色苍白、出汗、心悸、胸闷、胸痛等。高血压、冠心病、心力衰竭患者禁用。

五、促进血小板生成药

酚磺乙胺(etamsylate)能促进血小板生成并增强血小板的功能,还能增强毛细血管的抵抗力,降低毛细血管通透性,减少血液渗出;可用于防治术前后的出血,以及血小板功能不良、血管脆性增加引起的出血;偶见过敏反应,可能引起恶心、头痛、皮疹、暂时性低血压、血栓形成等,静脉注射时偶可发生休克。

第三节　抗凝血药

抗凝血药指通过影响凝血因子降低机体凝血功能的药物,临床用于预防血栓形成和防治血栓扩大。

一、体内、体外抗凝血药

肝　素

肝素(heparin)是高极性大分子物质,不易透过生物膜,口服无效;皮下注射吸收差,肌内注射可致局部血肿,故一般采用静脉给药;主要经肝脏代谢,肾脏排泄。

【作用】

1. **抗凝作用**　肝素在体内和体外均有迅速且强大的抗凝作用。静脉给药后血液凝固时间、部分凝血酶时间明显延长。其抗凝机制主要是通过增强抗凝血酶Ⅲ(AT Ⅲ)的活性而发挥作用。

2. **调血脂作用**　肝素使血管内皮释放脂蛋白脂酶入血,加速血中乳糜微粒和极低密度脂蛋白的分解,减低血脂。

【临床应用】

1. **血栓栓塞性疾病**　肝素主要用于防治血栓的形成和栓塞,如深静脉血栓、脑栓塞、肺栓塞以及急性心肌梗死性栓塞等,防止血栓的形成和扩大。

2. **DIC 早期**　肝素用于脓毒血症、胎盘早期剥离、恶性肿瘤溶解等各种原因引起的 DIC 早期,防止纤维蛋白原和凝血因子的消耗而引起的继发性出血。

3. **体外抗凝**　肝素用于血液透析、体外循环、微血管手术、心导管检查等。

【不良反应】

1. 出血 肝素主要易致自发性出血,表现为黏膜出血、关节腔积血和伤口出血等。用药期间应监测凝血时间或部分凝血活酶时间,以减少出血危险。一旦出血,立即停药,如出血严重,可缓慢静脉注射硫酸鱼精蛋白对抗。

2. 血小板减少症 多发生在用药后 5~10d。一旦发生血小板减少症,应停药,停药后血小板可逐渐恢复正常。

3. 其他 偶有过敏反应,如发热、寒战、荨麻疹、哮喘等,发生后立即停药,并进行抗过敏治疗。也可引起脱发、短暂的可逆性秃头症,长期应用易致骨质疏松和自发性骨折,妊娠期妇女应用可引起早产和死胎。

【禁忌证】

对肝素过敏、有出血倾向者、血友病、血小板功能不全和血小板减少、紫癜、严重高血压、细菌性心内膜炎、肝肾功能不全、消化性溃疡、颅内出血、活动性肺结核、妊娠期妇女、先兆流产及产后、内脏肿瘤、外伤及术后等禁用。

【药物相互作用】

肝素为酸性药物,不宜与碱性药物合用;与阿司匹林、非甾体抗炎药等合用,可增加出血危险;与胰岛素或口服降血糖药合用可致低血糖,静脉同时给予肝素和硝酸甘油可降低肝素活性;与 ACEI 合用可引起高血钾。

低分子量肝素

低分子量肝素(low molecular weight heparin,LMWH)与普通肝素相比,具有以下特点:①抗因子 Xa 选择性强,对血小板影响较小;②抗凝血作用强;③生物利用度高,$t_{1/2}$ 长,皮下注射的 $t_{1/2}$ 为 200~300min,是普通肝素的 2~4 倍;④抗凝剂量易掌握,个体差异小;⑤较安全,引起出血并发症少,一般不需检测抗凝活性等。

低分子量肝素的不良反应有出血、血小板减少、低醛固酮血症伴高钾血症、过敏反应和暂时性转氨酶升高等。目前临床常用的 LMWH 制剂有依诺肝素(enoxaparin)、替地肝素(tedelparin)等。

二、体内抗凝血药

本类药物有华法林(warfarin)、双香豆素(dicoumarol)、醋硝香豆素(acenocoumarol)等,其中以华法林最为常用。华法林口服吸收迅速而完全,血浆蛋白结合率高,能透过胎盘屏障,主要在肝中代谢,经肾排泄。双香豆素口服吸收慢而不规则,吸收后几乎全部与血浆蛋白结合,经肝药酶代谢失活后经肾排出。醋硝香豆素大部分以原形经肾排出。

【作用】

本类药物是维生素 K 阻断药,抑制维生素 K 的循环利用,影响凝血因子Ⅱ、Ⅶ、Ⅸ、Ⅹ和抗凝蛋白 C 与抗凝蛋白 S 的激活,发挥体内抗凝作用;不能抑制已经激活的凝血因子,故体外无效,体内需待原有激活的凝血因子耗竭后发挥作用,所以口服后 12~24h 出现作用,作用缓慢而持久;此外,本药还具有抑制凝血酶诱导的血小板聚集作用。

【临床应用】

本类药物口服用于防治血栓栓塞性疾病(如心房纤颤和心脏瓣膜病所致血栓栓塞),接受心脏瓣膜修复手术的患者需长期服用华法林;可降低髋关节手术患者静脉血栓形成的发病率。应注意本类药物显效慢,作用时间长,不易控制。防治静脉血栓和肺栓塞一般采用序贯疗法(先用肝素,后用香豆素类维持治疗)。

【不良反应】

本类药物过量易致自发性出血,最严重者为颅内出血,应注意观察。给药 2d 后开始监测凝血酶原时间,若有出血,应立即停药并缓慢静脉注射维生素 K 或输血。少数患者可出现荨麻疹、脱发、恶心、呕吐、粒细胞减少、皮肤和软组织坏死等,较严重者应立即停药,并对症处理。本类药物有致畸作用。禁忌证同肝素。

【药物相互作用】

阿司匹林、保泰松等与血浆蛋白结合率高,与香豆素类药物合用,可使血浆中游离香豆素浓度增高,增强抗凝作用,易引起出血;肝药酶诱导剂巴比妥类、苯妥英钠、利福平等能加速香豆素类药物的代谢,降低其抗凝作用。

三、体外抗凝血药

枸橼酸钠

枸橼酸钠(sodium citrate)的枸橼酸根与 Ca^{2+} 形成难以解离的可溶性络合物,使血浆中游离的 Ca^{2+} 减少而发挥抗凝作用。本药仅用于体外抗凝,如常作为体外血液的保存和输血的抗凝剂。每 100ml 全血加入 2.5% 枸橼酸钠溶液 10ml,可使血液不凝固。大量输血时,应预防低钙血症的发生。

四、新型口服抗凝血药

新型口服抗凝血药是血栓栓塞性疾病治疗的新兴替代选择,主要包括 IIa 因子抑制剂达比加群酯和 Xa 因子抑制剂利伐沙班等。本类药与华法林相比,具有药动学和药效学可预测、可以采用无需常规抗凝监测的固定剂量疗法、与食物和其他药物的相互作用少等优点,临床主要替代华法林用于非瓣膜病性房颤患者。

达比加群酯(dabigatranetexilate)为前体药,在体内转化为达比加群后竞争性抑制凝血酶,生物利用度低,一般包裹在酒石酸中以增加吸收。用药后一旦发生出血,可用特异性阻断剂依达赛珠单抗(idarucizumab)抑制其抗凝作用,该阻断剂与达比加群的亲和力是凝血酶的 350 倍。

利伐沙班(rivaroxaban)、阿哌沙班(apixaban)、依度沙班(edoxaban)均为活性药,通过竞争性结合 Xa 因子位点发挥抗凝作用。

第四节　纤维蛋白溶解药

纤维蛋白溶解药(fibrinolytics)可使纤维蛋白溶解酶原转变为纤维蛋白溶解酶,又称纤溶酶。纤溶酶通过降解纤维蛋白和纤维蛋白原而限制血栓增大和溶解血栓。故又称血栓溶解药(thrombolytics),是预防和治疗血栓栓塞性疾病的重要药物。

一、第一代溶栓药

尿激酶

尿激酶(urokinase,UK)是从人尿分离而来的一种蛋白质,无抗原性,不引起过敏反应。$t_{1/2}$ 约 16min,作用短暂。

【作用及临床应用】

尿激酶可直接将纤溶酶原激活为纤溶酶,水解血栓中的纤维蛋白而溶解血栓。临床主要用于治疗血栓栓塞性疾病。静脉注射治疗动静脉内新鲜血栓形成和栓塞,如急性肺栓塞和深部静脉血栓。冠脉内注射可使阻塞冠脉再通,恢复血流灌注,用于心肌梗死的早期治疗。对急性期新鲜血栓(6h 内)效果好。

【不良反应】

尿激酶的主要不良反应是出血,注射局部可发生血肿,一般不需要治疗。如严重出血可用氨甲苯酸对抗。禁用于出血性疾病、新近创伤、消化道溃疡、伤口愈合中及严重高血压。

链 激 酶

链激酶(streptokinase,SK)是由 C 族乙型溶血性链球菌培养液中提取的一种蛋白质。现用基因工程技术制备重组链激酶。链激酶具有抗原性,可引起过敏反应。链激酶的作用、临床应用和不良反应及禁忌证同尿激酶。

二、第二代溶栓药

阿替普酶

组织型纤溶酶原激活剂(tissues plasminogen activator,t-PA)为人体内生理性纤溶酶原激活剂,主要由血管内皮细胞合成并释放入血液循环。

阿替普酶(alteplase)是用基因工程方法生产的人重组 t-PA。其溶栓机制为选择性激活结合在纤维蛋白表面的纤溶酶原,使之活化成纤溶酶,发挥选择性溶栓作用,因此不产生尿激酶常见的出血并发症。本药用于治疗肺栓塞和急性心肌梗死,使阻塞血管再通率比尿激酶高,不良反应较少,是较好的第二代溶栓药,禁用于出血性疾病。

本类药物还有阿尼普酶(anistreplase)、重组葡激酶(staphylokinase)、西替普酶(silteplase)、那替普酶(nateplase)等。

三、第三代溶栓药

瑞替普酶(reteplase)为第三代溶栓药,是通过基因重组技术改良天然溶栓药的结构,提高选择性溶栓效果,起效更快,半衰期延长,给药更方便,不良反应更少。同类药物还有奈替普酶(tenecteplase)、去氨普酶(desmoteplase)等。

知识链接

新一代溶栓药物

尿激酶原(pro-UK)作用机制仍然是将纤溶酶原转变成有活性的纤溶酶,但与尿激酶不同,属于特异性纤溶酶原激活剂;在血浆中不具有活性,不会降解血浆中的纤维蛋白原,出血不良反应降到最低;在血栓局部被激活,使血栓局部药物浓度较高,导致血管的开通率明显优于前几代静脉溶栓药物。

第五节 抗血小板药

抗血小板药指能抑制血小板黏附、聚集和释放,抑制血栓形成的药物。常用药物有阿司匹林、双嘧达莫、氯吡格雷等。

阿司匹林

阿司匹林(aspirin)为解热镇痛抗炎药。小剂量的阿司匹林抑制氧化酶,减少血栓素 A_2(TXA$_2$)合成而产生抗血小板聚集作用;大剂量的阿司匹林抑制血管内皮细胞内的环氧化酶,减少前列环素(PGI$_2$)合成,可促进血小板聚集和释放。小剂量应用可预防和治疗血栓栓塞性疾病,并对急性心肌梗死、不稳定型心绞痛患者,可降低再梗死率和病死率。

双嘧达莫

双嘧达莫(dipyridamole)通过抑制血小板内的磷酸二酯酶,减少cAMP降解,降低血小板的黏滞度和聚合力,产生抗血小板聚集作用;主要用于防治血栓栓塞性疾病,防止人工心脏瓣膜置换术后血栓形成,缺血性心脏病、卒中和短暂脑缺血发作,血小板血栓形成。不良反应有胃肠道刺激以及由于血管扩张引起的血压下降、头痛、眩晕、潮红、昏厥等;与肝素合用可引起出血倾向。

氯吡格雷

氯吡格雷(clopidogrel)能选择性地抑制血小板的聚集,同时影响血小板的寿命,为新一代血小板聚集抑制剂;用于预防和治疗因血小板高聚集引起的心脑及其他动脉循环障碍疾病,如近期发作的卒中、心肌梗死和确诊的外周动脉疾病。不良反应少,偶见轻微胃肠道反应;罕见皮疹、瘀斑、齿龈出血、白细胞数量减少、胆汁淤积、轻度氨基转氨酶增高,停药后消失。

利多格雷

利多格雷(ridogrel)是强大的TXA_2合成酶抑制剂和中度TXA_2受体阻断剂;用于血栓病的治疗,尤其对新形成的血栓疗效好。不良反应一般较轻,如轻度胃肠道反应,易耐受。未发现出血性卒中等合并症。

同类药物有吡考他胺(picotamide),其作用比利多格雷弱,不良反应轻。

第六节　促进白细胞增生药

目前临床使用的促进白细胞增生药主要有粒细胞-巨噬细胞集落刺激因子沙格司亭、粒细胞集落刺激因子非格司亭、维生素B_4等。

沙格司亭

沙格司亭(sargramostim)皮下注射后血药浓度迅速增加,$t_{1/2}$为2~3h,缓慢静脉注射,作用维持3~6h。能刺激粒细胞、单核细胞、巨噬细胞和巨核细胞等多种细胞的集落形成和增生。对成熟中性粒细胞可增加其吞噬功能和细胞毒性作用。本药用于各种原因引起的粒细胞减少症,如骨髓移植术后、肿瘤化疗后、再生障碍性贫血、骨髓发育不良等。本药可引起骨痛、发热、腹泻、呼吸困难、皮疹、流感样症状等。个别患者首次静脉滴注时可出现潮红、低血压、呕吐、呼吸急促等。

非格司亭

非格司亭(filgrastim)主要作用是促进骨髓中性粒细胞的成熟和释放,同时增强中性粒细胞趋化及吞噬功能。临床用于肿瘤放疗、化疗引起的骨髓抑制,也用于自体骨髓移植及再生障碍性贫血。本药可出现过敏反应如皮疹、低热,偶可发生过敏性休克,大剂量过久使用,可产生轻中度骨痛,皮下注射可有局部反应。对本药或粒细胞集落刺激因子制剂过敏者禁用。

维生素 B_4

维生素B_4(vitaminB_4)是某些辅酶和核酸的组成成分,参加RNA和DNA的合成,能促进白细胞增生。临床上用于各种原因(如放射治疗、苯中毒、抗肿瘤药、抗甲状腺药、氯霉素、解热镇痛药等)引起的白细胞减少症。一般用药2~4周后,白细胞数可明显增加。

鲨 肝 醇

鲨肝醇(batilol)具有促进白细胞再生的作用,对放射线及抗肿瘤药引起的骨髓抑制和苯中毒引起的白细胞减少有一定的疗效,主要用于放射线及抗恶性肿瘤药引起的白细胞减少症。

第七节　血容量扩充药

机体大量失血或大面积烧伤可使血容量降低甚至导致休克,补充血容量、维持重要器官有效灌注是治疗的关键。临床上除输血或血浆外，使用血容量扩充药也是非常重要的措施。本类药物能在一定时间内维持血液胶体渗透压，扩充血容量，维持重要器官的血液灌注。血容量扩充药共同的特点是作用持久，无毒性，不具抗原性及热原性。常用的药物有右旋糖酐、羟乙基淀粉、人血清白蛋白、水解蛋白及冻干血浆等。

右旋糖酐

右旋糖酐（dextran）是高分子葡萄糖聚合物，根据其相对分子质量大小的不同，可分为中分子右旋糖酐、低分子右旋糖酐和小分子右旋糖酐，其平均相对分子质量分别为 70 000D、40 000D 和 10 000D。临床常用的为前两种。

【作用】

1. 扩充血容量　右旋糖酐与血浆有相似的胶体性质，静脉滴注后通过提高血浆胶体渗透压，扩充血容量。作用强度和维持时间随分子量降低而下降和缩短。

2. 抗血栓和改善微循环　右旋糖酐可抑制红细胞、血小板聚集及纤维蛋白聚合，从而降低血液黏滞性，并抑制凝血因子Ⅱ，防止血栓形成和改善微循环，分子小的作用强。

3. 利尿　低分子和小分子右旋糖酐因相对分子质量较小，易从肾脏排出，渗透性利尿作用强。

【临床应用】

中分子右旋糖酐主要用于低血容量性休克如出血性休克、大面积烧伤大量失液引起的休克等。低分子右旋糖酐和小分子右旋糖酐改善微循环和组织灌注、抗血栓作用较强，用于预防血栓和急性肾衰竭。

【不良反应】

右旋糖酐不良反应较少，偶见过敏反应如发热、荨麻疹等。个别可出现血压下降、呼吸困难等严重反应。用量过大，可导致组织供氧不足、凝血障碍和低蛋白血症。血小板减少症及出血性疾病禁用。心功能不全和肺水肿及肾功能不全者慎用。

羟乙基淀粉

羟乙基淀粉（hydroxyethylamyl，706 代血浆）是由淀粉制成的葡萄糖聚合物，主要有低分子量羟乙基淀粉（Mr 40 000~70 000D）、中分子量羟乙基淀粉（Mr 130 000~200 000D）和高分子量羟乙基淀粉（Mr 450 000~480 000D）。静脉注射后，较长时间停留于血液中，提高血浆胶体渗透压，血容量迅速增加。还可通过降低血液黏滞度，延缓血栓的形成和发展。临床用于治疗各种原因引起的血容量不足。低分子羟乙基淀粉改善微循环的作用较好，还可预防和治疗麻醉引起的低血压。高分子羟乙基淀粉尚可用于白细胞分离。

不良反应表现偶见过敏反应（如荨麻疹、瘙痒等），亦可出现发热、寒战、呕吐、流感样症状等，应立即终止给药；大量输入后可出现自发性出血。有出血倾向的患者慎用，哺乳期妇女、严重心肾功能不全者、脑出血者、对淀粉过敏者禁用。

第八节　作用于血液和造血系统的药物的用药护理

1. 应用止血药期间，告知患者定期测定凝血酶时间以调整用量和给药次数。

2. 告知患者一般正常人不会缺乏维生素 K，因为肠道细菌可合成维生素 K，且很多食物中都富含维生素 K，如菠菜、菜花、芦笋等，可以多摄取；教育患者避免长期口服广谱抗菌药和水杨酸类药物；若有胆道疾病，需首先治疗。

3. 长期使用维生素 K 的患者，应定期检查出、凝血时间和凝血激酶原时间；有冠心病或心绞痛者应严格控制用药剂量，以免加重病情。如出现过量中毒反应（如血栓）时，立即告知医生，可口服香豆素类药物解救。

4. 维生素 K_1 对光敏感,静脉注射时现配现用。滴注时应避光,滴速控制在不超过 1mg/min,并严密监护患者的心率、脉搏、血压及体温。如有异常,应及时调整滴速,必要时停止输注并报告医生。凝血酶局部止血时采用喷雾或敷于创面,严禁注射给药。

5. 给患者发放药物时,注意药物的相互作用。如抗凝血药、水杨酸类药、奎尼丁、硫糖铝等药物均可影响维生素 K 作用。氨甲环酸不宜与口服避孕药、苯唑西林等合用。

6. 必须向患者说明抗凝血药的作用和用药后可能发生的不良反应,指导患者观察出血的症状,如有无牙龈出血及瘀斑,尿液和大便的色泽变化,呕吐物的颜色变化,有无骨盆疼痛、眩晕等,一旦出现上述情况,应及时告知医生。

7. 肝素和低分子量肝素刺激性较大,皮下注射应选择细而短小的针头,静脉给药时应单独使用静脉通道,经常更换静脉注射部位。对于需要长期使用肝素的患者,教育他们不可突然停药,应按医嘱逐渐减量。肝素过量易引起自发性出血,故用药期间应定期检查血常规和出凝血时间等;一旦发生自发性出血现象,应立即停药并告知医生,给予鱼精蛋白对抗。有出血倾向、消化性溃疡、严重高血压、术后与产后以及肝、肾功能不全患者禁用肝素。

8. 注意链激酶宜冷藏保存,必须临用前新鲜配制,且不可剧烈振荡,以免降低活力。配制后的溶液在同样温度下保存不得超过 24h。

9. 链激酶、尿激酶剂量过大导致的出血,可静脉注射氨甲苯酸等解救。

10. 香豆素类过量会引起自发性出血,教育患者注意观察牙龈出血、瘀斑、大小便颜色的变化。一旦出现自发性出血,立即告知医生,可用维生素 K 对抗;必要时立即输新鲜血浆或全血以补充凝血因子。华法林还可通过乳汁影响乳儿,乳母用药期间应停止哺乳。要求患者用药期间避免任何组织创伤,防止意外出血,并定期监测凝血酶原时间;用于血栓性静脉炎时,嘱咐患者不要长时间站立,不穿紧身衣服。

11. 使用抗血小板药时,要遵医嘱定期检查血常规,重点监测血小板数量;使用促白细胞增生药时,要遵医嘱定期检查血常规,重点监测白细胞数量。

12. 应对贫血患者进行健康教育,教会患者如何从食物中获取足够的铁剂、叶酸、维生素 B_{12} 等,如多生食绿叶蔬菜、减少过度烹饪绿叶蔬菜、多食动物肝脏等。

13. 铁剂要放在儿童不易拿到的地方,特别是糖浆剂。放置时间不宜过久,以免被氧化。口服铁剂有轻度胃肠道反应,应告知患者餐后服用可减轻胃部刺激。服用含铁的糖浆剂,可将药物溶解于橙汁中(富含维生素 C),用吸管服药,又能防止牙齿变黑。服药后立即漱口、刷牙。服用缓释片时,勿嚼碎或掰开服用,以免影响疗效又同时增加胃肠道刺激的不良反应。

14. 口服铁剂时,勿与浓茶、牛奶、四环素类抗生素及含有鞣酸的饮料、食物同时服用,以免影响吸收。服药期间应该多食用富含维生素 C 的水果、蔬菜或服用维生素 C 片剂,以促进铁的吸收。忌食花生、核桃、葵花籽、浓茶、咖啡等,以免破坏铁剂的有效成分。注意告诉患者,铁制剂可与肠内的硫化氢结合生成黑色的硫化铁沉淀,加重便秘,并致大便变深褐色或黑色,此乃正常现象,告知患者不必惊慌,可多食粗纤维食物,多按揉腹部,以减轻症状。

15. 注射铁剂宜采取深部肌内注射,双侧交替。静脉输注铁剂一定要注意防止药物渗出导致静脉炎。应用铁剂期间,要求患者定期检查血红蛋白、网织红细胞及血清铁蛋白和血清铁,注意观察疗效和不良反应。如发现服用铁剂过量导致急性中毒,应及时报告医生,并且立即催吐、洗胃,并注射特殊解毒药去铁胺,同时采取抗休克等对症治疗。

16. 服用叶酸时可出现黄色尿,不影响治疗。注意维生素 B_{12} 可促进 K^+ 进入细胞内,使血钾降低。低血钾患者以及使用强心苷者,要注意观察是否有低血钾的症状及体征,必要时补钾。

(张晓红)

1.肝素为什么可用于体内及体外抗凝血,而华法林为什么仅用于体内抗凝血?

2.肝素、华法林及链激酶过量所致出血分别用何药解救? 为什么?

3.中分子右旋糖酐与低分子右旋糖酐的临床应用有何不同?

4.促凝血药的不良反应有哪些? 如何进行用药护理?

5.肝素和香豆素类过量引起的出血应用什么药物解救?

6.抗凝血药的临床应用注意事项有哪些?

ER 7-3

练习题

第八章 | 抗过敏药

教学课件

思维导图

学习目标

1. 掌握常用 H_1 受体阻断药和钙剂的作用、临床应用和不良反应。
2. 熟悉白三烯受体阻断药和肥大细胞膜稳定药的特点。
3. 了解其他抗过敏药的作用特点、临床应用及不良反应。
4. 具备观察药物的疗效、不良反应及做出正确处理的能力，能够熟练进行用药护理。
5. 能充分利用所学的知识进行健康教育，正确指导过敏患者合理用药、安全用药。

案例导入

患者，男性，45 岁，从事驾驶工作，患有过敏性鼻炎，经常出现打喷嚏、鼻塞、流清涕等现象，每年春季发作更为频繁。患者近几日症状又发作，自行服用苯海拉明，50mg/次，一日 3 次，用药后症状缓解；但是出现口干、嗜睡等不良反应，严重影响其正常工作。

请思考：
该患者使用苯海拉明是否合理？为什么？

第一节　H_1 受体阻断药

目前临床使用的 H_1 受体阻断药有两代。

第一代 H_1 受体阻断药作用时间 4~6h，中枢抑制作用强，产生明显的镇静和嗜睡作用，多数药物还具有抗胆碱作用及局部麻醉作用，引起口干等不良反应。常用的药物有苯海拉明（diphenhydramine）、异丙嗪（promethazine）、氯苯那敏（chlorpheniramine）、赛庚啶（cyprohetadine）。

第二代 H_1 受体阻断药作用时间一般在 12h 以上，不易通过血脑屏障，故中枢抑制和抗胆碱作用不明显，故无嗜睡、口干等不良反应。常用的药物有西替利嗪（cetirizine）、氯雷他定（loratadine）等。

【作用】

1. **阻断 H_1 受体作用**　H_1 受体阻断药可完全对抗组胺收缩支气管、胃肠道平滑肌作用；能对抗组胺引起的局部毛细血管扩张和通透性增加，但对血压降低等全身作用仅能部分对抗，需同时应用 H_2 受体阻断药才能完全对抗。本类药物不能阻止肥大细胞释放组胺，也不能阻断组胺刺激胃酸分泌。

2. **中枢抑制作用**　第一代 H_1 受体阻断药易进入中枢，产生不同程度的中枢抑制作用，表现为镇静、嗜睡，以苯海拉明、异丙嗪作用最强，氯苯那敏作用最弱。第二代 H_1 受体阻断药不易通过血脑屏障，嗜睡作用不明显。

3. **抗胆碱作用**　第一代 H_1 受体阻断药大多具有抗胆碱作用。中枢抗胆碱作用可产生防晕、止吐作用,外周抗胆碱作用可引起口干、便秘、尿潴留、视物模糊、眼压增高等阿托品样作用。第二代H_1受体阻断药无明显抗胆碱作用。

4. 其他作用 较大剂量的苯海拉明、异丙嗪可产生局部麻醉作用和奎尼丁样作用。

【临床应用】

1. 治疗皮肤黏膜过敏性疾病 H_1受体阻断药对皮肤黏膜过敏性疾病效果好,如荨麻疹、过敏性鼻炎、花粉症等,现多用第二代H_1受体阻断药;对昆虫咬伤引起的皮肤瘙痒和水肿有良好效果;对药疹、接触性皮炎、血清病等有一定疗效;对支气管哮喘疗效差,对过敏性休克无效。

2. 治疗晕动病及呕吐 苯海拉明、异丙嗪用于晕车、晕船等晕动病引起的恶心、呕吐,需在乘车前15~30min服用;对放射病导致的呕吐也有效。

3. 治疗失眠症 苯海拉明、异丙嗪对中枢抑制作用较强,可用于失眠症,尤适用于过敏性疾病引起的焦虑失眠;也可与氨茶碱合用,对抗氨茶碱引起的中枢兴奋、失眠等副作用。

4. 其他 异丙嗪常与哌替啶、氯丙嗪组成冬眠合剂用于人工冬眠,也用于镇咳祛痰药复方制剂中,发挥中枢镇静、抗组胺的作用。

【不良反应】

1. 中枢抑制现象 第一代H_1受体阻断药常引起镇静、嗜睡、乏力、反应迟钝等,故驾驶员、高空作业者在工作期间不宜使用,以免发生事故。

2. 消化道反应 可引起食欲下降、恶心、呕吐、口干、便秘等,饭后服药可减轻。

3. 其他 偶见兴奋、烦躁失眠。第一代H_1受体阻断药多具有抗胆碱作用,引起眼压升高、视物模糊、尿潴留等;偶见粒细胞减少及溶血性贫血。第二代H_1受体阻断药阿司咪唑、特非那定对心肌有毒性作用,可引起心律失常。

第二节 白三烯受体阻断药

白三烯受体阻断药能选择性地阻断白三烯受体,抑制白三烯导致的血管通透性增加,支气管痉挛及体内的其他炎症过敏反应;主要用于支气管哮喘和过敏性鼻炎的预防和长期治疗,但对哮喘急性发作无效;与糖皮质激素合用可获得协同作用。常用的药物有孟鲁司特(montelukast)、扎鲁司特(zafirlukast)、普鲁司特(pranlukast)。本类药物常见不良反应为轻微头痛、咽炎、鼻炎及胃肠道反应,偶见转氨酶、胆红素升高,停药后症状消失。

第三节 肥大细胞膜稳定药

本类药物主要作用是抑制肥大细胞释放过敏介质,常用药物有色甘酸钠(sodium cromoglycate)、酮替芬(ketotifen)等。

色甘酸钠和酮替芬都主要用于预防支气管哮喘发作,对已发作的急性哮喘无效;也可用于过敏性鼻炎、慢性荨麻疹及食物过敏等疾病;不良反应较少。其中酮替芬为新型强效抗过敏药;不但抑制肥大细胞释放过敏介质,而且阻断H_1受体;口服有效,作用持久;疗效优于色甘酸钠。

第四节 其他抗过敏药

常用钙剂包括葡萄糖酸钙(calcium gluconate)、氯化钙(calcium chloride)和乳酸钙(calcium lactate)。

【作用及临床应用】

1. 抗过敏作用 钙剂能增加毛细血管的致密度,降低通透性,从而减少渗出,减轻过敏症状;常用于过敏性疾病如皮肤瘙痒、湿疹、麻疹、荨麻疹、血清病、血管神经性水肿及渗出性红斑等的辅助治疗。

2. 促进骨骼的生长,维持骨骼的硬度 用于防治佝偻病,也可用于妊娠期妇女、哺乳期妇女、儿童和老年人补钙。

3. 维持神经肌肉组织的正常兴奋性 用于手足抽搐症的治疗。

4. 对抗镁离子的作用 是解救镁离子中毒的特效药。

5. 其他 参与凝血、动作电位等过程。

【不良反应】

1. 钙剂有强烈刺激性,不能皮下注射或肌内注射。若注射液漏出血管外可致剧痛及组织坏死,应立即用 0.5% 普鲁卡因局部封闭。

2. 钙剂静脉注射时有全身发热感、皮肤发红;因钙剂兴奋心脏,静脉注射过快或过量可引起心律失常甚至心搏骤停。钙剂一般稀释后缓慢静脉注射。

3. 钙剂能增加强心苷的心脏毒性。

第五节 抗过敏药的用药护理

1. 针对过敏体质患者应教会其避免或减少接触过敏原的相关知识和方法,过敏反应一旦出现应尽早明确过敏原并尽早使用药物。

2. 使用第一代抗组胺药时应告知其可能出现的不良反应,如头晕、困倦等。在服药期间应避免进行需要注意力集中的工作,以免发生意外。预防晕动病时选用的苯海拉明一般应在乘车船前 15~30min 用药。

3. 抗组胺药主要经口服给药并易出现胃肠道反应,故常采用饭后服药。氯苯那敏、苯海拉明可以肌内注射,异丙嗪应深部肌内注射或静脉滴注,为避免刺激性而不应采用皮下注射。

4. 抗组胺药不宜与阿托品类、乙醇及其他中枢抑制药(镇静催眠药、镇痛药、抗癫痫药等)合用。

5. 抗组胺药过量服用可致急性中毒,主要表现为中枢抗胆碱作用,出现心动过速、高热、尿潴留、共济失调和惊厥。一旦出现应立即对症处理。

6. 钙剂能增加强心苷的心脏毒性,故在强心苷治疗期间或停药后 1 周内,禁止静脉注射钙剂。静脉注射钙剂时,须稀释后缓慢注射,注射过快可引起心律失常甚至心室颤动或心搏骤停,同时应避免药液外漏以免引起剧痛或组织坏死。若有药液外漏可用 0.5% 普鲁卡因注射液局部封闭。低血钙引起的轻微抽搐或惊厥,可选择口服给药,但忌与四环素类抗生素同服,以免钙盐与四环素形成络合物而影响钙的吸收。

(王知平)

思考题

1. 应用第一代 H_1 受体阻断药时,是否应该了解患者的工作性质? 为什么?

2. H_1 受体阻断药主要用于哪些过敏性疾病?

ER 8-3

练习题

第九章 │ 作用于呼吸系统的药物

教学课件

思维导图

学习目标

1. 掌握 β₂ 受体激动药、氨茶碱、糖皮质激素、色甘酸钠的平喘作用、临床应用、不良反应和注意事项。

2. 熟悉异丙托溴铵、可待因的平喘作用特点及临床应用。

3. 了解祛痰药及其他镇咳药的作用及临床应用。

4. 具备观察呼吸系统药物的疗效、不良反应及做出正确处理的能力，能够熟练进行用药护理。

5. 能充分利用所学知识进行呼吸系统药物用药宣教，正确指导患者合理使用镇咳药、祛痰药、平喘药。

案例导入

患者，男性，48 岁。患者 7 年前开始出现反复发作性咳嗽、咳痰，开始痰液呈黏液泡沫状，伴有喘息，以清晨和傍晚为重；近 3 年常感活动后气急，咳、痰、喘症状逐年加重；1 周前受凉后上述症状加重，咳黄色脓性痰，黏稠，痰量多，不易咳出，稍活动后气喘加重。患者自服急支糖浆、甘草片等症状未见缓解反而逐渐加重，夜间明显以致影响睡眠。查体：BP 120/70mmHg，HR 90 次/min，精神差；双肺呼吸音粗，可闻及少许散在细小湿啰音及哮鸣音；有吸烟史 20 余年，约 20 支/d。诊断：慢性支气管炎（喘息型）急性发作期，阻塞性肺气肿。

请思考：

1. 患者可选择的平喘药有几类？每类药的代表药是什么？

2. 平喘药使用时的用药护理措施有哪些？

上呼吸道感染、支气管炎、肺炎、支气管哮喘等呼吸系统疾病是临床常见病和多发病，咳嗽、咳痰、喘息为常见症状，且常同时存在并相互影响，使疾病反复发作甚至加重。因此，对于呼吸系统疾病在对因治疗的同时，还应适当地对症治疗，缓解症状，减轻患者的痛苦。镇咳药、祛痰药、平喘药是呼吸系统疾病对症治疗的常用药物。

第一节 镇 咳 药

咳嗽是呼吸道受刺激时产生的一种保护性反射，有利于呼吸道内的痰液和异物排出，保持呼吸道通畅。但长时间剧烈咳嗽不仅影响患者休息，还可引起并发症，应及时使用镇咳药。根据作用部位不同，镇咳药（antitussives）可分为中枢性镇咳药和外周性镇咳药两大类。有些药物兼有中枢性镇咳和外周性镇咳两方面作用。

一、中枢性镇咳药

可 待 因

可待因（codeine）口服吸收完全，约 20min 起效。大部分在肝代谢，经肾排泄。

【作用及临床应用】

本药是阿片中所含的生物碱之一，能直接抑制延髓咳嗽中枢；镇咳作用迅速强大，作用强度约为吗啡的 1/4，治疗量不抑制呼吸，是目前最有效的镇咳药；也有镇痛作用，镇痛强度为吗啡的 1/10~1/7；用于治疗各种原因引起的剧烈干咳，尤其适用于胸膜炎干咳伴胸痛者。

【不良反应】

本药治疗量不良反应较少，偶有恶心、呕吐、便秘及眩晕等；过量可明显抑制呼吸中枢，小儿可致惊厥；连续应用可产生耐受性及依赖性，应控制使用。本药能抑制支气管腺体分泌，使痰液黏稠、不易咳出，故痰多患者禁用。呼吸不通畅、妊娠期和哺乳期妇女慎用。

右美沙芬

右美沙芬（dextromethorphan）为人工合成的吗啡衍生物，镇咳作用与可待因相似或较强；无镇痛作用，亦无依赖性；用于各种原因引起的干咳，常作为抗感冒复方制剂中的成分；偶有头晕、轻度嗜睡、口干、便秘等不良反应。大剂量右美沙芬可引起呼吸抑制。痰多患者慎用，妊娠 3 个月内妇女禁用。

喷托维林

喷托维林（pentoxyverine）能直接抑制咳嗽中枢，兼有较强局部麻醉作用和弱的阿托品样作用，因而兼具外周性镇咳作用。镇咳强度约为可待因的 1/3。本药用于各种原因引起的干咳。偶有轻度头痛、头晕、口干、恶心、腹泻等不良反应。青光眼、前列腺肥大、心功能不全者慎用，痰多者禁用。

二、外周性镇咳药

苯佐那酯

苯佐那酯（benzonatate）为丁卡因的衍生物，具有较强的局部麻醉作用，能选择性抑制肺牵张感受器及感觉神经末梢，阻断咳嗽反射传入冲动而产生镇咳作用，作用弱于可待因。临床用于治疗急性上呼吸道感染引起的干咳、阵咳，也可用于预防支气管镜、喉镜检查或支气管造影引起的咳嗽。不良反应有轻度嗜睡、头晕、恶心、鼻塞等，偶致过敏性皮疹。服药时勿将药丸咬碎，以免出现口腔麻木感。痰多者禁用。

苯丙哌啉

苯丙哌啉（benproperine）为非依赖性镇咳药，既能抑制咳嗽中枢，又能抑制肺及胸膜牵张感受器，阻断咳嗽冲动的传导，兼有中枢性镇咳和外周性镇咳双重作用。此外，还有局麻作用。其镇咳强度较可待因强 2~4 倍，无呼吸抑制作用，口服后 10~25min 起效，作用持续 3~7h，不引起便秘。本药适用于各种原因引起的刺激性干咳。不良反应较轻，偶见口干、头痛、头晕、嗜睡、乏力、腹部不适和药疹等。妊娠期妇女慎用，对本药过敏者禁用。

第二节　祛 痰 药

痰是呼吸道炎症的结果，黏痰在气管堆积或形成黏液栓，引起气管狭窄甚至阻塞，导致喘息。祛痰药能增加呼吸道腺体分泌，稀释痰液或降低其黏稠度，使痰易于咳出，从而改善咳嗽和喘息症状。按作用机制不同，祛痰药（expectorants）分为痰液稀释药和黏痰溶解药两类。

一、痰液稀释药

氯 化 铵

氯化铵（ammonium chloride）口服后刺激胃黏膜引起恶心，反射性促进支气管腺体分泌增加，使痰液变稀；部分药物从呼吸道排出，因渗透压作用使呼吸道水分增加，也有利于痰液的稀释。本药很少单独使用，多配成复方制剂，用于呼吸道多痰、黏稠不易咳出者。也可用于酸化体液及尿液，促进碱性药物的排泄或纠正代谢性碱中毒。服用后可有恶心、呕吐、腹痛等，宜餐后服用。过量或长期服用可产生酸中毒。消化性溃疡及肝、肾功能不良者慎用。

二、黏痰溶解药

乙酰半胱氨酸

乙酰半胱氨酸（acetylcysteine）能使黏痰中黏蛋白的二硫键断裂，使黏蛋白分子裂解，从而降低痰液黏稠度，使之易于咳出。本药用于黏痰阻塞气管、咳痰困难者；紧急时可气管内滴入给药，但需使用吸痰器排痰；一般情况采用雾化吸入给药；因有特殊臭味，并对呼吸道有刺激性，可能引起恶心、呕吐、呛咳或气管痉挛，与异丙肾上腺素合用可预防并提高疗效。支气管哮喘患者禁用。

溴 己 新

溴己新（bromhexine）为黏痰溶解药，可裂解痰液中的酸性糖胺聚糖纤维，从而降低痰液黏稠度；口服刺激胃黏膜反射性增加呼吸道腺体分泌，使痰液变稀易于咳出。本药适用于慢性支气管炎、支气管扩张症痰液黏稠不易咳出者。少数患者可出现恶心、胃部不适，偶见血清转氨酶升高。消化性溃疡、肝功能不良者慎用。

氨 溴 索

氨溴索（ambroxol）为溴己新的活性代谢物，能增加呼吸道黏膜浆液腺的分泌，减少黏液腺分泌，从而降低痰液黏度，促进肺表面活性物质的分泌，增加支气管纤毛运动，使痰液易于咳出。本药适用于伴有痰液黏稠的急、慢性肺部疾病。可引起轻度的胃肠道反应，过敏反应极少出现，主要为皮疹。

第三节　平 喘 药

平喘药（anti-asthmatic drugs）是用于缓解、消除或预防支气管哮喘发作的药物；根据作用不同，分为支气管扩张药、抗炎平喘药和抗过敏平喘药三类；按作用机制不同，分为 β_2 受体激动药、茶碱类、M 受体阻断药、过敏介质阻释药和糖皮质激素类五类（图 9-1）。

ER 9-3
平喘药的分类
及代表药物

一、β_2 受体激动药

本类药物通过选择性激动支气管平滑肌上的 β_2 受体，松弛支气管平滑肌，扩张气道而产生平喘作用；还可抑制肥大细胞、中性粒细胞释放炎症介质和过敏介质，减轻黏膜水肿，增强气道纤毛运动，有利于预防和控制支气管哮喘发作。

非选择性 β 受体激动药包括肾上腺素、异丙肾上腺素等，对 β_1、β_2 受体均有激动作用，不良反应较多，主要用于控制支气管哮喘急性发作。

沙丁胺醇

沙丁胺醇（salbutamol）口服易吸收，30min 开始显效，作用持续 6h 以上；气雾吸入给药 5min 生效，维持 3~6h。缓释和控释剂型可使作用持续时间延长。

沙丁胺醇能选择性激动支气管平滑肌 β_2 受体，松弛支气管平滑肌，使气管扩张；气雾吸入可迅

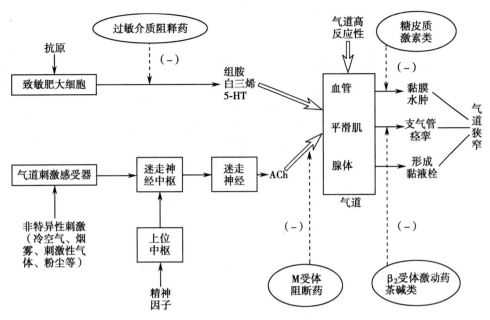

图 9-1　哮喘发生过程及各类平喘药作用示意图

速控制哮喘急性发作,口服给药可用于预防哮喘发作及控制症状。少数患者可出现恶心、头痛、肌肉和手指震颤、心悸等副作用,大剂量可致心动过速。心脏病、高血压、甲亢、糖尿病、咯血患者及妊娠期妇女慎用。

特布他林

特布他林(terbutaline)能选择性激动支气管平滑肌 $β_2$ 受体,松弛支气管平滑肌,但作用较沙丁胺醇弱;气雾吸入可迅速控制哮喘急性发作,口服可预防哮喘发作;还可用于喘息性支气管炎、慢性阻塞性肺疾病(COPD)等引起的喘息。不良反应同沙丁胺醇。

克仑特罗

克仑特罗(clenbuterol)能选择性激动支气管平滑肌 $β_2$ 受体,松弛支气管平滑肌作用较沙丁胺醇强;可以增强呼吸道纤毛运动,促进痰液排出;还可阻断组胺、5-HT 等介质的释放。气雾吸入可用于哮喘急性发作;直肠给药可预防或控制哮喘发作;还可用于治疗喘息性支气管炎、肺气肿等。不良反应与沙丁胺醇相似。

> **知识链接**
>
> #### 克仑特罗
>
> 克仑特罗化学名称是羟甲基叔丁肾上腺素,是一种平喘药;将克仑特罗按一定量添加在饲料中,可促进动物肌肉特别是骨骼肌蛋白质的合成,抑制脂肪的合成和积累,从而使瘦肉率提高,故又被称为"瘦肉精"。
>
> 克仑特罗若被长期使用,很容易在猪体内蓄积,人们食用了这种猪肉后就可能中毒。心脏病、高血压患者,经常吃此类肉食品,危险性会更大,故世界卫生组织、我国有关部门等都规定禁止在猪饲料中使用克仑特罗。

二、茶碱类

茶碱(theophylline)为甲基黄嘌呤类衍生物。茶碱类主要有氨茶碱、胆茶碱及二羟丙茶碱,具有松弛气管平滑肌的作用,为临床常用支气管扩张药。

氨 茶 碱

氨茶碱(aminophylline)为茶碱与二乙胺形成的复盐;水溶性高,吸收快;碱性较强,局部刺激大;安全范围小。

【作用】

1. 扩张支气管 氨茶碱具有较强的直接松弛支气管平滑肌作用,从而降低气管阻力,达到平喘作用。

2. 改善心功能 氨茶碱可直接作用于心脏,加强心肌收缩力,增加心排血量;可使肾血流量和肾小球滤过率增加,产生较弱的利尿作用。

【临床应用】

1. 治疗支气管哮喘 口服给药可用于预防哮喘发作,静脉滴注、缓慢静脉注射可用于重症哮喘或哮喘持续状态,口服茶碱缓释制剂可预防夜间发作。

2. 治疗 COPD 氨茶碱具有扩张支气管、抗炎、增加纤毛运动、增强膈肌收缩力等作用,可改善患者的气促、喘息症状。

3. 其他 氨茶碱还可用于心源性哮喘的治疗。

【不良反应】

氨茶碱的安全范围窄,不良反应多,须监测血药浓度。

1. 胃肠道反应 氨茶碱碱性较强,口服刺激胃黏膜可引起恶心、呕吐、胃痛等,宜餐后服用或服用肠溶片。

2. 中枢兴奋作用 治疗量氨茶碱可引起失眠、不安等,过量或静脉注射氨茶碱过快可出现头痛、头晕、震颤、激动,严重时可致惊厥。必要时可用镇静催眠药对抗。

3. 心血管系统反应 过量或静脉注射氨茶碱过快可引起心悸、心率加快、血压降低,甚至心跳停止。心肌梗死、低血压患者禁用。

胆 茶 碱

胆茶碱(cholinophylline)为茶碱与胆碱形成的复盐,水溶性更大,口服易吸收。临床应用同氨茶碱。对胃肠道刺激性小,患者易于耐受。对心脏和中枢神经系统作用不明显。

二羟丙茶碱

二羟丙茶碱(diprophylline)是茶碱与二羟丙基的复盐,易溶于水;生物利用度较低,$t_{1/2}$ 较短,临床疗效不及氨茶碱;但对胃肠道刺激较小,口服耐受性较好;临床主要用于不能耐受氨茶碱的哮喘患者。

三、M 受体阻断药

异丙托溴铵

异丙托溴铵(ipratropium bromide)为阿托品的异丙基衍生物;气雾吸入时不易从气管吸收,咽下后也不易从消化道吸收;通过阻断 M 胆碱受体可在气管局部产生较强松弛支气管平滑肌的作用;对腺体、心血管作用较弱;无明显的全身性不良反应。异丙托溴铵适用于老年性哮喘,以及不能耐受 β_2 受体激动药或使用 β_2 受体激动药效果不佳者。少数患者有口干、口苦或咽部痒感。

本类药物还有氧托溴铵(oxitropium)、噻托溴铵(tiotropium bromide)等,平喘作用较强,作用时间较长,不良反应较少。

四、过敏介质阻释药

过敏介质阻释药通过抑制过敏介质释放或者阻断相应受体,产生抗过敏作用,包括肥大细胞膜稳定药、H_1 受体阻断药和白三烯受体阻断药。

色甘酸钠

色甘酸钠（sodium cromoglycate）既无松弛支气管平滑肌作用，也无抗炎作用。它能稳定肥大细胞膜，阻止肥大细胞脱颗粒，抑制过敏介质释放，并降低气管内感受器的兴奋性，从而预防哮喘发作。临床用于预防各型哮喘的发作，对过敏性哮喘疗效最佳，对运动性哮喘的疗效较满意，对已发作的哮喘无效。须在发作前 7~10d 开始预防用药。本药还可用于过敏性鼻炎、溃疡性结肠炎的治疗。不良反应少，少数患者吸入后咽喉部及气管有刺痛感，引起呛咳、气急，甚至诱发哮喘。

酮 替 酚

酮替酚（ketotifen）是新型的抗组胺药，能阻断支气管平滑肌组胺 H_1 受体，还能抑制肥大细胞、嗜酸性粒细胞释放过敏介质。口服用于预防过敏性、运动性哮喘发作；也可与茶碱类、β_2 受体激动药、糖皮质激素等合用，防治轻、中度哮喘发作。不良反应有轻度嗜睡、疲倦、头晕、恶心、口干等，偶见皮疹。驾驶员、精密仪器操作者慎用。

扎鲁司特

扎鲁司特（zafirlukast）为白三烯受体阻断药，竞争性阻断白三烯，有效预防白三烯所致的气管水肿，减轻气管收缩和炎症；用于预防哮喘发作；适用于 12 岁以上哮喘患者；不适用于缓解哮喘急性发作。

孟鲁司特

孟鲁司特（montelukast）为白三烯受体阻断药；适用于 15 岁以上哮喘患者的预防和长期治疗；也用于季节性过敏性鼻炎的治疗；不适用于治疗哮喘急性发作。本药为咀嚼片，应睡前服。

五、糖皮质激素类

糖皮质激素具有强大的非特异性抗炎作用，能降低气管反应性，改善临床症状，是治疗哮喘的重要药物。全身用药不良反应多，主要用于治疗重症哮喘和哮喘持续状态。采用气雾吸入的方式局部给药，对哮喘有良好的疗效，且几乎无全身不良反应，临床常用。

倍氯米松

倍氯米松（beclomethasone）为地塞米松的衍生物，局部抗炎作用是地塞米松的 600 倍。气雾吸入直接作用于气管，产生强大的抗炎平喘作用，因无吸收作用，几乎无全身不良反应。气雾吸入可减少口服糖皮质激素用量，也可逐步代替口服糖皮质激素用于慢性哮喘患者。因起效慢，不适用于急性发作。常见不良反应有鹅口疮、声音嘶哑等，与应用剂量较大有关，每次用药后漱口，可明显减少口腔不良反应发生率。

布地奈德

布地奈德（budesonide，BUD）是不含卤素、具有高效局部抗炎作用的糖皮质激素，是目前国内防治哮喘最常用的抗炎药之一，用于控制和预防哮喘发作；对糖皮质激素依赖型哮喘患者，是较理想的替代口服激素的药物；常用于各种类型慢性哮喘缓解期的治疗。全身不良反应比倍氯米松小，主要为咳嗽、声音嘶哑、咽部白念珠菌感染等。

常用的吸入糖皮质激素还有氟尼缩松（flunisolide）、丙酸氟替卡松（fluticasone propionate，FP）等。

第四节　作用于呼吸系统的药物的用药护理

1. 可待因是麻醉药品，长期应用易成瘾，因此要按麻醉药品管理。
2. 在使用沙丁胺醇时，需要注意肝、肾功能不全者须减量。该药可降低血钾，与糖皮质激素类合用更易发生，必要时可补充钾盐。长期用药易产生耐受性，使支气管痉挛不易缓解，甚至哮喘加重,在用于哮喘时,不能有效抑制炎症基本过程,必须与有效抗炎药合用。

3.氨茶碱注射液呈碱性,不宜与酸性药物混合注射,否则可因酸碱中和反应而使药效降低;小儿哮喘要慎用氨茶碱,因易引起中毒惊厥;茶碱静脉给药的速度一定要慢,并密切观察患者的反应,及时发现中毒症状;告知患者所用药物可能会出现的不良反应,如心动过速、震颤、心悸等。教会患者自测脉搏,若心率大于 100 次/min 或不规则,应及时报告医护人员。

4.每日吸入二丙酸倍氯米松 0.4mg,少数患者可发生口腔真菌感染与声音嘶哑。每次吸入给药后漱口,减少口腔、咽喉部药物残留,可以明显降低口腔真菌感染与声音嘶哑的发生率。每日吸入量大于 0.8 mg 对下丘脑-垂体-肾上腺皮质轴负反馈抑制作用增强。

5.口服沙丁胺醇、氨茶碱缓释片或控释片时不可咀嚼服用。

（徐明丽）

思考题

1.应用氨茶碱治疗哮喘应注意哪些问题?
2.糖皮质激素治疗哮喘常用何种给药途径? 为什么?

ER 9-4

练习题

第十章 | 作用于消化系统的药物

ER 10-1
教学课件

ER 10-2
思维导图

学习目标

1. 掌握雷尼替丁、奥美拉唑、枸橼酸铋钾、硫酸镁的作用、临床应用和不良反应。
2. 熟悉氢氧化铝、甲氧氯普胺、多潘立酮的作用特点和临床应用。
3. 了解助消化药及其他消化系统药的作用特点及应用。
4. 具备观察消化系统药物的疗效、不良反应及做出正确处理的能力,能够熟练进行用药护理。
5. 能充分利用所学知识进行消化系统疾病用药宣教,正确指导患者合理安全使用消化系统药物。

案例导入

患者,女性,36 岁。患者 5 年前开始间断出现上腹胀痛,空腹时明显,进食后可缓解,有时夜间痛醒,有嗳气和反酸,常因进食不当或生气诱发,每年冬、春季节易发病;1 周前因吃冷饮后发作,疼痛剧烈入院。患者发病以来无恶心、呕吐与呕血,二便正常,体重无明显变化。胃镜可见溃疡,形态规则,胃壁增厚。快速尿素酶试验(+)。诊断:消化性溃疡(十二指肠溃疡)。

请思考:
1. 该患者应选择何种药物进行治疗?
2. 用药过程中有哪些注意事项?

消化系统疾病为临床常见病、多发病,常见病症包括消化性溃疡、恶心呕吐、消化不良、便秘、腹泻、肝胆疾病等。主要治疗药物包括治疗消化性溃疡药、助消化药、胃肠运动功能调节药、催吐药和止吐药、泻药和止泻药、肝胆疾病用药等。

第一节　治疗消化性溃疡药

消化性溃疡(peptic ulcer)指发生在胃和十二指肠的慢性溃疡,是一种常见病。常用治疗消化性溃疡药主要有抗酸药、抑制胃酸分泌药、胃黏膜保护药和抗幽门螺杆菌药。

一、抗酸药

抗酸药(antacids)又称中和胃酸药,是一类弱碱性化合物,口服后直接中和胃酸,减弱胃酸对溃疡面的刺激和腐蚀作用,能减轻疼痛,促进溃疡的愈合。常用抗酸药作用特点比较见表 10-1。

表 10-1　常用抗酸药作用特点比较

药物	作用特点
氢氧化铝（aluminum hydroxide）	抗酸作用较强、缓慢而持久；具有收敛、止血作用和溃疡面保护作用；可引起便秘，常与含镁离子抗酸药合用
碳酸钙（calcium carbonate）	抗酸作用强、快而持久；产生 CO_2，致腹胀、嗳气，可引起便秘；与氧化镁、三硅酸镁合用或交替使用可减轻
三硅酸镁（magnesium trisilicate）	抗酸作用较弱、缓慢而持久；产生的二氧化硅与水形成的胶状物对溃疡面起保护作用；可引起轻泻，与氢氧化铝合用可减轻
氧化镁（magnesium oxide）	抗酸作用强、缓慢而持久；可引起轻泻，与碳酸钙配伍使用可减轻

　　抗酸药较少单独应用，大多组成复方制剂，如复方氢氧化铝、复方铝酸铋等。复方制剂可增强抗酸作用，减少不良反应。抗酸药片剂嚼碎后空腹服用效果更好。

二、抑制胃酸分泌药

　　抑制胃酸分泌药又称抑酸药，可通过不同机制抑制胃酸分泌。胃壁细胞基底膜侧存在三种促胃酸分泌的受体，即 H_2 受体、M 受体、胃泌素受体。当这些受体激动时，可激活胃壁细胞胃腔侧的质子泵（即氢钾 ATP 酶），将细胞内的 H^+ 泵到胃腔，形成胃酸（图 10-1）。凡能阻断上述受体或抑制氢钾 ATP 酶的药物，均可抑制胃酸分泌，促进溃疡愈合。根据抑制胃酸分泌的机制不同，抑制胃酸分泌药可分为 H_2 受体阻断药、质子泵抑制药、M 受体阻断药和胃泌素受体阻断药四类。

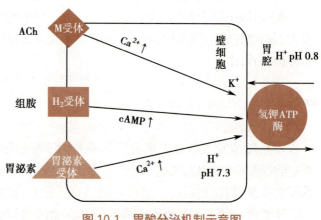

图 10-1　胃酸分泌机制示意图

（一）H_2 受体阻断药

　　H_2 受体阻断药通过阻断胃壁细胞 H_2 受体抑制胃酸分泌，作用较强而持久，治疗消化性溃疡疗程短，溃疡愈合率高，不良反应少。常用药物有西咪替丁、雷尼替丁、法莫替丁等。

西咪替丁

　　西咪替丁（cimetidine）通过阻断胃壁细胞上的 H_2 受体显著抑制胃酸分泌，不仅能抑制基础胃酸和夜间胃酸分泌，对组胺、胃泌素和食物等多种刺激引起的胃酸分泌也有抑制作用。同时抑制胃蛋白酶分泌，对胃黏膜有保护作用。临床主要用于消化性溃疡，对十二指肠溃疡疗效较好，对胃溃疡疗效稍差。但停药后易复发，延长用药时间可减少复发。也可用于治疗带状疱疹。常见不良反应为恶心、呕吐、腹胀、腹泻、便秘、头痛、头晕、乏力、口干、口苦、皮疹等。长期应用或用药剂量较大，可引起转氨酶升高、肝损害、偶见肾衰竭。本药有轻度抗雄性激素作用，长期服用，可引起性功能减退、阳痿、精子数减少及乳房发育。少数患者可出现精神紊乱、谵妄、幻觉等。妊娠期、哺乳期妇女禁用。

雷尼替丁

　　雷尼替丁（ranitidine）抑制胃酸分泌作用比西咪替丁强 4~10 倍。对胃及十二指肠溃疡疗效高，可缓解溃疡病症状，促进溃疡愈合，减少溃疡复发，具有速效和长效的特点。对西咪替丁无效的患者，使用本药仍然有效。不良反应较少，可有恶心、呕吐、头痛、头晕、乏力等。偶见白细胞减少、血小板减少等,停药后可恢复。妊娠期、哺乳期妇女,8 岁以下的儿童禁用。

法莫替丁

法莫替丁(famotidine)是第三代 H_2 受体阻断药,其抑制胃酸分泌作用是西咪替丁的 40~50 倍,适用于胃、十二指肠溃疡,反流性食管炎、应激性溃疡及急性胃黏膜出血等。无抗雄激素作用,不良反应发生率低,常见恶心、呕吐、头痛、头晕、皮疹、白细胞减少等。H_2 受体阻断药过敏者、肝或肾功能不全者、妊娠期妇女、哺乳期妇女、8 岁以下儿童慎用。

本类药物还有尼扎替丁(nizatidine)和罗沙替丁(roxatidine)等。

(二)质子泵抑制药

质子泵抑制药又称氢钾 ATP 酶抑制药,本身无抑制胃酸分泌作用,但当它们进入壁细胞分泌小管并在酸性(pH≤4)环境中可生成活性体亚磺酰胺类化合物,与氢钾 ATP 酶上的巯基结合,使酶失活,产生明显抑制胃酸分泌的作用。

奥美拉唑

奥美拉唑(omeprazole)口服后吸收迅速,85% 的代谢物经肾排泄,其余随粪便排泄。

【作用及临床应用】

奥美拉唑能特异性地作用于胃壁细胞,抑制细胞氢钾 ATP 酶的作用,使细胞 H^+ 分泌减少,具有强大而持久的抑制胃酸分泌作用;对胃蛋白酶的分泌也有抑制作用,能迅速缓解疼痛;还有抗幽门螺杆菌的作用。

奥美拉唑用于治疗胃、十二指肠溃疡,治愈率高于 H_2 受体阻断药,而且复发率低;也可用于反流性食管炎和佐林格-埃利森综合征。

【不良反应】

不良反应发生率为 1.1%~2.8%;主要有头痛、头晕、口干、恶心、腹胀、失眠;偶有皮疹、外周神经炎、男性乳房女性化。妊娠期妇女、小儿禁用。肝功能减退者用量酌减,长期服用者应定期检查胃黏膜有无肿瘤样增生。

本类药物还有兰索拉唑(lansoprazole)、泮托拉唑(pantoprazole)和雷贝拉唑(rabeprazole)等。

(三)M 受体阻断药

哌仑西平

哌仑西平(pirenzepine)能阻断胃壁细胞的 M 受体,使胃酸和胃蛋白酶分泌减少,兼有解除胃肠平滑肌痉挛的作用;可用于胃、十二指肠溃疡,与 H_2 受体阻断药合用可提高疗效;因抑制胃酸作用较弱,现已少用于消化性溃疡的治疗,但盐酸哌仑西平临床还有应用。

(四)胃泌素受体阻断药

丙 谷 胺

丙谷胺(proglumide)能竞争性阻断胃泌素受体,抑制胃酸的分泌;同时对胃黏膜有保护作用,有利于溃疡的愈合;主要用于胃、十二指肠溃疡和胃炎的治疗。不良反应轻,偶见口干、失眠、腹胀、食欲缺乏等。

三、胃黏膜保护药

胃黏膜保护药指能增强胃黏膜的细胞屏障、黏液-HCO_3^-盐屏障或二者均增强,从而保护胃黏膜,促进组织修复和溃疡愈合的一类药物。胃黏膜保护药种类很多,其中有的还兼有抗酸及杀灭幽门螺杆菌的作用,主要用于消化性溃疡的治疗。

枸橼酸铋钾

枸橼酸铋钾(bismuth potassium citrate)在胃液呈酸性的条件下,能形成氧化铋胶体附着于溃疡表面,形成保护膜而抵御胃酸、胃蛋白酶及酸性食物对溃疡面的侵蚀。本药能抑制胃蛋白酶活性,改善胃黏膜血液循环,增加黏液分泌,增强胃黏膜屏障能力;还具有抗幽门螺杆菌作用。本药用于治疗胃、十二指肠溃疡和慢性胃炎,服药期间可使舌、粪染黑,应事先向患者说明。偶见恶心等消化道反应。肾功能不全者禁用,以免引起血钾过高。抗酸药和牛奶可影响其作用,不宜同服。

硫 糖 铝

硫糖铝(sucralfate)口服后在酸性环境下水解成硫酸蔗糖和氢氧化铝,呈胶状,与溃疡面的黏蛋白结合形成保护膜;还具有抑制幽门螺杆菌繁殖和抑制胃蛋白酶活性、促进溃疡面愈合的作用。本药用于治疗胃、十二指肠溃疡。不良反应轻,久用易致便秘。偶有胃肠道反应、皮疹、头晕等。本药忌与抗酸药、抑制胃酸分泌药、多酶片及碱性药合用。

四、抗幽门螺杆菌药

幽门螺杆菌感染是引发溃疡发病的一个重要因素,可明显增加消化性溃疡的复发率,因此使用抗幽门螺杆菌药物是十分必要的。临床常用的抗幽门螺杆菌药分为两类,一类为治疗消化性溃疡药,如枸橼酸铋钾、奥美拉唑、硫糖铝等,抗幽门螺杆菌作用较弱,单用疗效差。另一类为抗菌药,如阿莫西林、甲硝唑、替硝唑、庆大霉素、克拉霉素、呋喃唑酮等。由于单用一种药物疗效差,常将2~4种药物合用,以提高疗效。

知识链接

幽门螺杆菌与消化系统疾病

1983年,澳大利亚两位科学家,从慢性胃炎的胃黏膜中取样,成功培养出了一种病原菌。这种病原菌常常居住在胃幽门附近,呈螺旋形,因此被称幽门螺杆菌(Helicobacter pylori,Hp)。幽门螺杆菌感染人体后,释放出毒素,对胃肠黏膜造成损害并促进胃酸分泌增多,导致疾病的发生。目前认为,幽门螺杆菌是慢性胃炎的主要病因。

第二节　助消化药

助消化药多为消化液中的成分或促进消化液分泌的药物,能促进食物消化,用于消化不良、消化道功能减弱等。临床常用助消化药见表10-2。

表10-2　临床常用助消化药

药物	作用	临床应用	用药护理
稀盐酸(dilute hydrochloric acid)	增强胃蛋白酶活性,促进胰液和胆汁分泌	胃酸缺乏症及发酵性消化不良	饭前或水稀释后服用,常与胃蛋白酶合用
胃蛋白酶(pepsin)	分解蛋白质	胃蛋白酶缺乏症或过量饮食引起的消化不良	常与稀盐酸合用,不能与抗酸药配伍
胰酶(pancreatin)	消化脂肪、蛋白质和淀粉	胰腺分泌不足引起的消化不良	常用肠溶片,需整片吞服;禁与酸性药物同服
乳酶生(lactasin)	乳酸杆菌能分解糖类产生乳酸,抑制肠内腐败菌繁殖,减少发酵和产气	消化不良、腹胀及小儿消化不良性腹泻	饭前服,禁与抗菌药、碱性药物及吸附剂合用;药物应置于阴凉处保存

第三节　胃肠运动功能调节药

一、胃肠促动药

甲氧氯普胺

甲氧氯普胺（metoclopramide）对多巴胺 D_2 受体有阻断作用，能加强胃肠蠕动，促进胃的排空和调节胃肠运动，防止食物反流，发挥胃肠促动作用；常用于肿瘤化疗、放疗引起的各种呕吐；可治疗慢性功能性消化不良引起的胃肠运动障碍，包括恶心、呕吐等。

多潘立酮

多潘立酮（domperidone）是多巴胺受体阻断剂，不易通过血脑屏障，能促进胃肠蠕动、加速胃肠排空、协调胃肠运动，有防止食物反流和止吐作用。本药用于治疗慢性萎缩性胃炎、慢性胃炎、胆汁反流性胃炎、反流性食管炎等消化不良症，也可治疗各种原因引起的恶心、呕吐、腹胀，对偏头痛、颅外伤、放射治疗引起的恶心、呕吐也有效。不良反应轻，可见头痛、促进催乳素释放及胃酸分泌，中枢作用弱，偶见锥体外系反应。机械性消化道梗阻、消化道出血、穿孔、中重度肝功能不全等患者禁用。

西沙必利

西沙必利（cisapride）是新型的胃肠动力促进药，除阻断多巴胺受体外，还具有阻断 5-HT 受体的作用，可增强胃的排空，防止食物反流，具有强大的镇吐作用。本药用于胃肠运动障碍性疾病，如肠蠕动减弱引起的消化不良、反流性食管炎、术后胃肠麻痹、便秘等，可引起短暂性的腹痛、腹泻，过量可引起心律失常。妊娠期妇女及过敏者禁用。

二、胃肠解痉药

胃肠解痉药主要为 M 受体阻断药，能解除胃肠平滑肌痉挛或蠕动亢进，缓解痉挛性疼痛。目前常用的药物有两类：一类是阿托品类生物碱，包括阿托品、山莨菪碱等，作用广泛，选择性低，副作用较多；另一类是合成解痉药，有溴丙胺太林、丁溴东莨菪碱等，对胃肠 M 受体的选择性较高，副作用较少，主要用于治疗胃肠痉挛性疼痛。

第四节　催吐药和止吐药

一、催吐药

催吐药指可以引起呕吐的药物，包括中枢性催吐药和反射性催吐药两类。

（一）中枢性催吐药

阿扑吗啡

阿扑吗啡（apomorphine）可激动多巴胺受体，通过刺激催吐化学感受区，反射性兴奋延髓呕吐中枢产生强烈的催吐作用；主要用于抢救误食毒物及难以洗胃的患者；也用于治疗吸入煤油、汽油等的患者，以防止引起严重的吸入性肺炎。不良反应较多，最常见的有恶心、呕吐、面色苍白、直立性低血压、多汗、运动徐缓、嗜睡等，但有的患者可出现欣快感、烦躁不安和震颤。心力衰竭、腐蚀性物质中毒、酒醉、昏迷、严重呼吸抑制等患者禁用。

（二）反射性催吐药

反射性催吐药主要有硫酸锌、硫酸铜及吐根糖浆等，通过刺激胃黏膜产生催吐作用，用于食物中毒及排出胃内毒物。硫酸锌、硫酸铜的主要不良反应为胃肠道刺激，可引起恶心、腹痛、黑便等。

二、止吐药

恶心、呕吐是胃肠道等很多疾病的症状。止吐药通过影响呕吐反射的不同环节产生止吐作用。

昂丹司琼

昂丹司琼（ondansetron）阻断外周及中枢神经元 5-HT$_3$ 受体，产生明显的止吐作用，用于化疗和放疗引起的恶心、呕吐，也可用于防治术后的恶心、呕吐。但对晕动病呕吐无效。不良反应较轻，有头痛、腹泻或便秘等。

格拉司琼

格拉司琼（granisetron）为强效高选择性中枢和外周 5-HT$_3$ 受体阻断药，作用及临床应用与昂丹司琼相同，对顺铂引起的呕吐较昂丹司琼更有效。

第五节　泻药和止泻药

一、泻药

泻药是能增加肠内水分，促进蠕动，软化粪便或润滑肠道以促进排便的药物，临床主要用于功能性便秘。

硫　酸　镁

硫酸镁（magnesium sulfate）不同的给药途径可产生不同的作用。

【作用及临床应用】

1. **导泻**　硫酸镁口服后，Mg^{2+} 和 SO_4^{2-} 在肠内形成高渗透压而阻止肠内水分的吸收，增加肠腔内容积，反射性地引起肠蠕动而促进排便；导泻作用强而迅速，主要用于急性便秘、排出肠内毒物及服用驱肠虫药后排出虫体。

2. **利胆**　硫酸镁口服（约 33%）可刺激十二指肠黏膜，反射性地引起胆总管括约肌松弛、胆囊收缩，加速胆汁排出，出现利胆作用；用于阻塞性黄疸、慢性胆囊炎和胆石症。

3. **抗惊厥**　硫酸镁注射给药后，可抑制中枢和松弛骨骼肌，呈现抗惊厥作用；用于各种原因所致的惊厥，尤其对子痫有较好疗效。

4. **降压作用**　硫酸镁注射给药后，较高浓度的 Mg^{2+} 可直接扩张血管平滑肌，抑制心肌，并能引起交感神经节冲动传递障碍，从而使血管扩张，血压下降；主要用于高血压危象和高血压脑病的治疗。

5. **消肿止痛**　50% 硫酸镁溶液局部热敷患处，能改善局部血液循环，有消肿止痛效果。

【不良反应】

1. 硫酸镁用于导泻时，因刺激肠壁可引起盆腔充血，可导致月经过多或流产，故妊娠期、月经期妇女禁用。

2. 硫酸镁注射过量或静脉注射速度过快，使血中 Mg^{2+} 浓度过高，可引起急性 Mg^{2+} 中毒，表现为中枢抑制、腱反射消失、血压急剧下降、呼吸抑制等。一旦出现中毒，应立即进行人工呼吸并静脉注射钙盐抢救。

开　塞　露

开塞露（glycerine enema）是一种含有甘油或山梨醇的制剂；由直肠给药，可润滑肠壁并刺激肠蠕动，软化粪便，促进排出；用于急性便秘，尤其适用于小儿和老年人。

硫酸钠（sodium sulfate）、酚酞（phenolphthalein）和液状石蜡（liquid paraffin）等药物也常用于导泻或治疗便秘。

二、止泻药

腹泻可由多种原因引起,以对因治疗为主。由于剧烈或持久的腹泻可引起脱水和电解质紊乱,适当给予止泻药对症治疗是必要的。

蒙 脱 石

蒙脱石(montmorillonite)口服后可均匀地覆盖于整个肠腔表面,并能吸附、固定多种病原体,而后随肠蠕动排出体外;适用于急、慢性腹泻,对小儿急性腹泻疗效尤佳。因可影响其他药物吸收,必须合用时,应提前 1h 服用其他药。对本药过敏者禁用,过敏体质者慎用。

地芬诺酯

地芬诺酯(diphenoxylate)为人工合成品,是哌替啶的衍生物,能使肠道的推进性蠕动减弱而达到止泻的效果,用于急性腹泻。不良反应轻,偶有腹部不适、恶心、呕吐、失眠等,减量或停药后即消失。肝病患者慎用。大剂量长期服用可产生依赖性。

药 用 炭

药用炭(medicinal charcoal)口服后可以吸附气体、毒物和细菌毒素,阻止毒物和细菌毒素的吸收而止泻,用于腹泻、胃肠胀气和食物中毒。

第六节　肝胆疾病用药

一、利胆药与胆石溶解药

胆汁中的胆固醇、胆汁酸及磷脂按一定的比例组成水溶性胶质微粒,当胆固醇过高或比例不当时,从胆汁中析出而形成结石。利胆药能促进胆汁分泌和胆囊排空,胆石溶解药能促进结石溶解。

熊去氧胆酸

熊去氧胆酸(ursodeoxycholic acid)可减少普通胆酸和胆固醇的吸收,抑制胆固醇合成与分泌,从而降低胆汁中胆固醇含量,阻止胆石形成,长期应用还可促进胆石溶解。临床主要用于胆囊功能正常的胆固醇结石或以胆固醇为主的混合型胆石症,对胆囊炎、胆管炎也有治疗作用。不良反应主要为腹泻,妊娠期妇女及严重肝病患者禁用。

去氢胆酸

去氢胆酸(dehydrocholic acid)可增加胆汁分泌,使胆汁变稀,对脂肪的消化吸收也有促进作用。临床用于胆囊及胆管功能失调、胆囊切除后综合征、慢性胆囊炎、胆石症及某些肝脏疾病(如慢性肝炎)。胆道完全梗阻及严重肝、肾功能减退者禁用。

二、治疗肝性脑病药

肝性脑病发病机制复杂,多数患者可见血氨升高,但血氨水平与肝性脑病的严重程度并不平行。目前,对肝性脑病患者在综合治疗的基础上,多用降血氨药物治疗,但疗效并不十分理想。

左旋多巴

左旋多巴(levodopa,L-DOPA)口服后能通过血脑屏障,进入脑细胞后对改善患者的昏迷有一定效果,部分患者可苏醒。多数人认为,正常情况下,体内代谢所产生的胺类如苯乙胺和酪胺在肝内分解而被清除,肝性脑病患者的肝脏对其分解作用甚弱,大部分经循环进入中枢,并在中枢神经脱羧形成结构与多巴胺或 NA 相似的苯乙醇胺或去羟苯乙醇胺,它们以伪递质出现,取代了正常的神经冲动传递,从而造成精神障碍和昏迷。左旋多巴进入中枢转化成多巴胺及 NA,后者可阻断伪递质的作用,恢复脑功能而易于苏醒,但对肝功能无改善作用。

谷 氨 酸

谷氨酸(glutamic acid)能与血氨结合成无毒的谷氨酰胺,再经肾小管细胞将氨分泌于尿中而排出体外,使血氨降低。此外,谷氨酸可能还参与脑中蛋白质及糖类的代谢,促进氧化过程,改善中枢神经系统功能。临床用于肝性脑病和肝性脑病前期。

精 氨 酸

精氨酸(arginine)参与鸟氨酸循环,使体内氨转变为无毒的尿素由肾排出,从而降低血氨。无谷氨酸钠的钠潴留作用,故适用于忌钠的肝性脑病患者。

乳 果 糖

乳果糖(lactulose)口服到达结肠后,被细菌分解为乳酸和醋酸,使肠道呈酸性,释放出 H^+ 与 NH_3 结合成 NH_4^+,从肠道排出,使血氨降低。此外,乳果糖还可在小肠内形成高渗,引起渗透性泻下,有利于氨的排泄。临床主要用于血氨升高的肝性脑病,亦用于导泻。不良反应有腹痛、腹泻、恶心、呕吐等。

第七节　作用于消化系统的药物的用药护理

1. 指导患者正确使用抗溃疡病药。黏膜保护剂应在餐前 30min 服用;抗酸药剂型,以混悬液或乳剂起效最快,片剂应先嚼碎后再吞服,以便及早起效;H_2 受体阻断药,需连续用药,疗程要足够,至少 1 个疗程(4~8 周),症状缓解后继续以半量维持一个疗程;服用抗菌药时,应在餐后服用,尽量减少抗菌药对胃黏膜的刺激,服用定时定量,以达到根除幽门螺杆菌的目的;避免服用对胃黏膜有损害作用的药物,如阿司匹林、吲哚美辛、醋酸泼尼松、醋酸地塞米松等,若因疾病必须服用上述药物,应尽量采用肠溶型或小剂量间断饭后服用,并进行抗酸治疗和加用黏膜保护药。

2. 西咪替丁静脉滴注,速度过快可引起血压骤降和心律失常,故应注意浓度和滴速,避免与其他药物共用一个静脉滴注通道。妊娠期及哺乳期妇女禁用 H_2 受体阻断药。

3. 乳酶生不宜与抗菌药、吸附药及抗酸药合用,与维生素 C 合用可以增强疗效,送服时水温不超过 40℃。

4. 止吐药多可引起头晕或眩晕,一旦发生,应就地倚靠或卧床休息,并避免驾驶、机械操作或高空作业,以防意外。乙醇可增强其中枢抑制作用,用药期间应避免饮酒。服药后应注意观察和随访患者的治疗效果及不良反应,并定期检查心电图、肝功能等。

5. 硫糖铝在酸性环境下聚合成胶而产生作用。枸橼酸铋钾不宜与牛奶、抗酸药、碳酸饮料及其他碱性药物同服。氢氧化铝干扰地高辛、华法林、双香豆素、普萘洛尔、四环素等药物的吸收,不宜同服。

6. 对于便秘患者应先从调节饮食着手,多食含纤维素的食物,并且养成定时排便的习惯,不可依赖泻药。服用驱虫药后宜用硫酸镁导泻,中枢抑制药中毒宜选用硫酸钠导泻,而胃肠 X 线检查或外科术前宜用硫酸镁,可使肠道彻底排空。疝气、心血管疾病患者、术后、年老体弱者为避免用力排便以及痔疮和其他肛肠疾病等,为维持软便可用润滑性泻药。

7. 泻药禁用于心绞痛、急性腹泻、恶心、呕吐、原因不明的腹痛或肠内有器质性病变者。刺激性泻药禁用于月经期及妊娠妇女。

8. 硫酸镁用于导泻时,应空腹用药并大量饮水。硫酸镁肌内注射可致剧痛,需深部注射。可缓慢静脉注射,并密切观察患者呼吸、血压和膝反射。若膝反射迟钝或消失,呼吸 <16 次/min,应立即停药,缓慢静脉注射钙剂(10% 葡萄糖酸钙或氯化钙)急救,必要时进行人工呼吸。

9. 甲氧氯普胺注射时一日量不宜>0.5mg/kg,以免引起锥体外系反应;注射给药可致直立性低血压,注射后宜卧床休息 1~2h。

10. 治疗肝性脑病的药物,用药期间要注意观察不良反应,慎用镇静药物,严格限制患者蛋白质的摄入量,指导患者进食高热量、易消化的食物。

11. 多潘立酮日剂量超过 30mg 和/或伴有心脏病患者、接受化疗的肿瘤患者、电解质紊乱等严重器质性疾病的患者、年龄大于 60 岁的患者等使用后,发生严重室性心律失常甚至心源性猝死的风险升高,要注意做好用药监护,药物使用时间一般不超过 1 周。

(徐明丽)

思考题

1. 治疗消化性溃疡药分为几类? 各举一个代表药。
2. 试述各类治疗消化性溃疡药的作用机制。
3. 硫酸镁的药理作用和用途有哪些?

练习题

第十一章 | 作用于子宫平滑肌的药物

ER 11-1
教学课件

ER 11-2
思维导图

学习目标

1. 掌握缩宫素和麦角新碱的作用、临床应用、不良反应及用药护理。
2. 熟悉前列腺素的作用特点和临床应用及不良反应。
3. 了解子宫平滑肌抑制药的作用特点和临床应用。
4. 具备观察本类药物的疗效、不良反应及做出正确处理的能力,能够熟练进行用药护理。
5. 能充分利用所学的知识进行健康教育,正确指导患者合理用药、安全用药。

第一节 子宫平滑肌兴奋药

案例导入

患者,31 岁,初产妇,妊娠 42 周,尚未临产。超声显示:胎盘功能正常,羊水量减少,被诊断为过期妊娠。医嘱给予缩宫素 2.5U 静脉滴注引产,要求护士根据宫缩、胎心情况调整滴速,一般每隔 15~30min 调节 1 次,最大滴速不得超过 30 滴/min,直至出现有效宫缩。

请思考:

1. 为什么应逐渐调整滴速,而不是直接用最大滴速?
2. 应用缩宫素的护理注意事项有哪些?

子宫平滑肌兴奋药是一类选择性兴奋子宫平滑肌,促进子宫收缩的药物,包括缩宫素、麦角生物碱和前列腺素。

一、缩宫素

缩宫素(oxytocin)可从牛、猪、羊等动物的神经垂体中提取,也可人工合成。口服易被消化酶破坏而失效,肌内注射吸收良好,3~5min 显效,作用维持 20~30min;静脉注射起效快,维持时间短,通常以静脉滴注维持疗效。也可经鼻腔及口腔黏膜吸收。

【作用】

1. 兴奋子宫平滑肌。缩宫素能选择性直接兴奋子宫平滑肌,收缩强度取决于剂量和子宫生理状态。

2. 小剂量(2~5U)的缩宫素可加强子宫(尤其对妊娠末期子宫)的节律性收缩,其收缩性质与正常分娩近似,即子宫底部平滑肌发生节律性收缩,而子宫颈平滑肌松弛,可促使胎儿顺利娩出,达催产引产作用。

3. 大剂量(5~10U)的缩宫素对宫底、宫颈产生同等强度持续性的强直性收缩,不利于胎儿娩出。

4. 雌激素能增加子宫平滑肌对缩宫素的敏感性,孕激素则降低子宫平滑肌对缩宫素的敏感性。妊娠早期孕激素水平高,子宫对缩宫素的敏感性低,有利于保护胎儿的安全发育。妊娠后期,体内雌激素水平增高,子宫对缩宫素敏感性增高,临产时敏感性最高,有利于足月时发动宫缩促进分娩,此时只需小剂量的缩宫素即可达到引产和催产的目的。分娩后子宫对缩宫素敏感性逐渐下降。

5. 促进排乳。缩宫素能收缩乳腺小叶周围的肌上皮细胞,促进排乳,但并不增加乳汁分泌量。

6. 降压作用。大剂量缩宫素还能短暂地松弛血管平滑肌,从而引起血压下降,但小剂量的缩宫素不引起血压下降。

【临床应用】

1. **催产、引产**　对胎位正常、头盆相称、无产道障碍的宫缩无力难产,可用小剂量缩宫素催产,促进分娩;对过期妊娠、死胎或其他原因需提前终止妊娠者,可用小剂量缩宫素引产。

2. **产后止血**　产后止血时,可立即皮下或肌内注射较大剂量缩宫素,迅速引起子宫强直性收缩,压迫子宫肌层内血管而止血,并可加速子宫复原。但因其作用短暂,常需加用麦角新碱来维持疗效。

【不良反应】

偶有恶心、呕吐、心律失常及过敏反应,过量可引起子宫强直性收缩,导致胎儿窒息或子宫破裂。静脉输液过快或剂量过大,可出现水潴留和低钠血症。如果在产程中使用了缩宫素,在产后 2h 内要用缩宫素维持,以免子宫松弛性出血。在催产和引产时应注意:①严格掌握剂量和静脉滴注速度,避免发生子宫强直性收缩。②严格掌握用药禁忌证,凡产道异常、胎位不正、头盆不称、前置胎盘以及三次以上妊娠的经产妇或有剖宫产史者禁用。

二、麦角生物碱

麦角(ergot)是寄生在黑麦中的一种麦角菌的干燥菌核。麦角中含有多种生物碱,均为麦角酸的衍生物,按化学结构可分两类。①氨基麦角碱类:以麦角新碱(ergometrine)为代表,易溶于水,对子宫的兴奋作用强而快,维持时间短。②氨基酸麦角碱类:以麦角胺(ergotamine)及麦角毒(ergotoxine)为代表,难溶于水,对血管作用显著,起效慢,维持时间长。

【作用】

1. **兴奋子宫**　本类药物能选择性兴奋子宫平滑肌,尤其以麦角新碱作用显著。作用特点:①作用强而持久。②对妊娠子宫比未孕子宫敏感,尤以临产或新产后的子宫最敏感。③剂量稍大即可引起子宫强直性收缩,压迫血管而有止血作用。④对子宫颈和子宫体的兴奋作用无明显差别,故不宜用于催产、引产。

2. **收缩血管**　麦角胺能直接作用于动、静脉血管使其收缩;大剂量还会损伤血管内皮细胞,长期服用可以导致肢端干性坏疽和血栓,故口服 2~4d 为限。

3. **阻断 α 受体**　氨基酸麦角碱类可阻断 α 受体,翻转肾上腺素的升压作用,同时抑制中枢,使血压下降。

【临床应用】

1. **子宫出血**　麦角新碱主要用于预防和治疗产后或流产后由于子宫收缩无力等造成的子宫出血。

2. **子宫复原**　产后子宫复原缓慢时,易引起失血过多或感染,使用本药可促进子宫收缩,加速子宫复原。

3. **偏头痛**　麦角胺能收缩脑血管,减小脑动脉搏动幅度,用于偏头痛的诊断和治疗。咖啡因也具有收缩脑血管的作用,且能促进麦角胺的吸收,两药合用可增强疗效。

【不良反应】

注射麦角新碱可引起恶心、呕吐及血压升高,伴有妊娠毒血症的产妇慎用,偶见过敏。麦角制剂禁用于催产和引产,以及血管硬化、冠心病患者。

三、其他子宫平滑肌兴奋药

前列腺素

前列腺素(prostaglandin,PG)是广泛分布在体内的一类自体活性物质,有多种生理活性,临床常用的有地诺前列酮（dinoprostone，PGE_2）、地诺前列素（dinoprost，$PGF_{2\alpha}$）和卡前列素（carboprost，15-甲基前列腺素 $F_{2\alpha}$）等。

【作用】

1. 兴奋子宫平滑肌　对妊娠各期子宫均有兴奋作用，尤以 PGE_2 和 $PGF_{2\alpha}$ 在分娩中具有重要的意义。对妊娠初期和中期子宫的收缩作用强于缩宫素，对分娩前子宫作用更强；在增强子宫底体部平滑肌节律性收缩的同时，还能使子宫颈松弛。

2. 抗早孕　PGE_2 能使黄体退缩溶解，孕酮生成减少，分泌期的子宫内膜脱落出血，从而抗早孕；此外还能影响输卵管活动，阻碍受精卵着床。

【临床应用】

1. 流产、引产　可用于终止早期或中期妊娠，还可用于足月或过期妊娠引产。

2. 抗早孕　用于停经 49d 之内的早孕者。

【不良反应】

本药主要有恶心、呕吐、腹痛、腹泻等消化道反应。少数人有头晕、头痛、胸闷、心率加快、血压下降等。本药用于引产时的禁忌证及注意事项同缩宫素。

米非司酮

米非司酮（mifepristone）为孕酮受体抑制药，对子宫有兴奋作用，可干扰孕卵的着床、软化宫颈、诱导月经，与前列腺素合用可提高疗效；用于抗早孕、死胎引产；亦可用于紧急避孕。不良反应有恶心、呕吐、腹痛、腹泻；可引起子宫大出血，有出血史者慎用。

第二节　子宫平滑肌抑制药

子宫平滑肌抑制药是一类能抑制子宫平滑肌收缩，使子宫收缩力减弱的药物，主要用于防治早产。目前常用的药物有 β_2 受体激动药（如利托君、沙丁胺醇、特布他林等）、硫酸镁、钙通道阻滞药、前列腺素合成酶抑制药、缩宫素受体阻断药等。

一、β_2 受体激动药

利 托 君

利托君（ritodrine）能选择性兴奋子宫平滑肌的 β_2 受体，抑制子宫平滑肌收缩，减少子宫活动而延长妊娠期，有利于胎儿发育成熟。药物对妊娠和非妊娠子宫都有抑制作用，用于防治早产。一般先采用静脉滴注，取得疗效后口服维持疗效。其不良反应多与激动 β 受体有关，可发生心悸、胸闷、心律失常、血压升高、血糖升高、血钾降低等，静脉注射可出现震颤、恶心、呕吐、头痛等。严重的心血管疾病及糖尿病患者禁用。妊娠不足 20 周或分娩进行期（子宫颈扩展大于 4cm 或开全 80% 以上）的妊娠期和分娩期妇女禁用。

二、其他子宫平滑肌抑制药

硫 酸 镁

硫酸镁（magnesium sulfate）静脉给药后，Mg^{2+} 直接作用于子宫平滑肌细胞，阻滞 Ca^{2+} 的子宫收缩活性，明显抑制子宫平滑肌收缩，抑制早产宫缩。可以防治早产和妊娠高血压疾病的子痫发生，对于 β_2 受体激动药禁用的分娩期妇女，可用硫酸镁治疗早产。通常治疗需要的血镁浓度与中毒剂量接近，故对肾功能不全、肌无力、心肌病者慎用或不用。用药过程中应密切注意患者呼吸、尿量、膝反射。用药期间可检测妊娠期妇女的血清镁离子浓度。

硫酸镁防治子痫注意事项

硫酸镁是治疗子痫和预防抽搐复发的一线药物,也是重度子痫前期预防子痫发作的药物。血清镁离子的有效治疗浓度为 1.8~3.0mmol/L,>3.5mmol/L 即可出现中毒症状。使用硫酸镁的必备条件:①膝反射存在;②呼吸 ≥16 次/min;③尿量 ≥25ml/h(≥600ml/d);④备有 10% 葡萄糖酸钙溶液。镁离子中毒时停用硫酸镁并缓慢(5~10 分)静脉推注 10% 葡萄糖酸钙溶液 10ml。

钙通道阻滞药

硝苯地平(nifedipine)通过阻滞 Ca^{2+} 细胞内流而抑制宫缩,并可显著阻断缩宫素所致的子宫兴奋作用,为最常用防治早产的钙通道阻滞药。治疗过程中应密切注意妊娠期妇女的心率、血压变化。对已用硫酸镁者慎用,以防血压急剧下降。

前列腺素合成酶抑制药

吲哚美辛(indomethacin)已被用于防治早产,能通过胎盘到达胎儿,大剂量长期使用可使胎儿动脉导管过早关闭及胎儿肾功能受损,故最好仅在 β_2 受体激动药、硫酸镁等药物使用受限或无效且在妊娠 34 周之内的妊娠期妇女选用。用药过程中应密切监测羊水量及胎儿动脉导管血流情况。此外,消化性溃疡患者禁用。

缩宫素受体阻断药

阿托西班(atosiban)可与缩宫素竞争缩宫素受体而起到抑制宫缩的作用。该药具有保胎效果好,副作用发生率较低的特点。作用机制为与缩宫素受体结合,在受体水平,竞争性、剂量依赖性地抑制由缩宫素引起的子宫收缩,减少前列腺素的合成,降低子宫平滑肌的收缩性。此外,还对缩宫素受体起降调作用,减弱缩宫素的功效,阻止第二信使的合成及钙离子的移动,减少肌细胞中钙离子水平,达到抑制宫缩的效果。

第三节　作用于子宫平滑肌的药物的用药护理

1. 产后出血时,皮下或肌内注射大剂量缩宫素,能迅速引起子宫强直性收缩,压迫子宫肌层内血管而止血,但缩宫素作用短暂,须加用麦角制剂来维持子宫的收缩状态。

2. 使用缩宫素时,要严格掌握剂量和滴注速度,根据宫缩及胎心情况及时调整静脉滴注速度,避免子宫强直性收缩;还要严格掌握禁忌证,凡产道异常、胎位不正、头盆不称、前置胎盘、三次以上妊娠和有剖宫产史者禁用。

3. 注射麦角新碱可致呕吐,血压升高等,因此对妊娠毒血症产妇的产后应用须慎重。麦角流浸膏中含有麦角毒和麦角胺,长期应用可损害血管内皮细胞,特别是肝脏病或外周血管有病者更为敏感。需要注意的是,麦角制剂禁用于催产和引产,血管硬化及冠状动脉疾病患者。

(张晓红)

1. 缩宫素和麦角新碱兴奋子宫平滑肌的作用及临床应用有何异同点?
2. 为什么麦角新碱不用于催产、引产?

ER 11-3

练习题

第十二章 ｜ 作用于内分泌系统的药物

ER 12-1
教学课件

ER 12-2
思维导图

第一节　肾上腺皮质激素类药和肾上腺皮质激素抑制药

学习目标

1. 掌握糖皮质激素类药的作用、临床应用、不良反应及用药护理措施。
2. 熟悉常用糖皮质激素类药的用法和疗程。
3. 了解盐皮质激素类药、促肾上腺皮质激素和肾上腺皮质激素抑制药的作用特点及临床应用。
4. 能对患者在应用糖皮质激素类药过程中出现的不良反应及时处置。
5. 具有科学规范指导患者用药的职业素养。

案例导入

　　患者,女性,45 岁,因全身水肿、少尿 1 周入院,尿量 0.6L/d。尿常规检查:蛋白(+++),血浆白蛋白 23g/L,胆固醇 6.8mmol/L。诊断:肾病综合征。患者入院接受治疗,医嘱给予泼尼松,口服,一次 20mg,一日 3 次。
　　请思考:
　　1. 使用泼尼松的目的是什么?
　　2. 用药中可能出现哪些不良反应? 护士应告诉患者饮食中的注意事项有哪些?

　　肾上腺皮质激素(adrenocortical hormones)是肾上腺皮质分泌的各种激素的总称,属甾体类化合物,包括盐皮质激素、糖皮质激素及少量的性激素。
　　肾上腺皮质激素类药指与肾上腺皮质激素生物活性相似的一类药物,临床常用糖皮质激素类。

一、糖皮质激素类药

　　内源性糖皮质激素(glucocorticoids)主要是可的松(cortisone)和氢化可的松(hydrocortisone),目前临床应用的多为人工合成的糖皮质激素类衍生物。其常用药物:①短效类,如可的松和氢化可的松。②中效类,如泼尼松(prednisone)、泼尼松龙(prednisolone)、甲泼尼龙(methylprednisolone)和曲安西龙(triamcinolone)。③长效类,如地塞米松(dexamethasone)和倍他米松(betamethasone)。④外用类,如氟氢可的松(fludrocortisone)和氟轻松(fluocinolone acetonide)(表 12-1)。
　　糖皮质激素类药脂溶性大,口服、注射均可吸收。氢化可的松吸收入血后约 90% 与血浆蛋白结合,其中约 80% 与皮质激素转运蛋白结合,后者在肝内合成,肝、肾疾病患者血中皮质激素转运蛋白含量减少,导致游离型药物增多,药理作用增强。糖皮质激素类药主要在肝代谢,可的松和泼尼松必须在肝中分别转化为氢化可的松和泼尼松龙后才具有生物活性,故严重肝功能不全者不宜应用可的松和泼尼松。

表 12-1 常用糖皮质激素类药作用比较

类别	药物	水盐代谢（比值）	抗炎作用（比值）	等效剂量/mg
短效	氢化可的松	1.0	1.0	20
	可的松	0.8	0.8	25
中效	泼尼松	0.3	4.0	5
	泼尼松龙	0.3	4.0	5
	甲泼尼龙	0	5.0	4
	曲安西龙	0	5.0	4
长效	地塞米松	0	30	0.75
	倍他米松	0	25~35	0.6
外用	氟氢可的松	125	12	无

【作用】

1. 抗炎作用　本类药物具有强大的非特异性抗炎作用,对各种原因引起的炎症都有明显的抑制作用。在炎症早期可抑制毛细血管扩张,降低血管壁通透性,减轻充血、渗出以及白细胞的浸润和吞噬反应,从而缓解红、肿、热、痛等炎症局部症状;在炎症后期能抑制毛细血管、成纤维细胞的增生和肉芽组织的形成,防止粘连和瘢痕形成。炎症反应是机体的一种防御功能,糖皮质激素在抗炎的同时也会降低机体的防御能力,可能引起感染扩散或伤口愈合延缓。

2. 免疫抑制作用　大剂量本类药物对免疫过程的许多环节都有抑制作用,小剂量主要抑制细胞免疫,大剂量也能干扰体液免疫。其作用机制可能与抑制巨噬细胞对抗原的吞噬和处理、减少外周淋巴细胞数目、抑制 B 细胞向浆细胞的转化、抑制许多免疫因子和过敏介质的生成和释放有关,另外其抗炎作用可减轻免疫性炎症反应。但糖皮质激素只能抑制免疫反应的过程,不能增强机体的防御能力,也不能消除抗原物质。

3. 抗休克作用　大剂量本类药物具有抗休克作用。一方面是其抗炎和免疫抑制作用的综合效应。另一方面还可能与以下因素有关:稳定溶酶体膜,减少心肌抑制因子(MDF)的形成,从而抑制由心肌抑制因子所致的心肌收缩力减弱与内脏血管收缩;降低血管对某些缩血管物质的敏感性,解除小血管痉挛,改善微循环,从而改善休克症状;提高机体对内毒素的耐受力,减轻内毒素对机体的损害,但对细菌外毒素无效。

4. 对血液和造血系统的影响　本类药物刺激骨髓造血功能,使血红蛋白和红细胞含量增加,血小板和纤维蛋白原增加;其能促使骨髓中的中性粒细胞进入血液,但降低其游走、吞噬等功能;还可使血液中淋巴细胞、嗜酸性和嗜碱性粒细胞减少。

5. 对代谢的影响　生理剂量的本类药物主要影响正常物质代谢过程。①糖代谢:促进糖异生,减少机体组织对葡萄糖的利用,升高血糖;②蛋白质代谢:促进蛋白质分解,抑制蛋白质合成,造成负氮平衡,大剂量长期应用可致生长缓慢、肌肉萎缩、骨质疏松、皮肤变薄、创伤愈合迟缓等;③脂肪代谢:大剂量长期应用可激活四肢皮下脂肪酶,使脂肪重新分布,形成向心性肥胖;④水和电解质代谢:有较弱的盐皮质激素样作用,长期使用可致水钠潴留、低血钾,还可减少小肠对钙的吸收,促进尿钙排泄,长期应用可引起骨质脱钙。

6. 其他　本类药物提高中枢神经系统兴奋性,偶可诱发精神失常,大剂量可能导致儿童惊厥;增加胃酸和胃蛋白酶的分泌,降低胃黏膜的防御能力。

【临床应用】

1. **替代疗法** 本类药物用于急慢性肾上腺皮质功能减退症、腺垂体功能减退症及肾上腺次全切除术后的补充治疗。

2. **治疗严重感染** 本类药物主要用于中毒性感染或伴有休克者,如中毒性菌痢、暴发型流脑、中毒性肺炎、重症伤寒及败血症等的治疗,利用其抗炎、抗休克等作用迅速缓解症状,帮助患者度过危险期;但因并无抗菌或抗病毒作用,在抗炎同时也降低了机体的防御能力,有可能引起感染加重或扩散,因此必须在合用足量有效的抗菌药的前提下才能应用。病毒和真菌感染一般不宜选用本类药物,但对于严重传染性肝炎、流行性乙型脑炎等危及生命的病毒感染也可酌情应用以缓解症状。

3. **防止某些炎症后遗症** 本类药物对于某些重要器官或关键部位的炎症,如脑膜炎、胸膜炎、心包炎、风湿性心瓣膜炎、损伤性关节炎、睾丸炎、烧伤以及眼部感染等,早期应用,可防止或减轻炎症损害,避免粘连、瘢痕等后遗症的产生。

4. **治疗自身免疫病、过敏性疾病和器官移植排斥反应**

(1) **治疗自身免疫病**:如严重风湿热、类风湿关节炎、自身免疫性溶血性贫血、肾病综合征和系统性红斑狼疮等疾病应用本类药物后可缓解症状,但不能根治,一般采用综合疗法,不宜单用。

(2) **治疗过敏性疾病**:如荨麻疹、花粉症、血清病、血管神经性水肿、过敏性鼻炎、支气管哮喘等,可利用本类药物的抗炎、免疫抑制等作用缓解症状。

(3) **用于器官移植排斥反应**:本类药物可抑制异体器官移植术后的排斥反应,与环孢素等免疫抑制剂合用疗效更佳。

5. **治疗各种休克** 本类药物可用于各种原因引起的休克。对感染性休克,在合用足量有效的抗菌药的同时,可及早、短时间内突击使用大剂量糖皮质激素;对过敏性休克,首选肾上腺素,严重者可合用;对心源性休克和低血容量性休克,需结合病因治疗。

6. **治疗血液系统疾病** 本类药物可用于急性淋巴细胞白血病、血小板减少症、过敏性紫癜及再生障碍性贫血等,但停药后易复发。

7. **其他** 对接触性皮炎、湿疹、肛门瘙痒、银屑病等皮肤病局部应用本类药物可缓解症状,但严重病例仍需配合全身用药;还可用于某些恶性肿瘤、发热等的治疗。

ER 12-3

糖皮质激素
类药抗炎
作用机制

【不良反应】

1. **长期大量应用引起的不良反应**

(1) **类肾上腺皮质功能亢进综合征**:大剂量外源性本类药物可引起糖、脂肪、蛋白质和水盐代谢紊乱,表现为满月脸、水牛背等向心性肥胖表现;皮肤变薄、肌肉萎缩;痤疮、多毛;水肿、高血压、低血钾、高血糖等。停药后一般可自行消退,必要时采取对症治疗。

(2) **诱发或加重感染**:本类药物可降低机体防御能力,长期应用可诱发感染或使体内潜在感染病灶扩散,特别是在原有疾病已使抵抗力降低的患者更易产生,还可使原来静止的结核病灶扩散、恶化。必要时可合用抗菌药。

(3) **诱发或加重消化性溃疡**:本类药物能刺激胃酸、胃蛋白酶分泌,同时抑制胃黏液分泌,降低胃黏膜的抵抗力,故可诱发或加重胃、十二指肠溃疡,甚至造成消化道出血或穿孔。

(4) **心血管系统并发症**:长期应用本类药物可引起高血压和动脉粥样硬化。

(5) **骨质疏松**:本类药物抑制骨蛋白质合成,增加钙、磷排泄引起骨质疏松,严重者可出现自发性骨折,股骨头坏死。

(6) **其他**:本类药物诱发糖尿病、精神失常和癫痫发作;引起肌肉萎缩、伤口愈合迟缓;影响儿童生长发育;升高眼压;偶可引起胎儿畸形。

2.停药反应

（1）**医源性肾上腺皮质功能减退症**：长期应用时，大量外源性本类药物会反馈性抑制垂体 ACTH 的分泌，使肾上腺皮质失用性萎缩，内源性激素分泌减少，当突然停药或减量过快时，可出现恶心、呕吐、肌无力、低血糖、低血压等肾上腺皮质功能减退症状，在合并感染、手术、创伤等应激情况时甚至可出现肾上腺危象。故长期应用本类药物应逐渐减量，缓慢停药；停药前后可应用 ACTH 促进肾上腺功能的恢复；停药后一年内如遇应激情况，应给予糖皮质激素类药。

（2）**反跳现象**：突然停药或减量过快时可出现原有疾病的症状复发或加重，其产生原因可能与患者对激素产生了依赖或病情尚未完全控制有关，可加大本类药物剂量再行治疗，待症状缓解后再逐渐减量、停药。

【禁忌证】

禁用于药物不能控制的病毒或真菌等感染、活动性结核病、严重高血压、充血性心力衰竭、糖尿病、骨折或创伤修复期、新近胃肠吻合术、角膜溃疡、精神病或癫痫病史、消化性溃疡、库欣综合征等患者，以及妊娠期妇女。当禁忌证和适应证同时存在时，若适应证病情危急，可慎重应用，但危急情况过后应尽早停药或减量。

知识链接

糖皮质激素应用的时辰药理学

时辰药理学是依据生物学上的时间特性，研究药物作用的时间规律，包括药效学、药动学等由于时间不同而发生变化，据此来选择合适的用药时机，以达到使用最小剂量，实现最佳的疗效和较轻不良反应的目的。

肾上腺素激素分泌呈现昼夜节律性变化，分泌峰值在 8：00—10：00，2~3h 后就迅速下降约 1/2，然后逐渐减少，直至午夜的分泌量最少。长期使用糖皮质激素药物治疗的过程中，将一日的剂量于 7：00—8：00 时给药或隔日 7：00—8：00 时一次给药，可减轻对下丘脑-垂体-肾上腺皮质轴的反馈抑制，防止肾上腺功能下降，也有助于停药后垂体分泌 ACTH 功能的恢复。

二、盐皮质激素类药

本类药物主要包括醛固酮（aldosterone）和去氧皮质酮（desoxycortone），可调节机体水盐代谢，促进肾远曲小管和集合管对钠、水的重吸收和钾的排出，对糖代谢影响较小，在维持机体的电解质平衡方面有重要作用。其分泌主要受 RAAS、血钾及血钠水平的调节。

去氧皮质酮具有类似醛固酮的作用，可用于原发性肾上腺皮质功能减退症的替代治疗，补充机体盐皮质激素分泌的不足，维持正常水和电解质平衡。

三、促肾上腺皮质激素

促肾上腺皮质激素（adrenocorticotropic hormone，ACTH）由腺垂体合成和分泌，能促进肾上腺皮质合成和分泌氢化可的松、皮质酮等肾上腺皮质激素。药用品由动物垂体提取，口服易被消化酶破坏，需注射给药；主要用于 ACTH 兴奋试验以及长期应用糖皮质激素类药者在停药前兴奋肾上腺皮质功能，但对肾上腺皮质功能完全丧失者无效。

四、肾上腺皮质激素抑制药

美替拉酮

美替拉酮（metyrapone）能抑制皮质醇的生物合成，导致机体内源性糖皮质激素减少，并能反馈性促进 ACTH 分泌。可用于库欣综合征的鉴别诊断和治疗。

米 托 坦

米托坦（mitotane）可选择性作用于肾上腺皮质束状带和网状带细胞，使其萎缩、坏死，使血液中氢化可的松及其代谢产物迅速减少，但不影响球状带细胞分泌醛固酮，用于不能手术切除的肾上腺皮质恶性肿瘤及皮质恶性肿瘤术后的辅助治疗。

五、肾上腺皮质激素类药和肾上腺皮质激素抑制药的用药护理

1. 长期用药要加强健康评估，定期测量血钾、血钙、血糖、血脂、尿糖、血钾、血钠等，指导患者注意自查基本指标，如血压、心率、体重，发现异常应及时报告医生，并配合采取纠正措施。

2. 告诉患者在用药期间应按医生所嘱时间及剂量用药，不可随意增减或停服；饮食以低钠、低糖、低脂、高蛋白、高维生素、含钾丰富的水果及蔬菜为主。

3. 为减少不良反应，长期用药者可加服维生素 D、钙片，尤其老年人、儿童及更年期妇女，预防骨质疏松；加服抗酸药及保护胃黏膜制剂预防消化性溃疡；局部用药可达到治疗目的的的，则不作为全身用药，即可减少全身性不良反应。

4. 糖皮质激素类药的混悬液制剂不宜在三角肌进行肌内注射，以免肌肉萎缩影响上肢功能。臀部肌内注射注意观察有无局部感染和肌肉萎缩现象，经常更换注射部位。一般不宜快速静脉注射。不能在感染的关节腔内注射给药以防局部脓肿；不能皮下注射给药。应用糖皮质激素类药期间不能做免疫接种。

5. 糖皮质激素类药可以诱发和加重感染，对于病毒性和真菌性感染，更应高度重视，应缩短用药范围和时间，配伍必要的抗生素，同时加强预防感染的护理措施，注意观察病灶变化。及时提醒患者和医生，避免出现不良后果。

6. 长期应用肾上腺皮质激素类药的患者停药时，应密切观察病情，逐渐减量至完全停药，可提示医生辅助使用 ACTH，促进肾上腺皮质功能的恢复，防止出现肾上腺皮质功能减退症。

（于艳华）

思考题

1. 患者被细菌感染后出现寒战、发热、血压下降等症状，医生初步诊断为感染性休克，立即给予有效抗生素进行治疗，同时给予氢化可的松静脉滴注。请问在用有效抗生素治疗感染性休克时为什么要用氢化可的松？

2. 风湿性关节炎的患者口服泼尼松和多种非甾体抗炎药 5 个月，近日突发自发性胫骨骨折，其产生的原因可能是什么？

第二节　甲状腺激素和抗甲状腺药

学习目标

1. 掌握硫脲类抗甲状腺药的作用、临床应用、不良反应及用药护理。

2. 熟悉碘和碘化物的作用特点、临床应用及不良反应；甲状腺激素的作用及临床应用。

3. 具备应用所学知识进行甲状腺激素及抗甲状腺药的处方、医嘱审核，及时准确应对不良反应的能力。

4.能充分利用所学知识进行健康教育,正确指导患者合理使用甲状腺激素类和抗甲状腺药。

案例导入

患者,女性,30岁,近半年出现颈部增粗、怕热多汗、暴躁易怒、多食消瘦、易疲乏、心悸气短,遂来院就诊。查体:T 36.7℃,HR 112次/min,BP 136/85mmHg;双侧眼球突出,双侧甲状腺Ⅱ度肿大,双手震颤。甲状腺功能检查:游离T_3 6.96pg/ml(升高),游离T_4 6.85ng/dl(升高),促甲状腺激素(TSH)0.01mIU/L(降低)。甲状腺彩超显示甲状腺弥漫性肿大。腹部彩超未见异常。临床诊断:甲亢。医生建议先口服甲巯咪唑及复方碘溶液两种药物,并拟在半个月后进行手术治疗。

请思考:
1.应用甲巯咪唑及复方碘溶液的目的是什么?
2.患者用药期间可能出现的不良反应有哪些?如何进行用药护理?

一、甲状腺激素

甲状腺激素是由甲状腺合成和分泌的激素,包括甲状腺素(thyroxine,T_4)和三碘甲状腺原氨酸(triiodothyronine,T_3)。T_3的生物活性高于T_4,外周组织中的T_4可转化为T_3起作用。常用甲状腺激素是由动物甲状腺脱脂、干燥、研碎制得的甲状腺片(thyroid tables)。

【作用】

1.维持生长发育 本药促进蛋白质合成和骨骼、中枢神经系统的生长发育,特别是对长骨和大脑的发育尤为重要。胎儿或新生儿甲减,可表现为以智力低下和身材矮小为特征的呆小病;成人则引起以中枢神经兴奋性降低、记忆力减退为主要表现的黏液性水肿。

2.促进代谢 本药促进物质氧化,增加组织耗氧量,使产热量增加,基础代谢率提高。

3.提高交感神经系统的敏感性 本药使机体对儿茶酚胺的敏感性增强。甲亢时可出现神经过敏、易激动、心率加快、血压升高等症状。

【临床应用】

1.治疗甲减 本药用于呆小病和黏液性水肿。治疗呆小病时必须尽早给药,应在出生后三个月以内补给甲状腺激素,过迟则智力低下难以恢复。

2.治疗单纯性甲状腺肿 本药可抑制TSH分泌,缓解甲状腺肿症状,用于无明显原因的单纯性甲状腺肿。

【不良反应】

本药过量可出现甲亢表现,如心悸、多汗、多食、消瘦、失眠、震颤等,严重者可出现心绞痛甚至心肌梗死。一旦出现上述表现应立即停药并对症治疗。

二、抗甲状腺药

甲状腺功能亢进又称甲亢,指多种病因导致甲状腺激素分泌过多而引起的临床综合征。抗甲状腺药指能消除甲亢症状的药物,主要包括硫脲类、碘和碘化物、放射性碘和β受体阻断药。

(一)硫脲类

本类药物是最常用的抗甲状腺药,可分为:①硫氧嘧啶类,包括甲硫氧嘧啶(methylthiouracil)和丙硫氧嘧啶(propylthiouracil)。②咪唑类,甲巯咪唑(thiamazole)和卡比马唑(carbimazole)。

硫脲类药物口服吸收迅速,分布广泛,能通过胎盘和进入乳汁,主要在肝脏代谢。甲巯咪唑起效快,作用时间长,卡比马唑需在体内转化为甲巯咪唑后发挥作用,故起效慢。

【作用】

1. 抑制甲状腺激素的合成　本类药物通过抑制过氧化物酶的活性,可抑制酪氨酸的碘化及碘化酪氨酸的缩合,使甲状腺激素的合成受阻。对已合成的甲状腺激素无作用,需待甲状腺腺泡内储存的甲状腺激素耗竭后才能生效,故起效缓慢,一般服药 2~3 周后甲亢症状减轻,1~3 个月后基础代谢率恢复正常。

2. 抑制外周组织 T_4 转化为 T_3　丙硫氧嘧啶还可以抑制外周组织的 T_4 向 T_3 转化,故首选用于严重病例或甲状腺危象。

3. 本类药物抑制甲状腺免疫球蛋白生成,有一定的病因治疗作用。

【临床应用】

1. **用于甲亢的内科治疗**　本类药物适用于轻症者、不宜手术者、术后复发及不宜用放射性碘治疗者。开始治疗时应用大剂量,待症状缓解后改为维持量,疗程 1~2 年,疗程过短易复发。

2. **用于甲亢的术前准备**　为了减少麻醉和术后并发症,防止术后发生甲状腺危象,术前应先用硫脲类控制甲状腺功能至接近正常。但应用硫脲类后可致腺体增生充血,故须在术前 2 周左右加用大剂量碘,使腺体缩小变硬,以利于手术顺利进行。

3. **用于甲状腺危象的辅助治疗**　对于甲状腺危象,除应用大剂量碘剂和采取其他综合措施外,可辅助应用大剂量硫脲类药物以阻断甲状腺激素的合成。

【不良反应】

1. **粒细胞缺乏症**　为最严重的不良反应,用药期间要定期检查血常规,一旦出现白细胞数量减少或发热、咽痛、感染等前驱症状时应立即停药并应用升白细胞药。

2. **甲状腺肿**　长期应用本类药物后,体内甲状腺激素水平降低,通过负反馈作用促进 TSH 分泌而导致腺体代偿性增生、充血,严重者可出现压迫症状。

3. **过敏反应**　如皮疹、药物热等。

4. **其他**　消化系统反应厌食、呕吐、腹痛等;可引起胎儿或乳儿甲减,故妊娠期妇女慎用,哺乳期妇女禁用。

(二) 碘和碘化物

本类药物有碘化钾(potassium iodide)和复方碘溶液(compound iodine solution)等。

【作用】

不同剂量的碘和碘化物可对甲状腺功能产生不同的影响。

1. **小剂量碘参与甲状腺激素的合成**　碘为合成甲状腺激素的必需原料,当人体缺碘时甲状腺激素合成减少可导致单纯性甲状腺肿。

2. **大剂量碘具有抗甲状腺作用**　大剂量碘可抑制蛋白水解酶,抑制甲状腺激素的释放,并阻断 TSH 的作用使甲状腺腺体缩小变硬。大剂量碘缓解甲亢症状迅速但疗效不能维持,用药后 24h 见效,10~15d 达到最大效果,继续应用会引起甲亢症状复发,因而不能用于甲亢的内科治疗。

【临床应用】

1. **防治单纯性甲状腺肿**　应用小剂量碘可治疗单纯性甲状腺肿,食用碘盐或其他含碘食物可有效预防单纯性甲状腺肿等碘缺乏性疾病。

2. **用于甲亢的术前准备**　大剂量碘能抑制甲状腺腺体增生和血管增生,使腺体缩小变韧,有利于手术进行,在应用硫脲类药物控制症状的基础上,一般于术前 2 周左右给予复方碘溶液口服。

3. **治疗甲状腺危象**　应用大剂量碘抑制甲状腺激素释放,迅速缓解甲状腺危象症状。可将碘化物加到 10% 葡萄糖溶液中静脉滴注,也可服用复方碘溶液,一般使用 3~7d,需同时配合服用硫脲类药。

【不良反应】

1. 过敏反应　一般表现为皮疹、药物热,少数可出现血管神经性水肿,甚至喉头水肿引起窒息。

2. 诱发甲状腺功能紊乱　长期服用大剂量碘剂可诱发甲亢。碘能通过胎盘和进入乳汁,致新生儿甲状腺肿,故妊娠期妇女和哺乳期妇女慎用。

3. 慢性碘中毒　长期应用可出现口腔及咽喉烧灼感、眼刺激症状等,停药后可消退。

(三) 放射性碘

临床常用的放射性碘为 ^{131}I。^{131}I 口服后即被甲状腺摄取、浓集。^{131}I 可产生两种射线,其中 β 射线约占 99%,射程较短,在 2mm 以内,因此辐射损伤只限于甲状腺腺体内,可破坏甲状腺腺泡组织,起到类似手术切除的作用,适用于不宜手术或术后复发及硫脲类无效或过敏的甲亢患者,一般用药后 1 个月见效,3~4 个月后甲状腺功能恢复正常。此外,^{131}I 还可产生 γ 射线,约占 1%,射程较长,可于体外测得,用于甲状腺功能的测定。^{131}I 剂量过大易导致甲减,妊娠期及哺乳期妇女、年龄在 20 岁以下者、有严重肝肾功能不全者禁用。

(四) β 受体阻断药

β 受体阻断药如普萘洛尔等,除阻断 β 受体外,还可抑制 T_4 转换为 T_3,可改善甲亢症状,尤其是对甲亢所致的心率加快、血压升高等交感神经活性增强症状疗效显著,是治疗甲亢、甲状腺危象及甲亢术前准备的辅助治疗药物。

知识链接

抗甲状腺药物治疗方案

1. 停药抗甲状腺药物治疗的常规疗程为 12~18 个月,且 TSH 和促甲状腺激素受体抗体(TRAb)均正常即可考虑停药。

2. 长疗程治疗部分患者可考虑长疗程治疗　①甲亢足疗程治疗后复发,仍有意愿进行药物治疗者,可继续治疗 12~18 个月。②TRAb 持续升高者,特别是低剂量 MMI 即可控制病情的年轻患者,可继续采用低剂量治疗 12~18 个月。

3. 停药后监测停药后 6 个月内每 1~3 个月复查,包括血清 TSH、T_3、T_4,6 个月后延长监测间隔时间,且至少每年监测一次甲状腺功能。

三、甲状腺激素和抗甲状腺药的用药护理

1. 告知患者要遵医嘱按时服药,不可漏服、改变剂量或服药间隔时间,特别强调不能因症状消失而自动停药。甲亢患者服药时间最短不能少于 1 年,甲减患者常需终生用药。

2. 应用甲状腺素时,应观察患者有无药物过量引起的毒性反应(类似甲亢症状);老年人或心脏病患者要注意有无胸痛及心肌梗死症状;若心率超过 100 次/min,或心律有明显变化时,应及时报告医生给予处理。告诉患者服药期间不可局部涂抹碘酊、牙用碘甘油,不宜应用含碘的药物或食用含碘量高的食物(如海带、紫菜或海藻等)。如需用含碘剂做造影时,需暂停用本药 4~6 周。

3. 儿童应用甲状腺素时,应注意观察生长情况,测量身高。因本药可促进身高的增长,导致骨骺过早闭合,造成畸形。甲状腺素制剂应注意避光保存。

4. 治疗甲亢药物显效较慢。用药期间应注意加强健康评估,密切监测基础代谢率、血压、心率、体重、精神状态,定期查血常规、肝功能与血中 T_3、T_4、TSH 水平;注意甲状腺的大小、硬度及血管杂音的改变,出院时应做好相应健康教育工作。

5. 甲状腺激素能降低胰岛素和口服降血糖药的效果,联合用药时应注意观察血糖及尿糖的变化,并注意调整剂量。硫脲类不宜与导致白细胞减少的药物(如保泰松、吲哚美辛、甲苯磺丁脲等)合用,以免引起或加重对血液系统的不良反应。

6. 注意观察碘制剂的过敏反应,一旦出现,及时报告医生,及时停药。与抗甲状腺药、锂盐合用时可能致甲减和甲状腺肿大。与血管紧张素转化酶抑制剂及保钾利尿剂合用时易致高血钾,应注意监测血钾。

(于艳华)

思考题

1. 为什么甲状腺激素用于呆小病必须及早用药?
2. 试述甲亢内科治疗、术前准备及甲状腺危象的临床用药。

第三节　降血糖药

学习目标

1. 掌握胰岛素的作用、临床应用、不良反应及用药护理。
2. 熟悉磺酰脲类、双胍类口服降血糖药的作用、临床应用及不良反应。
3. 了解其他口服降血糖药的作用特点、临床应用及不良反应。
4. 具备观察胰岛素和口服降血糖药的疗效、不良反应及做出正确处理的能力,能够熟练进行用药护理。
5. 能充分利用所学的知识进行健康教育,正确指导糖尿病患者合理用药、安全用药。

案例导入

患者,女性,22 岁,患 1 型糖尿病 9 年,一直使用普通胰岛素治疗。患者某日注射胰岛素 10U 后,未按时就餐,出现心慌、手抖、出汗,10min 后突然晕倒在地,经检查发现血糖为 2.9mmol/L,被诊断为糖尿病低血糖。医嘱给予 50% 葡萄糖溶液静脉注射。

请思考:

1. 给予 50% 葡萄糖静脉注射的目的是什么?
2. 患者使用胰岛素时可能发生了哪些不良反应? 如何进行用药护理?

糖尿病(diabetes mellitus)是一组由遗传和环境因素相互作用而引起的临床综合征。由于胰岛素分泌绝对或相对不足,以及靶组织细胞对其敏感性降低而引起糖、蛋白质、脂肪、水和电解质等一系列的代谢紊乱。按照世界卫生组织(WHO)及国际糖尿病联盟(IDF)专家组建议,糖尿病可分为 1 型糖尿病(又称胰岛素依赖型糖尿病,IDDM)、2 型糖尿病(又称非胰岛素依赖型糖尿病,NIDDM)、其他特殊类型及妊娠糖尿病。

糖尿病的综合治疗包括饮食控制、运动疗法、血糖监测、药物治疗及健康教育等。常用药物有胰岛素、口服降血糖药和其他降血糖药。

一、胰岛素

胰岛素（insulin）是由胰岛 B 细胞分泌的一种激素。药用胰岛素一般从牛、猪等家畜胰腺中提取，还可通过 DNA 重组技术利用大肠埃希菌或酵母菌人工合成。

胰岛素口服易被消化酶破坏，故需注射给药。皮下注射易吸收，在肝内迅速灭活，维持时间短。为延长作用时间，将胰岛素与碱性蛋白质（珠蛋白、精蛋白）结合，再加入微量锌使其性质稳定，制成多种中效或长效制剂（表 12-2）。但加入的蛋白可增加制剂的抗原性，不可静脉注射。

表 12-2　胰岛素制剂分类及特点

分类	药物	注射途径	起效/h	高峰/h	持续/h	给药时间
速效	普通胰岛素	静脉	立即	0.5	2	急救时
		皮下	0.5~1	2~4	6~8	餐前 0.5h，3~4 次/d
中效	低精蛋白锌胰岛素	皮下	2~4	8~12	18~24	早餐或晚餐前 1h
	珠蛋白锌胰岛素	皮下	2~4	6~10	12~18	1~2 次/d
	慢胰岛素锌混悬液	皮下	2~3	8~12	18~24	1~2 次/d
长效	精蛋白锌胰岛素	皮下	4~8	14~20	24~36	早餐或晚餐前 1h
	特慢胰岛素锌混悬液	皮下	5~7	16~18	30~36	1 次/d

【作用】

1. 糖代谢　促进葡萄糖进入细胞，促进葡萄糖磷酸化和氧化，增加糖原合成和储存；抑制糖原的分解和糖异生。使血糖来源减少，去路增加，产生降血糖作用。

2. 脂肪代谢　促进脂肪合成，促进糖转化成为脂肪；抑制脂肪分解，减少游离脂肪酸和酮体的生成。

3. 蛋白质代谢　增加氨基酸的转运，促进核酸、蛋白质的合成，抑制蛋白质分解，与生长激素有协同作用。

4. 钾离子转运　促进钾离子内流，增加细胞内钾离子浓度，降低血钾浓度。

【临床应用】

1. 治疗糖尿病　对胰岛素缺乏的各型糖尿病均有效，主要适用于：①1 型糖尿病，须终生用药。②2 型糖尿病，经饮食控制或用口服降血糖药物疗效不满意者。③糖尿病急性并发症，如糖尿病酮症酸中毒、高渗性非酮症糖尿病昏迷及乳酸性酸中毒诱发的高血糖症状。④糖尿病合并严重感染、消耗性疾病、高热、创伤及手术、妊娠等情况。

2. 纠正细胞内缺钾　临床上将葡萄糖、胰岛素、氯化钾三者合用组成极化液（GIK）可促进 K⁺ 内流，纠正细胞内缺钾，并提供能量，可用于防治心肌梗死时的心律失常。胰岛素也可与 ATP、辅酶 A 等组成能量合剂。

【不良反应】

1. 低血糖　是胰岛素最常见的不良反应。药物过量或用药后未及时进食可引起饥饿感、出汗、心悸、震颤等低血糖反应，严重者可出现低血糖休克、惊厥甚至死亡。轻者可口服糖水，重者应立即静脉注射 50% 葡萄糖注射液。

2. 过敏反应　一般反应轻微而短暂，表现为皮疹、血管神经性水肿；偶可引起过敏性休克。用抗组胺药和糖皮质激素治疗，或选择其他种属动物的胰岛素、高纯度制剂、人胰岛素。

3. 胰岛素耐受性　可分为急性和慢性两种类型。出现急性耐受性时，需短时间内增加胰岛素剂量达数百乃至数千单位,消除诱因后可恢复常规治疗量。慢性耐受性患者,指无并发症的糖尿病,每日胰岛素用量在 200U 以上。

4.局部反应　多次在一个部位注射可出现红肿、皮下脂肪萎缩或皮下结节。应经常更换注射部位。

【药物相互作用】

胰岛素与口服降血糖药、水杨酸类、单胺氧化酶抑制剂、血管紧张素转化酶抑制剂等合用时需适当减少剂量。噻嗪类、甲状腺激素、避孕药等可抑制内源性胰岛素分泌,合用时需适当增加剂量。β 受体阻断药可以掩盖胰岛素引起的心率加快等早期低血糖反应。乙醇可加强和延长胰岛素降糖作用,增加其低血糖反应。

知识链接

胰岛素泵

胰岛素泵是目前临床应用较为广泛的一种糖尿病治疗设备,可以根据人体胰岛素需求量来相对精准地皮下输注胰岛素。它可以模拟人体胰岛素分泌的特点,24h 使用外源性胰岛素对机体进行补充,可以更加平稳地控制血糖,减少高血糖或者低血糖等情况的出现。本药适用于所有需要胰岛素治疗的糖尿病患者。

二、口服降血糖药

(一) 磺酰脲类

本类药物可分为两代:第一代代表药为甲苯磺丁脲(tolbutamide)、氯磺丙脲(chlorpropamide);第二代代表药为格列本脲(glibenclamide)、格列吡嗪(glipizide)、格列齐特(gliclazide)、格列喹酮(gliquidone)等。第二代药物活性高于第一代数十倍甚至上百倍。口服吸收快而完全,与血浆蛋白结合率高,作用出现慢,维持时间长,多数药物在肝脏代谢,经肾排泄(表 12-3)。

表 12-3　磺酰脲类药物比较

药物	达峰时间/h	半衰期/h	维持时间/h	效价强度	消除	每日服药次数
甲苯磺丁脲	2~4	5	6~12	+	肝代谢	2~3
氯磺丙脲	10	32	30~60	+++	肾排泄	1
格列本脲	2~6	10~16	16~24	++++	肝代谢	1~2
格列吡嗪	1~2	3~7	16~24	++++	肝代谢	1~2
格列齐特	2~6	10~12	12~24	++++	肝代谢	1~2
格列喹酮	2~3	1~2	8~24	++++	肝代谢	1~2

【作用及临床应用】

1.降血糖作用　本类药物对正常人和胰岛功能尚存的糖尿病有效,对 1 型糖尿病及已切除胰腺者无作用。作用机制:①刺激胰岛 B 细胞分泌胰岛素,使血中胰岛素增多。②增加靶细胞膜上胰岛素受体的数目与亲和力。③减少胰高血糖素的分泌,提高靶细胞对胰岛素的敏感性。本类药物主要用于通过饮食和运动控制无效且胰岛功能尚存在的 2 型糖尿病患者。

2.抗利尿作用　氯磺丙脲能促进抗利尿激素的分泌,增强抗利尿激素的作用而产生抗利尿作用;可用于治疗尿崩症,与氢氯噻嗪合用可提高疗效。

【不良反应】

1. 消化道反应　常见胃肠不适、恶心、腹痛、腹泻等,多与剂量有关,减少剂量或继续服药可消失。

2. 过敏反应　出现皮疹,粒细胞、血小板数量减少,胆汁淤积性黄疸,肝损害。应定期检查血常规和肝功能。

3. 低血糖反应　过量可发生持续性低血糖,老年人及肾功能不全者尤为多见。格列本脲、格列齐特等第二代药物较少引起低血糖。

4. 中枢神经系统反应　大剂量氯磺丙脲可引起精神紊乱、嗜睡、眩晕和共济失调等症状。

(二) 双胍类

二甲双胍

【作用】

二甲双胍(metformin)能明显降低糖尿病患者血糖水平,但对正常人血糖无影响。其作用机制是减少葡萄糖经肠道吸收、促进组织摄取葡萄糖、增加肌肉组织中糖的无氧酵解、减少肝内糖异生使肝葡萄糖生成减少、增加胰岛素与受体的结合能力、抑制胰高血糖素的释放,同时还能降低血脂,延缓糖尿病患者并发症的发生。

【临床应用】

本药主要用于轻、中度 2 型糖尿病,尤其是单用饮食不能控制的伴肥胖的患者;也可与胰岛素或磺酰脲类合用,治疗对胰岛素耐受的患者。

【不良反应】

1. 胃肠道反应　开始服药阶段,可出现食欲减退、恶心、呕吐、腹胀或腹泻等症状,餐中或餐后服药,从小剂量开始可减轻胃肠道不良反应。

2. 乳酸血症　双胍类药物促进无氧糖酵解,产生乳酸;在肝、肾功能不全,低血容量性休克,心力衰竭等缺氧情况下更易诱发乳酸性酸中毒,可危及生命。

(三) 胰岛素增敏剂

噻唑烷二酮类化合物

本类药物包括罗格列酮(rosiglitazone)、吡格列酮(pioglitazone)、曲格列酮(troglitazone)、环格列酮(ciglitazone)和恩格列酮(englitazone)等。

本类药物可增强靶细胞对胰岛素的敏感性,提高细胞对葡萄糖的利用而降低血糖;能改善胰岛 B 细胞功能,明显改善胰岛素抵抗及相关代谢紊乱;有抗动脉粥样硬化作用,对 2 型糖尿病合并心血管并发症的患者有明显疗效;主要用于其他降血糖药疗效不佳的 2 型糖尿病,尤其对胰岛素产生抵抗的糖尿病患者;可单用,亦可与磺酰脲类或胰岛素联合应用。主要不良反应为体重增加、水肿等,合用胰岛素时表现更明显。曲格列酮可损伤肝,甚至引起肝衰竭,故肝功能不全者慎用,用药期间注意检查肝功能。

(四) α-葡萄糖苷酶抑制药与餐时血糖调节药

α-葡萄糖苷酶抑制药

目前用于临床的 α-葡萄糖苷酶抑制药有阿卡波糖(acarbose)、伏格列波糖(voglibose)和米格列醇(miglitol)等。本类药物能竞争性抑制小肠葡萄糖苷酶,使淀粉类和蔗糖分解转化为单糖的速度减慢,减少葡萄糖的吸收,从而降低餐后血糖。临床主要用于空腹血糖正常而餐后血糖升高的患者。既可单用,也可与其他降血糖药合用,对易发生低血糖的患者尤为有益。但须注意要与第一口饭同服才能取得满意的疗效。主要不良反应为腹胀、排气多。对本类药过敏者、妊娠期、哺乳期妇女及有明显消化吸收障碍的患者禁用。

非磺酰脲类促胰岛素分泌药

非磺酰脲类促胰岛素分泌药是新型的治疗 2 型糖尿病的口服降血糖药,现用于临床的药物有瑞格列奈(repaglinide)、那格列奈(nateglinide)和米格列奈(mitiglinide)等。

瑞格列奈降血糖作用比磺酰脲类强。餐前服本药,刺激内源性胰岛素快速释放,作用快而短,可有效控制餐后高血糖,故本药被称为餐时血糖调节药。在两餐之间服本药,并不刺激胰岛素释放,对控制日平均血糖水平、减少并发症、保护胰岛正常 B 细胞功能有重要意义。本药适用于 2 型糖尿病早期餐后高血糖阶段或以餐后高血糖为主的老年患者。与双胍类及 α-葡萄糖苷酶抑制剂合用有协同作用。常见的不良反应有低血糖和体重增加。

三、其他新型降血糖药

(一)胰淀粉样多肽类似物

醋酸普兰林肽

醋酸普兰林肽(pramlintide acetate)是胰淀粉样多肽的一种合成类似物,是继胰岛素后第二个获准用于治疗 1 型糖尿病的药物。可延缓肠道葡萄糖的吸收,减少胰高血糖素的分泌,减少肝葡萄糖的生成和释放,降低糖尿病患者血糖的波动幅度和频率,有利于改善总体的血糖控制。本药不能替代胰岛素,主要用于 1 型糖尿病和 2 型糖尿病的辅助治疗。主要不良反应为低血糖,尤其是与胰岛素联合用于 1 型糖尿病患者时。亦可引起关节痛、头晕、头痛、咳嗽及咽炎等。

(二)醛糖还原酶抑制药

本类药物可抑制醛糖还原酶,有效改善机体聚醇代谢通路异常,进而预防和延缓糖尿病患者并发症的出现。代表药物依帕司他(epalrestat)可改善患者尾部神经和坐骨神经的传导速率,还可抑制坐骨神经纤维密度的降低,故可有效预防和改善糖尿病并发的末梢神经障碍(麻木感、疼痛等)及心搏异常等症状。

四、降血糖药的用药护理

1. 告知患者糖尿病长期合理的综合治疗可提高患者生活质量,指导患者以控制饮食为基础,结合合理运动和使用降血糖药物,重点学会自测血糖和注射药物的方法。

2. 必须严格遵医嘱使用胰岛素,并提前告知用药后可能出现低血糖症状,提醒患者自备糖果以防急用。用药期间经常检查血糖、肾功能、视力、眼底视网膜血管、血压、血脂及心电图等。

3. 告诉患者注意注射胰岛素与进餐的时间关系。如进餐时间改变,则必须相应改变注射胰岛素的时间。短效胰岛素餐前 0.5h 皮下注射,长效胰岛素餐前 1h 注射。

4. 正在使用的胰岛素在常温下可保存 28~30d,置置于避光阴凉处,避免日晒、过冷、过热及剧烈摇晃等。长期保存应在 2~8℃条件下冷藏。注意胰岛素制剂类型、有效期,如药液有变色、凝固或出现絮状物者均不能应用。注射部位为腹部、上臂、大腿等,应注意有计划地轮流更换注射部位,以减少组织损伤。

5. 注意观察糖尿病酮症酸中毒的症状及体征,发现口腔出现烂苹果味、呼吸深大等情况及时报告医生。救治酮症酸中毒快速补液的同时应小剂量持续静脉滴注短效胰岛素,每 1~2h 复查血糖,根据血糖情况调整胰岛素剂量。

6. 口服降血糖药也会出现较明显的低血糖反应,保泰松、水杨酸钠、吲哚美辛、双香豆素等药物与磺酰脲类合用易引起更加严重的低血糖反应,故不宜合用。

7. 磺酰脲类禁用于磺胺类药过敏患者,且服药期间应戒酒。双胍类因大部分以原形经肾排出,禁用于肾功能不全患者。噻唑烷二酮类化合物对有潜在心力衰竭危险的患者可导致心力衰竭加重。

8. 醋酸普兰林肽不宜用于胰岛素治疗依从性差及自我血糖监测依从性差的患者;不与胰岛素用同一注射器或在同一部位注射,以减少对胰岛素药动学的影响。此药应 2~8℃冷藏避光保存,不得冷冻。

9. α-葡萄糖苷酶抑制药与其他降血糖药合用时可出现低血糖,因可延缓双糖的消化、吸收,故出现低血糖时不应给予蔗糖,应给予葡萄糖口服或静脉注射。

10. 新型口服降血糖药长期应用后,不良反应会逐渐增多,宜定期检查血常规、血糖、尿糖、尿酮体、尿蛋白、肝肾功能及进行眼科检查。要加强用药后的观察,发现异常时及时报告医生。

(于艳华)

思考题

1. 比较各类口服降血糖药的降糖作用及临床应用。

2. 患者,男性,67 岁,10 年前出现血糖偏高,间断服用阿卡波糖,最近因出现乏力、食欲减退、恶心、呕吐和头痛而就诊。门诊检查发现空腹血糖、糖化血红蛋白、血脂升高,胰岛素水平降低,血酮体升高,尿糖(++),尿蛋白(+),既往无肾脏疾病,诊断为 2 型糖尿病合并糖尿病肾病。

请思考:

(1) 该患者应选用什么药物进行治疗?

(2) 用药护理要点有哪些?

第四节　性激素类药和抗生育药

学习目标

1. 熟悉雌激素类药、孕激素类药、雄激素类药和同化激素的作用、临床应用、不良反应和用药护理。

2. 了解抗雌激素类药、抗生育药的作用及临床应用。

3. 具有对本类药物的疗效和不良反应进行观察和用药护理的能力,能够对患者进行生殖健康宣教的能力。

4. 通过学习能够给予生殖系统疾病患者充分的理解和人文关怀,尊重患者的隐私,守护生殖健康。

案例导入

患者,女性,32 岁。患者月经量少 2 年,多毛、面部痤疮,近 2 年体重增长 15kg,正常性生活 2 年未避孕未受孕,睾酮 1.8ng/ml。诊断:多囊卵巢综合征、原发性不孕。治疗:炔雌醇环丙孕酮片一次 1 片,一日 1 次,连用 21d,共三个周期,并减重治疗。复查睾酮 0.8ng/ml,患者无面部痤疮,月经量正常,正常备孕成功受孕。

请思考:

1. 该药属于性激素中的哪一类?

2. 患者用药期间可能出现的不良反应有哪些? 如何减少不良反应的发生?

性激素(sex hormones)是性腺分泌的甾体类激素的总称,包括雌激素、孕激素和雄激素,性激素类药包括天然性激素和人工合成性激素化合物,临床多用人工合成品及其衍生物。

一、雌激素类药和抗雌激素类药

(一) 雌激素类药

卵巢分泌的雌激素(estrogens)主要是雌二醇(estradiol),从妊娠期妇女尿中提取的有雌酮(estrone)和雌三醇(estriol)等。近年来以雌二醇为母体,人工合成许多高效的衍生物,如炔雌醇(ethinyl estradiol)、炔雌醚(quinestrol)等。此外,还合成了具有雌激素样作用的非甾体类化合物,如己烯雌酚(diethylstilbestrol)。

【作用】

1. 促进性器官发育和维持第二性征   对未成年女性,能促进子宫发育、刺激乳腺导管和腺泡生长发育等,形成并维持女性第二性征。对成年女性,除维持第二性征外,雌激素还能促使子宫内膜和肌层增殖变厚,和孕激素共同参与形成月经周期;可增强子宫平滑肌对缩宫素的敏感性;还可刺激阴道上皮增生和浅表层细胞角化。

2. 促进排卵   较大剂量(>200pg/ml)雌激素,在排卵前促进促性腺激素分泌,形成 LH 峰,促进排卵;小剂量雌激素通过负反馈机制减少促性腺激素释放而抑制排卵。

3. 影响乳腺发育和乳汁分泌   小剂量雌激素能刺激乳腺导管及腺泡的生长发育;大剂量能抑制催乳素对乳腺的刺激作用,减少乳汁分泌。

4. 影响代谢   雌激素激活肾素-血管紧张素系统,使醛固酮分泌增加,促进肾小管对水、钠的重吸收,故有轻度的水钠潴留作用,使血压升高;能增加骨骼中的钙盐沉积,促进长骨骨骺线闭合;大剂量能升高血清三酰甘油和磷脂、降低血清胆固醇和低密度脂蛋白,但可增加高密度脂蛋白;降低糖耐量。

5. 其他   雌激素可促进血液凝固,此外还具有抗雄激素作用。

【临床应用】

1. 围绝经期综合征   雌激素可抑制垂体促性腺激素的分泌,从而减轻绝经期各种症状。老年性骨质疏松可用雌激素与雄激素合并治疗。此外,老年性阴道炎及女阴干枯症等,局部用药也有效。

2. 卵巢功能不全和闭经   原发性或继发性卵巢功能低下患者以雌激素替代治疗,可促进外生殖器、子宫及第二性征的发育。与孕激素类药合用,可产生人工月经周期。

3. 功能失调性子宫出血   可用雌激素促进子宫内膜增生,修复出血创面。也可适当配伍孕激素,以调整月经周期。

4. 乳房胀痛   部分妇女停止授乳后可发生乳房胀痛,可用大剂量雌激素制剂抑制乳汁分泌,缓解胀痛,又称回乳。

5. 晚期乳腺癌   绝经 5 年以上的乳腺癌可用雌激素制剂治疗,缓解率为 40% 左右。但绝经期以前的患者禁用,因此时可能促进肿瘤的生长。

6. 前列腺癌   大剂量雌激素类药可改善症状,使肿瘤病灶退化。这是其抑制垂体促性腺激素分泌,使睾丸萎缩而抑制雄激素的产生所致。

7. 痤疮   青春期痤疮是由于雄激素分泌过多所致,故可用雌激素类药抑制雄激素分泌而缓解症状。

8. 避孕   大剂量使用雌激素可以抑制 FSH 分泌而产生避孕作用。

【不良反应和注意事项】

常见恶心、呕吐、食欲减退及头晕,长期大剂量应用可引起子宫内膜增生及子宫出血,加重和诱发血栓性疾病;故脑血管病、冠心病、严重高血压、糖尿病、肝功能不全者慎用。子宫内膜异位或炎症、出血者、子宫肌瘤,有生殖系统肿瘤家族史者禁用。

(二) 抗雌激素类药

本类药物包括雌激素受体阻断药、选择性雌激素受体调节药和芳香化酶抑制药等。

氯米芬(clomiphene)为雌激素阻断药,具有较弱的雌激素活性,能与雌激素受体结合,发挥竞争性阻断雌激素的作用。能促进腺垂体分泌促性腺激素,使卵泡发育,诱发排卵。临床用于不孕症、闭经、乳房纤维囊性疾病和晚期乳癌等。连续服用大剂量可引起卵巢肥大,故卵巢囊肿患者禁用。

他莫昔芬(tamoxifen)能与乳腺癌细胞的雌激素受体结合,抑制依赖雌激素才能持续生长的肿瘤细胞,用于治疗绝经后晚期乳腺癌患者,疗效较好。

来曲唑(letrozole)可以抑制芳香化酶,减少体内雌激素的生成。临床主要用于妇女绝经后乳腺癌。不良反应主要有骨骼肌疼痛、恶心、头痛、关节痛、疲劳和面部潮红等。

二、孕激素类药和抗孕激素类药

(一) 孕激素类药

孕激素(progestogens)主要由卵巢黄体分泌,自黄体分离出的天然孕激素为黄体酮(progesterone)又称孕酮。临床应用为人工合成品及其衍生物,如醋酸甲羟孕酮(medroxyprogesterone acetate)、甲地孕酮(megestrol)和炔诺酮(norethisterone)等。

【作用】

孕激素类药的主要作用:①月经后期,在雌激素作用的基础上,促使子宫内膜由增生期转变为分泌期,有利于受精卵着床和胚胎发育。②降低子宫平滑肌对缩宫素的敏感性,抑制子宫收缩,有利于安胎。③促进乳腺腺泡的生长发育。④一定剂量的孕激素可抑制黄体生成素的分泌,抑制排卵,产生避孕作用。

【临床应用】

1. 功能失调性子宫出血 因黄体功能不足而引起的子宫出血,应用孕激素类药可使子宫内膜协调一致地转为分泌期,维持正常的月经。

2. 痛经和子宫内膜异位症 通过抑制排卵并减轻子宫痉挛性收缩而止痛,也可使异位的子宫内膜退化。与雌激素制剂合用,疗效更好。

3. 先兆流产与习惯性流产 黄体功能不足可致先兆流产与习惯性流产,孕激素类药有安胎作用,可用于先兆流产;对习惯性流产,疗效不确切。

4. 子宫内膜腺癌、前列腺肥大或前列腺癌。

【不良反应】

较少,偶见头晕、恶心及乳房胀痛等。长期应用可引起子宫内膜萎缩,月经量减少,并易诱发阴道真菌感染。大剂量可致胎儿生殖器畸形,肝功能障碍。

(二) 抗孕激素类药

抗孕激素类药可干扰孕酮的合成和影响孕酮的代谢,本类药物有米非司酮(mifepristone)、孕三烯酮(gestrinone)、环氧司坦(epostane)、曲洛司坦(trilostane)和阿扎斯丁(azastene)。

米非司酮(mifepristone)是孕激素受体阻断药,同时具有抗孕激素和抗皮质激素活性,还具有较弱的雄激素活性。由于米非司酮可对抗孕酮对子宫内膜的作用,具有抗着床作用,可作为房事后避孕的有效措施;具有抗早孕作用,用于终止早期妊娠,可引起子宫出血延长,但一般无须特殊处理。

三、雄激素类药和抗雄激素类药

(一) 雄激素类药

天然雄激素为睾酮(testosterone),临床多用人工合成的睾酮衍生物,如甲睾酮(methyltestosterone)、丙酸睾酮（testosterone propionate）及苯乙酸睾酮（testosterone phenylacetate）等。睾酮不仅有雄激素活性，还有促进蛋白质合成作用（同化作用）。某些人工合成的睾酮衍生物雄激素活性明显减弱，其同化作用保留或增强，这些药物称同化激素，如苯丙酸诺龙（nandrolone phenylpropionate）、美雄酮（metandienone）和司坦唑醇（stanozolol）等。

【作用】

1. **生殖系统**　睾酮可促进男性生殖器官的发育和成熟，形成并维持男性第二性征，促进精子的生成与成熟。大剂量睾酮可负反馈抑制垂体前叶分泌促性腺激素，对于女性可减少卵巢雌激素的分泌，并有直接抗雌激素的作用。

2. **同化作用**　睾酮能明显促进蛋白质的合成，减少蛋白质的分解，促进肌肉增长，体重增加，减少尿氮的排泄，同时可引起水、钠、钙、磷的潴留。

3. **增强骨髓造血功能**　骨髓造血功能低下时，大剂量睾酮可促进肾脏分泌促红细胞生成素，也可直接刺激骨髓细胞的造血功能，使红细胞生成明显增多。

4. **免疫增强作用**　睾酮可促进免疫球蛋白的合成，增强机体免疫功能，并且具有糖皮质激素样抗炎作用。

【临床应用】

1. **睾丸功能不全**　无睾症或类无睾症，应用雄激素替代疗法治疗。

2. **功能失调性子宫出血**　抗雌激素作用使子宫平滑肌及其血管收缩，内膜萎缩而止血。对严重出血病例，可用己烯雌酚、孕酮和丙酸睾酮等三种混合物注射，疗效更佳，停药后则出现撤退性出血。

3. **晚期乳腺癌**　雄激素能够缓解部分患者的病情。这可能主要与雄激素对抗雌激素的活性以及抑制垂体前叶分泌促性腺激素的作用有关。另外，雄激素还可对抗催乳素对癌组织的刺激作用。其治疗效果与癌细胞中雌激素受体的含量呈现正相关趋势。

4. **再生障碍性贫血**　大剂量丙酸睾酮或甲睾酮可使骨髓功能改善，可用于一些慢性疾病伴发的贫血。

【不良反应】

雄激素长期用于女性患者，可引起多毛、痤疮、声音变粗、闭经等男性化现象，应停止用药；也可引起黄疸、水钠潴留等。妊娠期妇女，前列腺炎、前列腺癌患者禁用；肾炎、肾病综合征、肝功能不全、原发性高血压、心力衰竭患者应慎用。本类药物是体育运动违禁药品。

知识链接

同化激素

同化激素（anabolic steroid）是由天然来源的雄性激素经化学结构改造，降低雄激素活性，提高蛋白同化活性而得到的半合成激素类。其特点是蛋白质同化作用强，男性化作用较弱。常用药物有苯丙酸诺龙（nandrolone phenylpropionate）、美雄酮（metandienone）和司坦唑醇（stanozolol）等。

同化激素主要用于蛋白质同化或吸收不足，以及蛋白质分解亢进或损失过多等情况，如严重烧伤、术后慢性消耗性疾病、老年骨质疏松和肿瘤恶病质等患者，服用时应同时增加食物中的蛋白质成分；长期应用可引起水钠潴留及女性轻微男性化现象，有时引起肝内毛细胆管胆汁淤积而发生黄疸。同化激素是体育竞赛的一类违禁药。肾炎、心力衰竭和肝功能不全者慎用，妊娠期妇女及前列腺癌患者禁用。

（二）抗雄激素类药

能对抗雄激素生理效应的药物称为抗雄激素类药，包括雄激素合成抑制剂、5-α 还原酶抑制剂和雄激素受体阻断药。

环丙孕酮

环丙孕酮（cyproterone）具有较强的孕激素作用，可阻断雄激素受体，用于男性严重性功能亢进、其他药物无效的前列腺癌；与雌激素合用可治疗严重的痤疮和特发性多毛症；与炔雌醇组成复方避孕片用于避孕。本药抑制性功能和性发育，故禁用于未成年人。本药可影响肝功能、糖代谢、血常规、肾上腺皮质功能，故用药期间应严格观察患者的相应指标。

四、抗生育药

抗生育药指阻碍受孕、防止妊娠或能终止妊娠的一类药物，包括避孕药和抗早孕药。现有的避孕药大多为女性用药，男性用药较少。

（一）主要抑制排卵的避孕药

本类药物多为由不同类型的雌激素和孕激素配伍组成的复方制剂，为目前最常用的口服避孕药。主要通过抑制排卵而发挥避孕效果。如能正确服药，避孕率可达 99% 以上（表 12-4）。

表 12-4　主要抑制排卵的避孕药

制剂名称	孕激素	雌激素	作用特点
短效口服避孕药			高效、方便，不影响月经，停药后生育能力恢复快，临床常用
复方炔诺酮片（口服避孕药片Ⅰ号）	炔诺酮 0.625mg	炔雌醇 35μg	
复方甲地孕酮片（口服避孕药片Ⅱ号）	甲地孕酮 1mg	炔雌醇 35μg	
复方炔诺孕酮甲片	炔诺孕酮 0.3mg	炔雌醇 30μg	
长效口服避孕药			高效、长效
复方炔诺孕酮乙片（长效避孕药）	炔诺孕酮 12mg	炔雌醚 3mg	
复方氯地孕酮片	氯地孕酮 12mg	炔雌醚 3mg	
复方次甲氯地孕酮片	16-次甲氯地孕酮 12mg	炔雌醚 3mg	
长效注射避孕药			起效缓慢、长效
复方己酸孕酮注射液（避孕针 1 号）	己酸孕酮 250mg	戊酸雌二醇 5mg	
复方甲地孕酮注射液	甲地孕酮 25mg	雌二醇 3.5mg	

本类药物可有头晕、恶心、挑食及乳房胀痛等类早孕反应，坚持用药 2~3 个月后减轻或消失；少数用药者发生子宫不规则出血时，可加服炔雌醇；如连续闭经两个月，应予停药。可诱发血栓性静脉炎、肺栓塞或脑血管栓塞等栓塞性疾病，应予注意。个别可有血压升高；哺乳期妇女用药可使乳汁减少。肝功能不全、血栓栓塞性疾病、子宫肌瘤及宫颈癌患者禁用；充血性心力衰竭及有其他水肿倾向者慎用；哺乳期及 45 岁以上妇女不宜应用。

（二）主要干扰孕卵着床的避孕药

本类药物也称探亲避孕药，能快速抑制子宫内膜的发育和分泌功能，使其发生各种功能和形态变化，干扰孕卵着床。本类药物的优点是使用时间灵活，不受月经周期的限制，起效迅速，效果较好。一般于同居当晚或事后服用，同居 14d 以内必须连服 14 片，如超过 14d，应接服Ⅰ号或Ⅱ号口服避孕药。常用药物有甲地孕酮（探亲避孕 1 号片）、炔诺孕酮（探亲避孕片）等。

（三）主要阻碍受精的避孕药

本类药物为单一孕激素避孕药，如炔诺酮、炔诺孕酮、甲羟孕酮、左炔诺孕酮等。小剂量孕激素口服后，能抑制宫颈黏液的分泌，使黏液量减少但黏稠度增加，不利于精子穿透，达到阻碍受精的效果。单一孕激素避孕药效果较雌激素和孕激素的复方制剂差，且不规则出血的发生率较高，现已少用。

（四）主要影响精子的避孕药

棉　酚

棉酚（gossypol）是从棉花的根、茎、种子中提取的一种黄色酚类物质，可作用于睾丸细精管的生精上皮，使精子数量减少甚至无精子，因而失去了生育能力。由于其可引起精子生成障碍，故限制其作为常规避孕药应用。

孟苯醇醚和烷苯醇醚

孟苯醇醚（menfegol）和烷苯醇醚（alfenoxynol）具有较强杀精作用，由阴道给药，通过杀精或使精子灭活，达到避孕目的。

（五）抗早孕药

米非司酮

米非司酮（mifepyistone）是孕酮受体阻断药，在妊娠早期使用，可引起子宫蜕膜破坏，导致胚泡分离；增强子宫平滑肌的收缩作用；软化、扩张子宫颈，最终使分离的胚泡易于排出，具有明显的抗着床作用。米非司酮也能提高妊娠子宫对前列腺素的敏感性，故可将小剂量米非司酮序贯合并前列腺素类药物使用终止早期妊娠，主要不良反应是阴道出血等，但一般无须特殊处理。

五、性激素类药和抗生育药的用药护理

1. 雌激素服用期间，应提前告知患者如有阴道出血，应做进一步检查。

2. 对围绝经期妇女应用雌激素有增加罹患子宫癌的风险，已有子宫出血倾向及子宫内膜炎者慎用。

3. 对长期或大量使用雌激素者，停药需缓慢、逐渐减量，不可骤停。停用 2~3d 内可出现撤药性子宫出血，应注意护理，出现异常及时报告医生处理。

4. 雄激素与巴比妥类药物合用，会增加其肝内代谢，减弱药效。

5. 服用避孕药出现的恶心、呕吐等类早孕反应可服用维生素 B_6、山莨菪碱缓解。

（于艳华　徐真真）

思考题

1. 患者，女性，25 岁，因"多次阴道出血"就诊，经检查被诊断为功能失调性子宫出血。医生建议用雌激素、孕激素和雄激素混合注射治疗止血。护士需要对此患者进行用药护理指导。请思考：使用雌激素、孕激素和雄激素混合注射的目的有哪些？患者用药期间可能出现的不良反应有哪些？如何减少不良反应的发生？

2. 简述同化激素的作用特点及临床应用。

ER 12-4

练习题

第十三章 | 抗微生物药

教学课件　　思维导图

第一节 概　述

学习目标

1. 掌握抗微生物药的基本概念和常用术语。
2. 熟悉耐药性的概念、抗菌药的作用机制。
3. 了解机体、细菌与药物三者之间的关系,细菌产生耐药性的机制。
4. 通过学习本类药物,培养学生的合理应用抗微生物药的能力。
5. 培养学生建立正确的辩证思维与观念,能充分利用所学知识进行健康教育和进行合理用药指导。

案例导入

患者,女性,35 岁。患者 5d 前无明显诱因出现咽痛,近 2d 出现发热,体温高达 39℃,于是入院治疗。经查体发现患者咽部充血,双侧扁桃体Ⅱ度肿大,并有针尖样脓点,两侧锁骨上窝可触及鹌鹑蛋大小的淋巴结肿大。患者有肺结核病史多年,本次入院医生给予阿奇霉素、亚胺培南、万古霉素、阿米卡星多种抗菌药联合进行治疗。2d 后,患者病情有所好转,发热减轻。

请思考:

该患者的用药是否合理? 为什么?

一、基本概念和常用术语

抗微生物药是一类能抑制或杀灭病原微生物,用于防治感染性疾病的药物。临床上将抗微生物药、抗寄生虫药和抗恶性肿瘤药统称为化学治疗药,其治疗方法称为化学治疗(简称化疗)。

在应用化学治疗药时,需注意机体、药物、病原体三者之间的相互关系(图 13-1),注重调动机体的防御功能,减少或避免药物的不良反应,有效控制病原体的耐药性,以充分发挥药物的治疗作用。

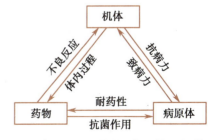

图 13-1　机体、药物、病原体之间的关系

1. 抗菌药(antibacterial drugs)　指对细菌具有抑制或杀灭作用的药物,包括抗生素和人工合成抗菌药。

2. 抗生素(antibiotics)　指由某些微生物(真菌、细菌、放线菌等)产生的具有抑制或杀灭其他病原体作用的化学物质。抗生素包括天然抗生素和人工半合成品,前者由微生物代谢产生,后者是对天然抗生素进行结构修饰改造获得的半合成品。

3. 抗菌谱（antibacterial spectrum） 指抗菌药的抗菌范围,是临床选用抗微生物药的重要依据。

4. 抗菌活性（antibacterial activity） 指抗微生物药抑制或杀灭病原微生物的能力。常用最低抑菌浓度与最低杀菌浓度表示。

最低抑菌浓度（MIC）指能够抑制培养基内细菌生长的最低浓度。最低杀菌浓度（MBC）指能够杀灭培养基内细菌的最低浓度。

5. 抑菌药（bacteriostatic drugs）和杀菌药（bactericidal drugs） 抑菌药指仅能抑制微生物生长繁殖而无杀灭作用的药物。杀菌药指具有杀灭微生物作用的药物。

6. 化疗指数（chemotherapeutic index,CI） 指化疗药物的半数致死量（LD_{50}）与半数有效量（ED_{50}）的比值,是衡量化疗药物临床应用价值和评价化疗药物安全性的重要参数。通常,化疗指数越大,表明毒性越小,临床应用价值越高。

7. 抗菌后效应（post antibiotic effect,PAE） 指药物与细菌短暂接触后,当血药浓度低于MIC或被消除之后,细菌生长仍受到持续抑制的现象。如青霉素类、头孢菌素类对革兰氏阳性菌的后效应为2~4h。后效应长的药物,给药间隔时间可延长,而疗效不减。

二、抗菌药作用机制

抗菌药主要通过特异性干扰病原体的生化代谢过程,影响其结构和/或功能,而呈现抑菌或杀菌作用（图13-2）。

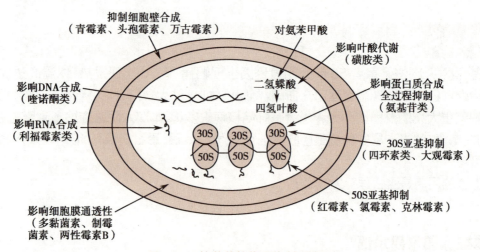

图13-2 抗菌药的作用机制示意图

1. 抑制细胞壁合成 细菌细胞壁的基础成分是肽聚糖（又称黏肽）,具有维持细菌正常形态及功能的作用。β-内酰胺类抗生素可抑制病原菌细胞壁黏肽的合成,造成细胞壁缺损,失去屏障作用,导致菌体膨胀、破裂而死亡。

2. 影响细胞膜的通透性 细菌细胞膜具有渗透屏障和运输物质的功能。多黏菌素类抗生素、抗真菌药两性霉素 B 等可选择性地与病原菌细胞膜中的磷脂或固醇类物质结合,使细胞膜通透性增加,导致菌体内重要营养成分如蛋白质、氨基酸、核苷酸等外漏,造成病原菌死亡。

3. 影响蛋白质合成 细菌核糖体为70S,由 30S 和 50S 两个亚基构成。氨基糖苷类、四环素类抗生素能与核糖体 30S 结合,氯霉素、大环内酯类抗生素能与核糖体 50S 结合,可有效抑制菌体蛋白质合成的不同环节而呈现抗菌作用。

4. 影响叶酸代谢 磺胺类药、甲氧苄啶可分别抑制细菌二氢蝶酸合酶与二氢叶酸还原酶,妨碍细菌叶酸代谢,进而导致细菌核苷酸合成受阻而产生抗菌作用。

5. 影响细菌核酸代谢　喹诺酮类抗菌药、利福平可分别抑制细菌 DNA 回旋酶与依赖 DNA 的 RNA 多聚酶,从而抑制菌体核酸合成而呈现抗菌作用。

三、细菌耐药性

耐药性又称抗药性,指细菌对药物敏感性降低的现象,包括固有耐药性和获得耐药性两种。固有耐药性又称天然耐药性,是由细菌染色体基因决定的,不会改变;获得耐药性,指细菌与药物反复接触后产生的对抗微生物药敏感性降低甚至消失的现象。当细菌对某种药物产生耐药性后,对其他同类或不同类药物也同样耐药,称为交叉耐药性。耐药性产生的机制如下:

1. 产生灭活酶　细菌产生灭活酶使抗菌药失活是耐药性产生的最主要机制之一。灭活酶包括水解酶和钝化酶两类。水解酶如 β-内酰胺酶,可水解 β-内酰胺类抗生素的 β-内酰胺环;钝化酶如乙酰化酶,可改变氨基糖苷类抗生素的分子结构,使其失去抗菌活性。

2. 改变细胞膜的通透性　细菌可通过多种方式降低细胞膜通透性,减少抗菌药进入菌体内而产生耐药性。如铜绿假单胞菌可改变胞膜非特异性跨膜通道,对广谱青霉素类、头孢菌素类产生耐药性。

3. 改变药物作用的靶位　细菌通过改变靶位蛋白的结构,降低与抗菌药的亲和力,使抗菌药不易与其结合;或通过增加靶蛋白的数量,使未结合的靶位蛋白仍能维持细菌的正常结构和功能。如利福霉素类耐药菌株,通过改变抗生素作用靶位 RNA 多聚酶的 β 亚基结构而产生耐药性。

4. 改变自身的代谢途径　细菌通过改变自身代谢途径而改变对营养物质的需要,如对磺胺类药耐药的菌株,不再利用对氨基苯甲酸等原料合成自身需要的叶酸,而转为直接利用外源性叶酸,或产生较多的磺胺药阻断物对氨基苯甲酸而呈现耐药性。

5. 影响主动流出系统　药物主动流出系统活性增强,药物进入菌体内的速度小于排出速度,可使药物在菌体内不能达到有效浓度而耐药。

随着抗微生物药应用的日益广泛,特别是缺乏明确用药指征的滥用,细菌耐药性情况日益加剧,已成为影响抗菌药疗效的严重问题。严格掌握药物适应证、合理应用抗菌药、避免滥用,是防止和延缓耐药性产生的主要措施。

(王知平)

思考题

1. 根据机体、抗菌药与细菌三者之间关系,抗菌药应用时,有哪些注意事项?
2. 在抗菌药的应用过程中,应如何防止细菌耐药性产生?

第二节　抗　生　素

学习目标

1. 掌握青霉素、头孢菌素类、氨基糖苷类、大环内酯类抗生素的抗菌作用、临床应用、不良反应和用药护理。
2. 熟悉半合成青霉素类、林可霉素类抗生素的抗菌作用特点和临床应用。
3. 了解其他 β-内酰胺类抗生素、四环素类抗生素、万古霉素的抗菌作用和不良反应。
4. 具备观察各类抗生素疗效和不良反应的能力,并能够正确进行用药护理。
5. 培养学生较强的护患沟通能力,能够正确开展用药咨询和合理应用抗生素的健康教育。

患者,男,20 岁,2d 前因淋雨导致高热 39.5℃,咳铁锈色痰,呼吸困难,去医院就诊。肺部叩诊时发现浊音,胸部 X 射线示肺叶区域有浸润和炎症,肺纹理模糊、浸润区域的密度增加。实验室检查示白细胞计数升高、C 反应蛋白和沉积率升高。诊断:大叶性肺炎。医生给其开具以下处方:

对乙酰氨基酚缓释片　0.65g　b.i.d.　p.o.

乙酰半胱氨酸片　0.6g　b.i.d.　p.o.

注射用阿莫西林克拉维酸钾　1.2g　q.8h.　ivgtt

5% 葡萄糖注射液　250ml　q.8h.　ivgtt

皮试结果:阴性。

请思考:

1. 注射用阿莫西林克拉维酸钾为复方制剂,其中的克拉维酸钾起到的作用是什么?

2. 为什么在患者用药之前需要做皮试?

一、β-内酰胺类抗生素

β-内酰胺类抗生素指化学结构中含有 β-内酰胺环的一类抗生素,根据其他部分的化学结构可分为青霉素类、头孢菌素类、其他类和 β-内酰胺酶抑制药及其复方制剂。本类抗生素抗菌活性强、毒性低、品种多,临床应用广泛。

本类抗生素的抗菌机制为其结构中的 β-内酰胺环与敏感菌细胞膜上的青霉素结合蛋白(PBP)结合,从而抑制细菌细胞壁的生物合成,导致细胞壁成分缺损,加上自溶酶的作用,使菌体膨胀、破裂、死亡,属繁殖期杀菌药。该类抗生素耐药性较为常见。

(一)青霉素类

青霉素类的结构均由母核 6-氨基青霉烷酸(6-aminopenicillanic acid,6-APA)和侧链组成,母核中的 β-内酰胺环为抗菌活性必需部分,当其被破坏后抗菌活性消失。青霉素类根据来源不同,可分为天然青霉素和半合成青霉素两类。

1.天然青霉素类

青 霉 素

青霉素(penicillin)口服易被胃酸及消化酶破坏,肌内注射吸收迅速且完全,约 30min 血药浓度达峰值。主要分布于细胞外液,广泛分布于全身各部位,肝、胆、肾、精液、关节腔、浆膜腔和淋巴液等部位均有大量分布,在骨组织和脓液腔中分布浓度低,由于脂溶性差,不易通过血脑屏障,但脑膜炎时,血脑屏障对青霉素的通透性增加,脑脊液中可达有效浓度;儿童血脑屏障发育尚未完善,大剂量使用可能透过较多出现青霉素脑病。约 90% 由肾小管分泌,10% 由肾小球滤过。血浆 $t_{1/2}$ 为 0.5~1h,存在抗生素后效应,其有效作用时间可维持 6h 左右。

【作用】

青霉素为繁殖期杀菌药,抗菌谱较窄,主要作用于大多数革兰氏阳性菌、革兰氏阴性球菌、螺旋体和放线菌。其敏感菌主要有溶血性链球菌、肺炎链球菌、甲型溶血性链球菌、脑膜炎球菌、白喉棒状杆菌、炭疽芽孢杆菌、不产酶的金黄色葡萄球菌和多数表皮葡萄球菌,产气荚膜梭菌、破伤风梭菌,梅毒螺旋体、钩端螺旋体、鼠咬热螺旋体,放线菌等;对淋病奈瑟球菌敏感性日益降低;对大多数革兰氏阴性杆菌、肠球菌,以及阿米巴原虫、立克次体、真菌、病毒无效。

【临床应用】

青霉素由于高效、低毒、价格低廉,目前仍为治疗敏感菌感染的首选药之一。

(1)**治疗革兰氏阳性球菌感染**:溶血性链球菌感染如扁桃体炎、咽炎、中耳炎、丹毒、猩红热、蜂窝织炎等疾病首选药;甲型溶血性链球菌引起的心内膜炎;敏感肺炎链球菌感染如急性支气管炎、支气管肺炎、脓胸等;敏感金黄色葡萄球菌感染如败血症、疖、痈、脓肿、骨髓炎等。

(2)**治疗革兰氏阳性杆菌感染**:如破伤风、气性坏疽、白喉等,因青霉素对细菌外毒素无效,治疗时应配合使用相应的抗毒素。

(3)**治疗革兰氏阴性球菌感染**:脑膜炎球菌感染引起的流行性脑脊髓膜炎,与磺胺嘧啶并列为首选药;淋病奈瑟球菌感染应根据药敏试验确定是否选用。

(4)**治疗螺旋体感染**:如梅毒、回归热、鼠咬热和钩端螺旋体病等,大剂量应用可作为治疗梅毒的首选药。

(5)**治疗放线菌感染**:如局部肉芽肿样炎症、脓肿及肺部感染等宜大剂量、长疗程应用。

知识链接

青霉素的发现

1928年,英国微生物学家亚历山大·弗莱明偶然发现金黄色葡萄球菌培养皿中被污染了青绿色的霉菌,在此霉菌菌落周围的葡萄球菌菌落已被溶解,而离得较远的葡萄球菌菌落则完好无损。弗莱明立刻意识到这个霉菌可能分泌了一种能够裂解葡萄球菌的物质,并将这种物质命名为"青霉素"。1939年,英国牛津大学病理学家弗洛里和德国生物化学家钱恩用青霉素重新做了实验,进一步研究了青霉素的生产、提纯与临床应用,于1941年在伦敦成功治疗了第一例葡萄球菌和链球菌混合感染的患者,由此开创了抗生素治疗。1945年,弗莱明、弗洛里和钱恩因"发现青霉素及其临床效用"而共同获得了诺贝尔生理学或医学奖。

【不良反应】

(1)**过敏反应**:为青霉素最常见的不良反应。症状以药疹、接触性皮炎、发热、哮喘、血管神经性水肿、溶血性贫血、血清病样反应多见,但多不严重,停药或服用 H_1 受体阻断药可消失;严重者可致过敏性休克,表现为心悸、胸闷、面色苍白、喉头水肿、出冷汗、脉搏细弱、血压下降、惊厥和昏迷等,发生迅猛,如抢救不及时可致呼吸困难、循环衰竭及中枢抑制而死亡。

主要预防措施:①详细询问过敏史。患者有无青霉素类过敏史,对青霉素过敏者禁用。②做皮试。凡初次应用、用药间隔3d以上,以及用药过程中更换不同批号者均需做皮肤过敏试验(皮试),皮试阳性者须禁用。应注意,皮试过程患者也可能发生过敏反应。③避免在饥饿状态下注射青霉素。④避免滥用和局部用药。⑤避免在没有抢救设备和抢救药物的条件下使用。⑥注射液现用现配。⑦注射后应观察30min,无过敏反应者方可离开。

主要抢救措施:①一旦发生过敏性休克,必须及时抢救,立即皮下或肌内注射0.1%肾上腺素0.5~1mg,严重者可将肾上腺素稀释后静脉注射或静脉滴注。②必要时可加用糖皮质激素、H_1 受体阻断药。③呼吸困难者给予吸氧及人工呼吸,必要时做气管切开。

(2)**青霉素脑病**:静脉快速滴注大剂量青霉素时,可引起头痛、肌肉痉挛、惊厥、昏迷等反应,偶可引起精神失常,称为青霉素脑病。

(3)**赫氏反应**:青霉素治疗梅毒等螺旋体病或炭疽等感染时,可出现症状突然加重的现象,表现为全身不适、寒战、发热、咽痛、心跳加快等,严重时可危及生命。

苄星青霉素

苄星青霉素（benzathine benzylpenicillin）为青霉素的二苄基乙二胺盐，具有吸收较慢，维持作用时间长等特点，是青霉素的长效制剂。苄星青霉素的抗菌谱与青霉素相似，用于治疗敏感菌所致的轻、中度感染如肺炎、扁桃体炎、尿路感染、淋病等，作为风湿性疾病患者的治疗和预防用药。本抗生素在血液中浓度较低，不能替代青霉素用于急性感染。本抗生素不良反应主要是过敏性反应，防治措施同青霉素。

2. 半合成青霉素类 为了克服青霉素抗菌谱窄、不耐酸（胃酸）、不耐酶（β-内酰胺酶）等缺点，在青霉素母核 6-APA 的基础上引入不同侧链，分别得到具有耐酸、耐酶、广谱、抗铜绿假单胞菌、抗革兰氏阴性菌等特点的半合成青霉素。其抗菌机制、不良反应与青霉素相似，并与青霉素有交叉过敏反应，注射用药前需做皮肤过敏试验。

(1)耐酸青霉素类：主要有青霉素 V（penicillin V）。作用特点：①抗菌谱与青霉素相似，但抗菌作用弱于青霉素。②耐酸，可以口服。③不耐酶，对耐药金黄色葡萄球菌无效。本类药物适用于轻度敏感菌感染、恢复期的巩固治疗和防止感染复发的预防用药。

(2)耐酶青霉素类：主要有苯唑西林（oxacillin）、甲氧西林（methicillin）、氯唑西林（cloxacillin）、双氯西林（dicloxacillin）和氟氯西林（flucloxacillin）等。

作用特点：①抗菌谱与青霉素相似，但抗菌作用较青霉素弱。②耐酸，可以口服，不易通过血脑屏障。③耐酶，主要用于耐青霉素的金黄色葡萄球菌引起的肺炎、心内膜炎、败血症和软组织感染等。

(3)广谱青霉素类：主要有氨苄西林（ampicillin）和阿莫西林（amoxicillin）等。

作用特点：①抗菌谱广，对革兰氏阳性菌的作用比青霉素弱，对多种革兰氏阴性菌作用较青霉素强，对铜绿假单胞菌无效。②耐酸，可以口服。③不耐酶，故对耐药金黄色葡萄球菌无效。④与青霉素有交叉过敏反应，还可出现恶心、呕吐等消化道症状以及皮疹，少数人可出现转氨酶升高，偶有嗜酸性粒细胞增多。本类药物适用于敏感菌所致的呼吸道、泌尿道、胃肠道、胆道感染及伤寒、副伤寒等。氨苄西林为肠球菌感染的首选药，阿莫西林联合其他药物可用于慢性活动性胃炎、十二指肠溃疡幽门螺杆菌根除治疗。

(4)抗铜绿假单胞菌广谱青霉素类：主要有羧苄西林（carbenicillin）、磺苄西林（sulbenicillin）、替卡西林（ticarcillin）、哌拉西林（piperacillin）、阿洛西林（azlocillin）和美洛西林（mezlocillin）等。

作用特点：①抗菌谱广，为广谱抗菌药，对革兰氏阳性菌和革兰氏阴性菌均有作用，对铜绿假单胞菌作用强。②不耐酸，均需注射给药。③不耐酶，对耐青霉素的金黄色葡萄球菌无效。本类药物适用于铜绿假单胞菌、奇异变形杆菌、大肠埃希菌及其他肠杆菌引起的感染，如腹腔感染、尿路感染、肺部感染及败血症等。

(5)抗革兰氏阴性菌青霉素类：主要有美西林（mecillinam）、匹美西林（pivmecillinam）和替莫西林（temocillin）等，对革兰氏阴性菌产生的 β-内酰胺酶稳定，主要用于革兰氏阴性菌所致的尿路、软组织感染等。

(二) 头孢菌素类

头孢菌素类是以 7-氨基头孢烷酸（7-ACA）为母核，引入不同侧链而制成的一类半合成广谱抗生素，化学结构中含有与青霉素相同的 β-内酰胺环。目前临床应用的头孢菌素类共有五代（表 13-1）。

除头孢氨苄和头孢拉定等少数药物口服吸收良好外，大多数头孢菌素类须注射给药。吸收后在体内分布较广，特别是第三代头孢菌素类，在前列腺、房水、脑脊液等均有较高浓度。大部分以原形或代谢产物经肾排泄，尿液中浓度较高，头孢曲松、头孢哌酮则主要经肝胆系统排泄。

头孢菌素类抗菌机制与青霉素相同，但具有抗菌谱广、抗菌作用强、对 β-内酰胺酶稳定及过敏

表 13-1　头孢菌素类分类

类别	药物	作用及临床应用
第一代	头孢噻吩（cefalothin） 头孢氨苄（cefalexin） 头孢唑林（cefazolin） 头孢拉定（cefradine） 头孢羟氨苄（cefadroxil）	① 对革兰氏阳性菌的作用强，对革兰氏阴性菌的作用弱，对铜绿假单胞菌无效 ② 对 β-内酰胺酶较稳定，但不及第二、三、四代 ③ 肾毒性较第二、三、四代大 ④ 临床主要用于治疗敏感菌所致呼吸道、尿路感染、败血症、心内膜炎及皮肤、软组织感染等。头孢唑林常用于预防术后切口感染
第二代	头孢孟多（cefamandole） 头孢呋辛（cefuroxime） 头孢克洛（cefaclor） 头孢替安（cefotiam） 头孢尼西（cefonicid） 头孢雷特（ceforanide）	① 对革兰氏阳性菌的作用略逊于第一代，强于第三代，对革兰氏阴性菌作用较强，对厌氧菌有一定作用，对铜绿假单胞菌无效 ② 对多种 β-内酰胺酶较稳定 ③ 肾毒性较第一代轻 ④ 临床主要用于治疗敏感菌所致肺炎、尿路感染、胆道感染、败血症、骨、关节感染、盆腔、腹腔感染等。头孢呋辛还可用于治疗对磺胺药、青霉素或氨苄西林耐药的脑膜炎球菌、流感嗜血杆菌所致的脑膜炎，用于术前预防用药。头孢呋辛酯口服还可用于治疗淋病奈瑟球菌所致的单纯性淋菌性尿道炎、宫颈炎等
第三代	头孢噻肟（cefotaxime） 头孢曲松（ceftriaxone） 头孢他啶（ceftazidime） 头孢哌酮（cefoperazone） 头孢克肟（cefixine） 头孢唑肟（ceftizoxime）	① 对革兰氏阳性菌的作用较第一代、第二代弱，对革兰氏阴性菌包括肠杆菌类、铜绿假单胞菌及厌氧菌作用均较强 ② 对多种 β-内酰胺酶稳定性较高 ③ 对肾基本无毒性 ④ 临床主要用于治疗敏感菌所致的严重感染，如危及生命的败血症、脑膜炎、肺炎、腹腔感染、肾盂肾炎和尿路严重感染、盆腔炎性疾病、骨髓炎、复杂性皮肤软组织感染及铜绿假单胞菌感染等。治疗腹腔、盆腔感染时需与抗厌氧菌药如甲硝唑合用
第四代	头孢吡肟（cefepime） 头孢匹罗（cefpirome） 头孢利定（cefelidin）	① 对革兰氏阳性菌、革兰氏阴性菌均有高效 ② 对 β-内酰胺酶高度稳定 ③ 无肾毒性 ④ 临床主要用于治疗对第三代头孢菌素耐药的细菌感染
第五代	头孢洛林（ceftaroline） 头孢吡普（ceftobiprole）	① 对革兰氏阳性菌的作用强于前四代，尤其对耐甲氧西林金黄色葡萄球菌、耐万古霉素金黄色葡萄球菌、耐甲氧西林的表皮葡萄球菌、耐青霉素的肺炎链球菌有效，对一些厌氧菌也有很好的抗菌作用，对革兰氏阴性菌的作用与第四代头孢菌素相似 ② 对大部分 β-内酰胺酶高度稳定

反应少等优点。细菌对头孢菌素也可产生耐药性，耐药机制同青霉素类。

【不良反应】

1.**过敏反应**　多为药物热、皮疹、荨麻疹、血清样反应等，偶见过敏性休克。头孢菌素类与青霉素类有不完全交叉过敏现象。发生过敏性休克的处理同青霉素。对头孢菌素类有过敏史者禁用。

2.**肾毒性**　大剂量应用第一代头孢菌素类可出现肾毒性，表现为蛋白尿、血尿、血中尿素氮升高，甚至肾衰竭。应避免与同具肾毒性的氨基糖苷类抗生素、强效利尿药等合用，并定期检测尿蛋白、血尿素氮。肾功能不全者可适当降低剂量。

3.**胃肠道反应**　口服可引起恶心、呕吐、食欲缺乏等胃肠道反应。应在饭前 1h 或饭后 2~3h 服药，避免食物影响其吸收。

4.**二重感染**　长期应用第三、四代、五代头孢菌素类可引起肠道菌群失调，导致二重感染，如肠球菌、铜绿假单胞菌和念珠菌的增殖现象，临床应严格掌握其适应证。

5.**双硫仑样反应**　头孢哌酮、头孢孟多、头孢曲松钠等会抑制乙醛脱氢酶，影响乙醇代谢中间产物乙醛进一步代谢,导致乙醛蓄积,出现颜面潮红、头痛、恶心等症状,服药期间饮用酒类或含乙醇的饮料、药物均可蓄积大量乙醛出现双硫仑样反应。

6. 其他 头孢菌素类如头孢哌酮、头孢孟多可抑制肠道细菌合成维生素 K,长期用药可能并发出血。应避免与抗凝血药、非甾体抗炎药合用,用药期间发现患者有出血倾向时应及时报告医生,酌情补给维生素 K。肌内注射有局部疼痛、硬结等,宜采用深部肌内注射。

(三) 其他 β-内酰胺类抗生素

1. 碳青霉烯类 化学结构与青霉素相似,具有广谱、强效、耐酶、毒性低的特点。常用的有亚胺培南(imipenem)和美罗培南(meropenem)等,作用机制与青霉素相似,可由特殊的外膜通道快速进入靶位,杀菌作用强。亚胺培南在体内可被肾脱氢肽酶灭活而失效,故需与抑制肾脱氢肽酶的西司他丁(cilastatin)(1∶1)组成复方制剂,用于严重需氧菌与厌氧菌混合感染治疗。常见的不良反应有恶心、呕吐、药疹、静脉炎、一过性转氨酶升高,大剂量应用可出现惊厥、意识障碍等中枢神经系统不良反应。美罗培南的抗菌谱和抗菌作用与亚胺培南相似,但对肾脱氢肽酶稳定,可单独给药。

2. 头霉素类 化学结构与头孢菌素类相似,但对 β-内酰胺酶的稳定性较头孢菌素类高。临床应用的有头孢西丁(cefoxitin)、头孢美唑(cefmetazole)和头孢替坦(cefotetan)等,抗菌谱与第二代头孢菌素类相似,对厌氧菌高效,对耐青霉素的金黄色葡萄球菌及头孢菌素类的耐药菌有较强活性。临床主要用于治疗厌氧菌和需氧菌所致的盆腔、腹腔及妇科的混合感染。不良反应有皮疹、静脉炎、蛋白尿、嗜酸性粒细胞增多等。

3. 单环 β-内酰胺类抗生素 氨曲南(aztreonam)为单环 β-内酰胺类抗生素,其抗菌谱窄,主要对革兰氏阴性菌如大肠埃希菌、肺炎克雷伯菌、奇异变形杆菌、流感嗜血杆菌、铜绿假单胞菌、淋病奈瑟球菌等有强大的抗菌活性,对革兰氏阳性菌和厌氧菌作用差,并具有耐酶、低毒、与青霉素无交叉过敏反应等优点,用于青霉素过敏的患者。临床常用于治疗革兰氏阴性杆菌所致的下呼吸道、尿路、软组织感染及脑膜炎、败血症等,尤其是常见耐药菌株所致的各种感染。不良反应较少而轻,主要为皮疹、转氨酶升高、胃肠道不适等。

4. 氧头孢烯类 主要包括拉氧头孢(latamoxef)和氟氧头孢(flomoxef),为广谱菌药,对革兰氏阳性球菌、革兰氏阴性杆菌、厌氧菌和脆弱类杆菌均有较强的抗菌活性。临床主要用于治疗敏感菌所致的泌尿道、呼吸道、胆道、妇科感染及脑膜炎、败血症。不良反应以皮疹多见,偶见低凝血酶原血症和出血症状,可用维生素 K 预防。

(四) β-内酰胺类抗生素的用药护理

1. 应用青霉素类前应详细询问患者有无用药过敏史及过敏性疾病,如哮喘、荨麻疹等,对 β-内酰胺类抗生素过敏者禁用。有其他药物过敏史或有过敏性疾病者须谨慎。

2. 青霉素水溶液不稳定,20℃放置 24h 大部分降解,还可产生具有抗原性的物质,故应临用时配制。青霉素最适 pH 为 5.0~7.5,pH 过高或过低都会加速其降解,故静脉滴注时最好选用 0.9% 氯化钠注射液稀释。此外,青霉素遇酸、碱、醇、重金属离子及氧化剂易被破坏,应避免配伍使用。

3. 青霉素 G 盐有较强刺激性,宜选深部肌内注射或缓慢静脉注射,且每次应更换注射部位,必要时热敷。鞘内注射或大剂量静脉滴注青霉素时,应注意观察有否头痛、喷射性呕吐、肌震颤、惊厥、昏迷等症状出现,婴儿、老年人及肾功能不全患者尤其需要注意。

4. 长期应用或大剂量静脉注射含钠、钾的 β-内酰胺类抗生素,必须监测血清钾和钠,尤其对合并心血管疾病的感染患者,防止出现水钠潴留及血钾过高。禁用青霉素钾盐静脉推注。

5. 口服头孢菌素类制剂应在饭前 1h 或饭后 2~3h 服药,避免食物影响其吸收。用药期间不要饮酒及含乙醇的饮料,以免发生"酒醉样"反应。

6. 头孢菌素类可抑制肠道细菌合成维生素 K,长期用药可能并发出血,避免与抗凝血药、非甾体抗炎镇痛药合用,用药期间发现患者有出血倾向时应及时报告医生,酌情补给维生素 K。

7. 使用第一代头孢菌素类前应确认患者的肾功能良好,避免与氨基糖苷类抗生素、强效利尿药等合用,并告知患者定期监测尿蛋白、血尿素氮的必要性。

二、大环内酯类抗生素

(一) 常用抗生素

大环内酯类抗生素是一类具有 14~16 元大内酯环结构的抗生素,通过抑制菌体蛋白质合成迅速发挥抑菌作用。本类抗生素之间存在不完全交叉耐药,疗效佳但其不良反应较常见;临床常用红霉素、乙酰螺旋霉素等天然品,以及罗红霉素、克拉霉素、阿奇霉素、地红霉素等半合成品。

红霉素

红霉素(erythromycin)是从链丝菌培养液中提取的 14 元环大环内酯类抗生素,在酸性环境中不稳定,碱性环境中抗菌作用增强。为避免红霉素被胃酸破坏,常将其制成肠溶片或酯类制剂,如琥乙红霉素(erythromycin ethylsuccinate)、依托红霉素(erythromycin estolate)等。

红霉素为难溶于水的碱性药物,常采用口服或静脉滴注的方式给药。药物吸收后广泛分布于各种体液及组织中,在扁桃体、乳汁、唾液、胸腔积液、胸腔积液、前列腺中均可达到有效浓度,特别是在胆汁中分布浓度最高,但不易通过血脑屏障。红霉素在肝脏中代谢,主要以活性形式分泌在胆汁中并经胆汁排泄,少量药物以原形形式经肾排泄。红霉素口服后约 2h 血药浓度达峰,$t_{1/2}$ 约为 2h,作用可维持 6~12h。

【作用】

红霉素抗菌谱与青霉素比较相似而略广。对革兰氏阳性菌如金黄色葡萄球菌、溶血性链球菌、肺炎链球菌、甲型溶血性链球菌、白喉棒状杆菌、破伤风梭菌等有较强抗菌活性,但不及青霉素;对部分革兰氏阴性菌如脑膜炎球菌、淋病奈瑟球菌、百日咳鲍特菌、流感嗜血杆菌、布鲁氏菌等高度敏感;对军团菌、弯曲杆菌、衣原体、肺炎支原体有强效;对立克次体、螺杆菌及某些螺旋体、除脆弱类杆菌和梭杆菌以外的厌氧菌等也有效。

红霉素属快速抑菌药,与 β-内酰胺类抗生素等繁殖期杀菌药合用,可产生阻断作用。细菌对红霉素易产生耐药性,连续用药不宜超过 1 周,但停药数月后可逐渐恢复其敏感性。红霉素与其他大环内酯类抗生素之间有不完全交叉耐药性。

【临床应用】

红霉素主要用于治疗对青霉素过敏或对青霉素耐药的革兰氏阳性菌感染,如金黄色葡萄球菌、肺炎链球菌及其他链球菌引起的感染;对军团菌病、白喉带菌者、支原体肺炎、沙眼衣原体所致的婴儿肺炎及结膜炎、弯曲杆菌所致的肠炎或败血症,本药可作为首选药;也可用于治疗百日咳、厌氧菌和需氧菌等引起的口腔感染。

【不良反应】

1. **胃肠道反应** 红霉素刺激性大,口服可出现恶心、呕吐、腹痛、腹泻等胃肠道反应,饭后服用可减轻。

2. **肝毒性** 长期或大量使用红霉素,尤其是酯化红霉素如依托红霉素、琥乙红霉素可引起肝损害,主要表现为黄疸、胆汁淤积和转氨酶升高等,及时停药可自行恢复。应定期检测肝功能,如有异常应立即通知医生,肝功能不全、妊娠期妇女和哺乳期妇女慎用。

3. **其他** 少数患者可出现过敏性皮疹、药物热、耳鸣、暂时性耳聋等。口服红霉素偶见假膜性肠炎。静脉滴注速度过快易出现心脏毒性,可发生晕厥或猝死。应缓慢静脉滴注,禁止与特非那定等 H_1 受体阻断药合用,以免引起心脏不良反应。

阿奇霉素

阿奇霉素(azithromycin)是唯一半合成的 15 元大环内酯类抗生素。对胃酸稳定,口服吸收快,生物利用度较红霉素高,组织分布广,血浆蛋白结合率低。大部分以原形自胆汁排入肠腔随粪便排出,少部分经肾排泄,半衰期长达 35~48h,一日仅需给药 1 次。抗菌谱较红霉素广,对多种革兰氏阳性球菌、支原体、衣原体及军团菌等有效,对肺炎支原体的作用是本类药物中最强的;对革兰氏阴性菌作用明显比红霉素强,甚至对某些细菌表现出快速杀菌作用。临床主要用于治疗敏感菌所致的急性扁桃体炎、咽炎、中耳炎、鼻窦炎、支气管炎、肺炎、皮肤及软组织感染、沙眼等。本药不良反应轻,主要为腹痛、恶心、呕吐等胃肠道反应,偶见肝功能异常及白细胞减少。

克拉霉素

克拉霉素(clarithromycin)为半合成的 14 元大环内酯类抗生素。耐酸,口服吸收迅速而完全,广泛分布于组织中,主要经肾排泄。抗菌谱与红霉素相近,对革兰氏阳性菌、军团菌、肺炎衣原体的作用是本类药物中最强者,对沙眼衣原体、肺炎支原体、流感嗜血杆菌、厌氧菌的作用强于红霉素。临床主要用于治疗化脓性链球菌所致咽炎、扁桃体炎;肺炎链球菌所致急性中耳炎、肺炎、支气管炎;流感嗜血杆菌所致支气管炎;支原体肺炎及衣原体肺炎;葡萄球菌、链球菌所致皮肤、软组织感染。与甲硝唑、阿莫西林等合用,还可用于治疗幽门螺杆菌感染,是消化性溃疡最经典的三联疗法用药。不良反应主要为胃肠道反应,偶见头痛、皮疹、转氨酶暂时升高、胆汁淤积性肝炎、二重感染、过敏反应等。妊娠期妇女禁用,哺乳期妇女慎用。

罗红霉素

罗红霉素(roxithromycin)为半合成的 14 元大环内酯类抗生素。空腹服用吸收好,血液与组织浓度均高于红霉素。抗菌谱与红霉素相似,对肺炎支原体、衣原体作用较红霉素强,对革兰氏阳性菌及厌氧菌作用同红霉素,对流感嗜血杆菌的作用较红霉素弱。本药与红霉素间有交叉耐药性。临床用于治疗敏感菌所致的呼吸道、泌尿道、皮肤和软组织等部位的感染。不良反应发生率较低,常见恶心、腹痛、腹泻等胃肠道反应,偶见皮疹、皮肤瘙痒、头痛、头晕等。应用罗红霉素期间,应嘱患者尽量避免驾驶、机械操作或高空作业。

(二) 大环内酯类抗生素的用药护理

1. 本类抗生素口服可引起胃肠道反应,餐后服用可减轻,因食物可影响吸收,一般应在餐前或餐后 3~4h 服用。肠溶片应整片吞服,且不能与酸性药同服。静脉给药刺激性大可引起局部疼痛或血栓性静脉炎,故应稀释后缓慢滴注。

2. 本类抗生素有肝毒性,如长期使用,应定期检测肝功能,如有异常应立即通知医生。肝功能不全,妊娠期、哺乳期妇女慎用。对本类抗生素过敏者禁用。

3. 乳糖酸红霉素静脉滴注时,应先用注射用水配制成 5% 的溶液,再用 5% 葡萄糖溶液稀释后静脉滴注。不宜用 0.9% 氯化钠溶液稀释,否则可析出沉淀。

4. 红霉素过量应用(>4g/d)有一定的耳毒性,用药期间注意观察患者有无眩晕、耳鸣等症状,一旦出现,应立即通知医生,并嘱患者多饮水。

5. 注意药物的相互作用。本类抗生素属于快速抑菌药,与磺胺类药合用可增强疗效,与繁殖期杀菌药青霉素类合用可降低后者的杀菌作用,与四环素类抗生素合用加重肝损害。

6. 应用罗红霉素期间,应嘱患者尽量避免驾驶、机械操作或高空作业。

三、氨基糖苷类抗生素

(一) 共性

本类抗生素由氨基糖分子和氨基醇环以苷键连接而成。一类为天然品,包括链霉素、新霉素、卡那霉素、妥布霉素、大观霉素、巴龙霉素、庆大霉素、小诺米星、西索米星等;另一类为半合成品,包括奈替米星、阿米卡星等。本类药物结构基本相似,因此在药动学、抗菌作用及不良反应方面有许多共同特性。

本类抗生素均为有机碱,制剂为其硫酸盐,水溶性好,性质稳定,在碱性环境中抗菌作用增强。口服难吸收,故一般仅用于肠道感染。肌内注射吸收迅速而完全,主要分布在细胞外液,在肾皮质及内耳内、外淋巴液中有高浓度聚积,可透过胎盘屏障,不易通过血脑屏障。大部分(约90%)以原形经肾排泄,$t_{1/2}$为2~3h,因尿药浓度较高,适用于治疗敏感菌所致的泌尿系统感染。肾功能减退时,$t_{1/2}$明显延长,应减小剂量或延长给药间隔时间。

【作用】

本类抗生素抗菌谱较广,对需氧的革兰氏阴性杆菌如大肠埃希菌、克雷伯菌属、肠杆菌属、变形杆菌属、志贺菌属等具有强大抗菌作用;有些药物对铜绿假单胞菌有强效;对枸橼酸菌属、沙雷菌属、沙门菌属、产碱杆菌属、不动杆菌属、分枝杆菌属等也有一定抗菌活性;对革兰氏阴性球菌如淋病奈瑟球菌、脑膜炎球菌等作用较差;对革兰氏阳性球菌有作用;此外,链霉素对结核分枝杆菌敏感。

本类抗生素与β-内酰胺类抗生素合用,可获得协同抗菌作用;但由于β-内酰胺环可使氨基糖苷失去抗菌活性,故两类抗生素不可在同一容器内混合给药。

本类抗生素抗菌机制主要是抑制菌体蛋白质合成,也能抑制细菌细胞膜蛋白质的合成,增加通透性,使药物易于进入胞质,导致胞质内容物外渗而死亡。属于静止期杀菌药。细菌对本类抗生素可产生不同程度的耐药性。本类抗生素之间有部分或完全交叉耐药性。

【不良反应】

1.**耳毒性** 包括前庭功能和耳蜗功能损伤。前庭功能损伤多见于链霉素和庆大霉素,出现较早,表现为眩晕、恶心、呕吐、眼球震颤和平衡失调等;耳蜗功能损伤多见于阿米卡星,出现较迟,表现为耳鸣、听力减退,严重者可致耳聋。

2.**肾毒性** 常见蛋白尿、管型尿等,严重者可导致无尿、氮质血症和肾衰竭。庆大霉素和阿米卡星较易发生。

3.**过敏反应** 皮疹、发热、嗜酸性粒细胞升高多见,也可引起过敏性休克。尤其是链霉素,用药前应作皮试。

4.**神经肌肉接头阻滞作用** 常见于大剂量腹膜内或胸膜内应用后或静脉滴注速度过快,也偶见于肌内注射后。引起肌肉麻痹、心肌抑制、血压下降、四肢瘫痪、呼吸困难甚至呼吸停止。

(二)常用抗生素

庆大霉素

庆大霉素(gentamicin)口服吸收很少,肌内注射吸收迅速而完全,主要以原形经肾排泄,$t_{1/2}$为4h,肾功能不全时可明显延长。庆大霉素抗菌谱广,对多数革兰氏阴性菌具有杀灭作用,如大肠埃希菌、奇异变形菌、肺炎克雷伯菌、流感嗜血杆菌、布鲁菌属、沙雷菌属,对铜绿假单胞菌有效;对革兰氏阳性菌如耐青霉素的金黄色葡萄球菌有效。其耐药性产生较慢,停药后可恢复敏感性。临床主要用于治疗革兰氏阴性杆菌感染,如败血症、骨髓炎、肺炎、腹腔感染、脑膜炎等;也用于铜绿假单胞菌感染及耐青霉素的金黄色葡萄球菌感染。口服可用于肠道感染。不良反应以肾毒性较常见;也易造成前庭功能损害,甚至出现不可逆耳聋;偶见过敏反应,甚至过敏性休克。

阿米卡星

阿米卡星(amikacin)肌内注射45~90min血药浓度达峰值,静脉滴注15~30min达峰值。主要以原形经肾排泄,$t_{1/2}$为2~2.5h。阿米卡星在氨基糖苷类抗生素中抗菌谱最广,对革兰氏阴性杆菌和金黄色葡萄球菌均有较强的抗菌活性,但作用较庆大霉素弱。其显著的优点是对革兰氏阴性杆菌和铜绿假单胞菌产生的多种氨基糖苷类抗生素灭活酶稳定,不易产生耐药性。阿米卡星主要用于治疗对其他氨基糖苷类抗生素耐药菌株所致的尿路感染、肺部感染以及铜绿假单胞菌、变形杆菌所致感染;与羧苄西林或头孢噻吩合用,治疗中性粒细胞减少或其他免疫缺陷者严重革兰氏阴性杆菌感染。不良反应以听力损害较常见,肾毒性较庆大霉素低,偶见过敏反应。

链 霉 素

链霉素（streptomycin）由链丝菌培养液中提出，是最早用于临床的氨基糖苷类抗生素，由于其耳毒性和肾毒性发生率高、耐药菌株多，随着新型青霉素类及头孢菌素类等抗生素的应用，链霉素的应用范围日渐缩小。临床主要用于治疗：①结核病。链霉素是治疗结核病的一线药物，常与利福平、异烟肼等同用，以增强疗效，延缓耐药性的产生。②鼠疫及兔热病。链霉素为首选药。③心内膜炎。链霉素常与青霉素合用治疗溶血性链球菌、甲型溶血性链球菌及肠球菌等所致的心内膜炎。对链霉素耐药者，可改用庆大霉素等。

妥布霉素

妥布霉素（tobramycin）抗菌谱与庆大霉素相似，对多数肠杆菌属、铜绿假单胞菌及葡萄球菌有良好的抗菌作用，对铜绿假单胞菌的作用比庆大霉素强，且对庆大霉素耐药者仍有效。临床主要用于治疗铜绿假单胞菌引起的心内膜炎、烧伤、败血症、骨髓炎等，对其他敏感革兰氏阴性杆菌所致的感染也可应用。不良反应与庆大霉素类似，但比庆大霉素轻。

奈替米星

奈替米星（netilmicin）的抗菌谱与庆大霉素相似，对多种革兰氏阴性杆菌如大肠埃希菌、铜绿假单胞菌、克雷伯菌属、沙门菌属、奇异变形杆菌等都具有较强的抗菌活性；对耐其他氨基糖苷类抗生素的革兰氏阴性杆菌及耐青霉素的金黄色葡萄球菌也有效。奈替米星主要用于治疗敏感菌所致的呼吸道、泌尿道、消化道、皮肤软组织等部位的感染。奈替米星的肾、耳毒性在氨基糖苷类抗生素中最小，但仍需注意。妊娠期妇女禁用，哺乳期妇女用药期间应停止哺乳。

（三）氨基糖苷类抗生素的用药护理

1. 本类药物有耳毒性，故用药期间应生意询问患者有无耳鸣、眩晕等早期症状，并进行听力监测，一旦出现早期症状，应立即停药；避免与有耳毒性的药物如强效利尿药、甘露醇等合用，也应避免与能掩盖耳毒性的药物如类海拉明等抗组胺药合用，也不宜用于原有听力减退患者。老年人、儿童、哺乳期妇女慎用，妊娠期妇女禁用。

2. 本类药物有肾毒性，故用药期间应定期检查肾功能，一旦出现肾损害，应调整用量或停药，并避免与有肾毒性的药物如磺胺药、呋塞米等合用。老年人、小儿毒性反应尤其明显，更应注意观察尿量及颜色变化，告诉患者要多饮水。老年人及肾功能不全者禁用。

3. 大剂量静脉滴注或腹腔给药可阻断神经肌肉接头，用药前应准备好钙剂和新斯的明等解救药。氨基糖苷类抗生素严禁静脉推注。避免与肌松药、全麻药合用，重症肌无力、血钙过低的患者禁用或慎用。

4. 链霉素可引起过敏性休克，用药前应做皮肤过敏试验。一旦发生过敏性休克，应立即抢救，要静脉缓慢注射葡萄糖酸钙，其他措施同青霉素过敏性休克的抢救。

5. 本类药物局部刺激性强，应采用深部肌内注射，并注意更换注射部位。静脉滴注时应稀释并缓慢滴注。不宜与青霉素类同瓶滴注或混合注射，以免降低本类药物活性。

6. 本类药物之间不宜合用，以免毒性相加。

四、四环素类抗生素

（一）常用抗生素

本类抗生素结构中均含基本骨架菲烷，为两性物质，在酸性溶液中较稳定，在碱性溶液中易被破坏，临床一般用其盐酸盐，分为天然品和半合成品两类。

天然品包括四环素（tetracycline）、土霉素（oxytetracycline）和金霉素（aureomycin）等；半合成品有多西环素（doxycycline）、美他环素（metacycline）和米诺环素（minocycline）等。

半合成品的抗菌活性高于天然品。天然品口服吸收不完全，易受食物影响，半合成品口服吸收较完全,受食物影响较小。多价金属离子如 Mg^{2+}、Ca^{2+}、Fe^{2+}、Al^{3+} 等能与四环素络合,使药物吸收减少。酸性药物如维生素 C 等,可促进四环素吸收。碱性药物、H_2 受体阻断药或抗酸药等,可降低四环素的溶解度而影响吸收。

本类抗生素吸收后广泛分布于各组织和体液中,可沉积于形成期的骨及牙齿,不易通过血脑屏障。多数以原形经肾排泄,但多西环素主要经胆汁排泄。天然品 $t_{1/2}$ 较短,为 6~9h;半合成品 $t_{1/2}$ 较长,为 14~22h,呈现出一定优势。

【作用】

本类抗生素抗菌谱广,对革兰氏阳性菌、革兰氏阴性菌、立克次体、支原体、衣原体、螺旋体及放线菌均有抑制作用;但对革兰氏阳性菌的抑制作用不如青霉素和头孢菌素类,对革兰氏阴性菌的抑制作用不如氨基糖苷类抗生素和氯霉素。本类抗生素抗菌作用的强度依次为米诺环素、多西环素、美他环素、金霉素、四环素、土霉素。作用机制为抑制细菌蛋白质的合成,属快速抑菌药,高浓度时亦有杀菌作用。本类抗生素之间存在交叉耐药性,但在天然品和半合成品之间无完全交叉耐药性。

【临床应用】

1. **立克次体病**　本类抗生素是治疗立克次体病的首选药物。
2. **支原体感染**　本类抗生素可作为支原体肺炎、解脲脲原体所致尿道炎的首选药物。
3. **衣原体属感染**　如肺炎衣原体肺炎、鹦鹉热、性病淋巴肉芽肿及沙眼衣原体感染等,本类抗生素可作为首选药。
4. **其他感染**　本类抗生素可用于包括回归热螺旋体所致的回归热、布鲁氏菌病、霍乱、鼠疫耶尔森菌所致的鼠疫;对青霉素类过敏的破伤风、气性坏疽、雅司、梅毒、淋病、非淋菌性尿道炎和钩端螺旋体病的治疗;炎症反应显著的痤疮的治疗。

【不良反应】

1. **局部刺激**　本类抗生素口服可引起恶心、呕吐、上腹不适及食管烧灼感等,故应饭后服或与食物同服以减轻其胃肠道反应;不宜与牛奶、奶制品同服;若与抗酸药同服,应至少间隔 2~3h。
2. **二重感染(菌群交替症)**　常见两种。①真菌感染:多见,表现为鹅口疮、肠炎、呼吸道炎、尿路感染等。一旦出现,应立即停药并用抗真菌药治疗。②假膜性肠炎:表现为肠壁坏死、体液渗出、剧烈腹泻甚至脱水或休克等。一旦发生,立即停药,并选用万古霉素或甲硝唑治疗。免疫功能低下的老年患者及幼儿尤易发生,故年老、体弱、免疫功能低下、合用糖皮质激素者应慎用本类抗生素。
3. **影响骨、牙生长**　本类抗生素能与新形成的骨、牙中所沉积的钙结合,从而影响婴幼儿牙齿发育和骨骼的生长;因易透过胎盘和进入乳汁,故妊娠期妇女、哺乳期妇女、8 岁以下儿童禁用。
4. **其他**　长期大剂量应用本类抗生素,可引起肝、肾损坏,偶见皮疹、药物热、血管神经性水肿等过敏反应。肝、肾功能不全者禁用。

(二)四环素类抗生素的用药护理

多西环素易致光敏反应,应提醒患者注意;米诺环素有独特的前庭反应,用药期间不宜从事高空作业、驾驶车辆等。

本类抗生素需要注意不得和钙剂、铁剂一同服用,会形成螯合物,严重影响药物在小肠的吸收,降低疗效。如果由于病情需要,两类药物必须共同使用,应尽可能错开服用时间。

五、林可霉素类抗生素

(一)常用抗生素

本类抗生素包括链丝菌产生的林可霉素(lincomycin)和半合成衍生物克林霉素(clindamycin)。林可霉素口服吸收不完全,并易受食物影响,应空腹或饭后 2h 服用。克林霉素口服吸收快而完全。两药吸收后,分布广泛,在骨组织、关节中可达到有效浓度,胆汁、乳汁和胎盘中药物浓度高,不易通过血脑屏障。本类抗生素主要在肝中代谢,经胆汁和粪便排出,小部分经肾排泄,不可静脉推注。

【作用及临床应用】

林可霉素和克林霉素抗菌谱相似,对葡萄球菌、各型链球菌、肺炎链球菌等革兰氏阳性球菌及各类厌氧菌具有强大抗菌作用,对白喉棒状杆菌、产气荚膜杆菌、人型支原体和沙眼衣原体、多数放线菌也有抑制作用。抗菌机制是抑制细菌蛋白质合成,由于与大环内酯类抗生素竞争同一结合位点而产生阻断作用,故不宜与红霉素合用。克林霉素抗菌作用较强,且毒性较小,较林可霉素常用。两药之间有完全交叉耐药性。临床主要用于治疗金黄色葡萄球菌引起的骨髓炎,为首选药;还可用于治疗链球菌引起的咽喉炎、中耳炎、肺炎以及厌氧菌引起的腹腔、口腔和妇科感染等。

【不良反应】

不良反应主要为胃肠道反应,表现为恶心、呕吐、腹痛、腹泻,口服给药较注射给药多见;长期应用可发生严重的假膜性肠炎,可用万古霉素类和甲硝唑治疗。偶见皮疹、一过性中性粒细胞减少和血小板减少、黄疸等。

(二)林可霉素类抗生素的用药护理

1. 本类抗生素其作用位点与大环内酯类抗生素相同,会发生竞争性阻断,不宜与其合用。

2. 本类抗生素静脉给药过快可致低血压、心搏骤停等,应注意给药速度。

3. 本类抗生素经常作为青霉素过敏患者使用的替换药物,但自身也有过敏现象,不良反应发生率较高,应予以重视。如长期使用本类抗生素,应注意观察有无肠道感染症状,积极防治二重感染。

六、肽类抗生素

(一)常用抗生素

万古霉素和去甲万古霉素

万古霉素(vancomycin)和去甲万古霉素(norvancomycin)能抑制细菌细胞壁的合成,对革兰氏阳性菌有强大杀菌作用,对厌氧的难辨梭菌亦有较好的抗菌作用。二者主要用于治疗耐药革兰氏阳性菌引起的严重感染,特别是耐甲氧西林金黄色葡萄球菌或耐甲氧西林表皮葡萄球菌、耐青霉素肠球菌属及耐青霉素肺炎链球菌所致感染,如败血症、肺炎、心内膜炎、结肠炎、脑膜炎、骨髓炎及某些抗生素如克林霉素引起的假膜性肠炎;也可用于对青霉素类过敏患者的严重革兰氏阳性菌感染。

【不良反应】

本类抗生素具有明显耳毒性、肾毒性。较大剂量应用可出现耳鸣、听力减退甚至耳聋;也可损伤肾小管,出现蛋白尿、管型尿、少尿、血尿等;尚可出现恶心、寒战、药物热、皮疹、皮肤瘙痒及血栓性静脉炎等不良反应。应用万古霉素类期间应注意听力变化,一旦出现耳鸣应立即停药。老年人、妊娠期妇女、哺乳期妇女、听力障碍和肾功能不全者慎用。

多黏菌素类

多黏菌素类是从多黏杆菌培养液中提取的碱性多肽类化合物,临床应用的是多黏菌素E(polymyxin E)和多黏菌素B(polymyxin B)。

【作用及临床应用】

本类抗生素对多数革兰氏阴性杆菌如铜绿假单胞菌、大肠埃希菌、流感嗜血杆菌、沙门菌属等有强大的杀灭作用,但对革兰氏阴性球菌、革兰氏阳性菌、真菌等无作用。多黏菌素B的抗菌作用较多黏菌素E略高。

本类抗生素作用机制是作用于细菌细胞膜,使膜的通透性增加,菌体重要成分外漏,导致细菌死亡,属窄谱杀菌药,对繁殖期和静止期细菌均有作用;因药物毒性较大,临床多局部用于治疗敏感菌引起的眼、耳、皮肤、黏膜感染及烧伤后铜绿假单胞菌感染。

【不良反应】

不良反应主要为肾损害及神经系统毒性。肾损害表现为蛋白尿、血尿等;神经系统的毒性为眩晕、手足麻木、共济失调等,但停药后可消失。也可出现瘙痒、皮疹、药物热等;偶可诱发粒细胞减少和肝毒性。

(二) 肽类抗生素的用药护理

1. 本类抗生素的使用,要重点做好不良反应的防治,提前告知患者给药后可能出现的反应和注意事项。

2. 万古霉素类给药期间注意观察患者的尿量,以及是否有头晕、耳鸣等症状,定期检查听力、肾功能等;注意控制静脉滴注速度,不宜过快,更不能静脉推注;避免合用有耳毒性、肾毒性的药物,如氨基糖苷类抗生素、呋塞米等。

3. 多黏菌素类应缓慢静脉滴注,用药期间如出现眩晕、视物模糊、运动失调等症状及蛋白尿、血尿、管型尿等,应及时停药;避免与麻醉药、肌肉松弛药、氨基糖苷类抗生素等合用;注意观察肾损害情况,进行必要检查;用药期间不应进行高空作业等危险工作。

(姚永萍　徐真真)

思考题

1. 使用青霉素时,若发生急性过敏反应,在紧急抢救中需要注意何问题?

2. 与青霉素类相比,头孢菌素类的优点有哪些?

3. 头孢菌素类如何分类? 与青霉素相比有哪些抗菌特点?

4. 红霉素临床有哪些临床应用? 应注意哪些问题?

5. 氨基糖苷类抗生素应用时,应如何实施用药护理?

6. 四环素类抗生素主要用于哪些感染? 用药中应注意哪些问题?

第三节　人工合成抗菌药

学习目标

1. 掌握喹诺酮类抗菌药的作用、临床应用和不良反应。

2. 熟悉常用的硝基咪唑类抗菌药、磺胺类药的作用特点和临床应用。

3. 了解硝基呋喃类抗菌药、甲氧苄啶的作用及临床应用。

4. 具备观察喹诺酮类抗菌药和磺胺类药的疗效、不良反应及做出正确处理的能力,能够熟练进行用药护理。

5. 能充分利用所学的知识进行健康教育,指导患者合理使用喹诺酮类抗菌药及磺胺类药。

案例导入

患者,女性,50 岁,因 "尿频、尿急,排尿时尿道有烧灼痛 2d" 去医院就诊。患者经血常规、尿常规等检查后,被诊断为急性尿道炎。医生给予左氧氟沙星片,0.1g/次,3 次/d,口服治疗。

请思考:

1. 左氧氟沙星的主要不良反应有哪些?

2. 如何对该患者进行用药护理?

一、喹诺酮类抗菌药

（一）概述

喹诺酮类（quinolones）抗菌药是含有4-喹诺酮母核的一类人工合成抗菌药，根据药物合成先后和化学结构等不同分为四代。

第一代：萘啶酸、吡咯酸，抗菌谱窄，仅对部分革兰氏阴性杆菌有效，易产生耐药性，口服吸收差，毒副作用大，目前已淘汰。

第二代：吡哌酸，抗菌谱比第一代有所扩大，对大多数革兰氏阴性杆菌有效，口服易吸收，不良反应少，血中药物浓度低，尿中药物浓度高，主要用于敏感的革兰氏阴性杆菌所致的尿道和肠道感染。

第三代：诺氟沙星、培氟沙星、依诺沙星、氧氟沙星、左氧氟沙星、环丙沙星、洛美沙星、氟罗沙星、司帕沙星等，本代药物的分子中均有氟原子，统称为氟喹诺酮类药。其特点为抗菌谱广、抗菌活性强、口服吸收好、体内分布广、半衰期较长。

第四代：莫西沙星、加替沙星、吉米沙星、加雷沙星等。20世纪90年代以来新上市的氟喹诺酮类药定位第四代产品，与其他氟喹诺酮类药相比，抗菌谱扩大为抗革兰氏阳性及阴性菌、衣原体、支原体，抗菌活性也大大地提高，同时药代动力学及安全性也有了很大的改善。

【抗菌作用】

喹诺酮类药属广谱杀菌药，对革兰氏阴性杆菌（如铜绿假单胞菌、大肠埃希菌、伤寒沙门菌、流感嗜血杆菌、军团杆菌属）及革兰氏阴性球菌（如淋病奈瑟球菌等）均有强大的抗菌作用；对革兰氏阳性球菌如金黄色葡萄球菌、肺炎链球菌及厌氧菌也有较强的抗菌作用；某些品种对铜绿假单胞菌、结核分枝杆菌、衣原体、支原体及厌氧菌也有作用。

喹诺酮类抗菌药主要是通过抑制细菌DNA回旋酶，干扰细菌DNA复制而导致细菌死亡，从而产生杀菌作用。该类药物不受质粒介导耐药性的影响，因此与其他抗菌药之间无交叉耐药性，但本类药物之间存在交叉耐药性，随着氟喹诺酮类药的广泛应用，耐药菌株逐渐增加，对其任何一种药物的过分使用，都会造成本类药物的药效减弱，故临床使用中应加以警惕。

ER 13-3

喹诺酮类抗菌药抗菌作用机制

【临床应用】

1. 泌尿生殖系统感染 环丙沙星、氧氟沙星用于治疗单纯性淋病奈瑟球菌性尿道炎以及宫颈炎，但对非特异性尿道炎或宫颈炎疗效差。环丙沙星是铜绿假单胞菌性尿道炎的首选药。本类药物对敏感菌所致的急、慢性前列腺炎以及复杂性前列腺炎，均有较好效果。

2. 呼吸系统感染 本类药物常用于革兰氏阴性菌感染所致的下呼吸道感染。氟喹诺酮类药（除诺氟沙星）可替代大环内酯类抗生素用于治疗支原体肺炎、衣原体肺炎、嗜肺军团菌引起的军团菌病。万古霉素与左氧氟沙星、莫西沙星或加替沙星合用，首选用于治疗对青霉素高度耐药的肺炎链球菌感染。

3. 肠道感染与伤寒 首选本类药物治疗志贺菌引起的急、慢性痢疾和中毒性菌痢，以及鼠伤寒沙门菌、猪霍乱沙门菌、肠炎沙门菌引起的胃肠炎。对沙门菌引起的伤寒或副伤寒，应首选氟喹诺酮类药或头孢曲松。本类药物也可用于旅行性腹泻。

4. 骨、关节和软组织感染 骨和关节感染往往需要几周至几个月的治疗，对于敏感菌株诱发的慢性骨髓炎可推荐氟喹诺酮类药进行长期治疗。

【不良反应】

1. 胃肠道反应 胃部不适、疼痛、恶心、呕吐、腹痛、腹泻等。

2. 中枢神经系统反应 轻症者表现为失眠、头晕、头痛；重症者可出现精神异常、惊厥等。

3. 过敏及光敏反应 出现皮疹、皮肤瘙痒、血管神经性水肿等；也可见哮喘、呼吸困难、过敏性休克等严重过敏反应。光敏反应呈剂量依赖性,表现为光照部位皮肤出现瘙痒性红斑,严重者出现皮肤糜烂、脱落等。

4. 心脏毒性 罕见但后果严重,可见 QT 间期延长、尖端扭转型室性心动过速、室颤等。

5. 软骨损害 本类抗生素可影响软骨发育,儿童用药后可出现关节痛和关节水肿。妊娠期妇女、哺乳期妇女、18 岁以下儿童禁用。

(二) 常用药物

诺氟沙星

诺氟沙星(norfloxacin)是第一个应用于临床的氟喹诺酮类药。口服生物利用度偏低(35%~45%)。抗菌谱广,抗菌作用强。临床主要用于敏感菌所致肠道、尿路感染和淋病,也可外用治疗皮肤和眼部的感染。

环丙沙星

环丙沙星(ciprofloxacin)口服生物利用度约为 70%,组织穿透力强,分布广泛;必要时静脉滴注以提高血药浓度。多数厌氧菌对环丙沙星不敏感。临床用于治疗敏感菌所致的泌尿道、胃肠道、呼吸道、骨关节以及皮肤软组织的感染;静脉滴注时,局部有血管刺激反应。因可诱发跟腱炎和跟腱断裂,老年人和运动员慎用。

氧氟沙星

氧氟沙星(ofloxacin)口服生物利用度高达 95%,80% 以上以原形由尿液排泄,胆汁中药物浓度约为血药浓度的 7 倍,除具有环丙沙星的抗菌特点和良好的抗耐药菌特性外,还对结核分枝杆菌、沙眼衣原体和部分厌氧菌有效。本药主要用于敏感菌所致的上、下呼吸道感染、泌尿生殖道感染、胆道感染、皮肤软组织感染及盆腔感染等,亦可用于结核病的治疗。偶见转氨酶升高,也可诱发跟腱炎和跟腱断裂。肾功能减退或老年患者应减量。

左氧氟沙星

左氧氟沙星(levofloxacin)抗菌谱与氧氟沙星相似,抗菌活性是氧氟沙星的 2 倍。除对临床常见的 G^+、G^- 致病菌具有较强的抗菌活性外,对厌氧菌、衣原体、支原体、肺炎军团菌及结核分枝杆菌有较强的杀灭作用。临床用于治疗敏感菌引起的各种急慢性感染、难治性感染,效果良好。对铜绿假单胞菌的抗菌活性低于环丙沙星。在第四代以外的喹诺酮类抗菌药中,其不良反应发生率相对较少且轻微。

莫西沙星

莫西沙星(moxifloxacin)为第四代喹诺酮类抗菌药,口服生物利用度约为 90%。对大多数革兰氏阳性菌和阴性菌、厌氧菌、结核分枝杆菌、衣原体和支原体均有较强的抗菌活性。临床用于敏感细菌所致的急、慢性支气管炎和上呼吸道感染及泌尿生殖系统和皮肤软组织感染等。其不良反应发生率低,常见一过性轻度呕吐和腹泻;亦有严重不良反应发生,如过敏性休克、横纹肌溶解、QT 间期延长和尖端扭转型心律失常。

吉米沙星

吉米沙星(gemifloxacin)是一种强效的新喹诺酮类抗菌药,与其他同类药相比,该药对耐甲氧西林的金黄葡萄球菌和关键呼吸系统病原菌(如流感嗜血杆菌、黏膜炎莫拉菌和肺炎链球菌)有很好的疗效。有关体外试验资料证实,本药抗肺炎链球菌的活性较环丙沙星、司氟沙星、格帕沙星、莫西沙星等要强,对青霉素和红霉素耐药的不同肺炎菌株的抗菌活性比环丙沙星高 16~64 倍,是首个获准用于多药耐药肺炎链球菌菌株(MDRSP)所引起的社区获得性肺炎的抗生素。常见的不良反应为恶心、呕吐、消化道不适、厌食、味觉失常、腹泻、腹痛、头晕、头痛、皮疹;偶见过敏反应、一过性 AST 或 ALT 升高。

(三) 喹诺酮类抗菌药的用药护理

1. 告知患者避免与含钙、镁、锌等金属离子的药物及抗酸药同服,若必须同服,应间隔 2~4h 服用,以避免影响药物的生物利用度。

2. 嘱咐患者服药后多饮水,提前告知患者本类药物会有较轻的胃肠道反应,停药后症状会消失。

3. 部分药物会引起光敏反应,用药期间提醒患者避免阳光和紫外线直接或间接照射。如出现皮疹、瘙痒等过敏症状,及时停药。

4. 长期用药应注意关节肿胀、疼痛和肌腱炎等症状,一旦出现立即报告医生。

5. 避免与能使 QT 期间延长的药物(如胺碘酮、奎尼丁等)合用。

6. 本类药物有中枢神经系统反应,有中枢神经系统疾病史(如癫痫)的患者避免应用,其他患者用药后应避免从事带危险性操作的工作。

二、磺胺类药和甲氧苄啶

(一)磺胺类药

【作用】

磺胺类药(sulfonamides)为广谱抑菌药,曾广泛应用于临床。由于抗生素等的快速发展,本类药物不良反应成为突出问题,故临床应用明显受限。但是本类药物对流行性脑脊髓膜炎、鼠疫等感染性疾病疗效显著;对大多数革兰氏阳性菌、阴性菌有良好的抗菌活性,以溶血性链球菌、肺炎链球菌、脑膜炎球菌、淋病奈瑟球菌、鼠疫耶尔森菌、诺卡菌属最为敏感,其次是大肠埃希菌、志贺菌属、布鲁氏菌属、变形杆菌属、沙门菌属有良好抑菌效果;对沙眼衣原体、疟原虫、放线菌、弓形虫也有抑制作用;对支原体、立克次体、螺旋体无效,甚至可促进立克次体生长。磺胺嘧啶银对铜绿假单胞菌有效。

本类药物与细菌竞争并抑制二氢叶酸合成酶,阻碍二氢叶酸的合成,进而影响核酸和蛋白质的合成,从而抑制细菌的生长繁殖(图 13-3)。细菌对本类药物易产生耐药性,且本类药物之间有交叉耐药性。

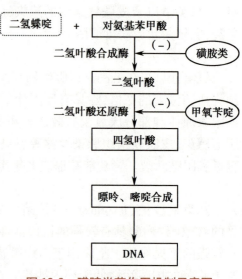

图 13-3 磺胺类药作用机制示意图

【不良反应】

1. **泌尿系统损害** 本类药物及其乙酰化代谢物在酸性尿液中溶解度低,易在肾小管析出结晶,可产生尿道刺激和梗阻症状,如结晶尿、血尿、管型尿、尿痛和尿闭等,甚至造成肾损害。

2. **过敏反应** 以皮疹、药物热多见。严重者可出现剥脱性皮炎、多形性红斑,甚至死亡。

3. **血液系统反应** 长期用药可引起粒细胞、血小板数量减少,甚至再生障碍性贫血。

4. **神经系统反应** 可有头晕、头痛、萎靡、失眠等症状。

5. **肝损害** 可出现黄疸、肝功能减退。严重者可发生暴发性肝衰竭。

6. **胃肠道反应** 可引起胃部不适、恶心、呕吐、食欲减退等症状。

(二)常用药物

磺胺嘧啶

磺胺嘧啶(sulfadiazine,SD)口服易吸收,血浆蛋白结合率为 45%,易通过血脑屏障;抗菌谱较广,对多种革兰氏阳性菌、阴性菌都有较强抑制作用;主要用于流行性脑脊髓膜炎(简称流脑)治疗,可作为首选药之一。

磺胺甲噁唑(sulfamethoxazole,SMZ)$t_{1/2}$ 为 10~12h;脑脊液浓度不及磺胺嘧啶,尿中浓度较高;常与甲氧苄啶合用于尿路、呼吸道、消化道感染。

柳氮磺吡啶(sulfasalazine,SASP)临床用于治疗急性或慢性溃疡性结肠炎、节段性回肠炎;口服可用于治疗类风湿关节炎,栓剂用于溃疡性直肠炎;长期服药产生较多的不良反应,如恶心、呕吐、皮疹、药物热、粒细胞数量减少等,可影响精子活力而致男性患者不育。

磺胺米隆和磺胺嘧啶银

磺胺米隆(sulfamylon,SML)抗菌谱广;对铜绿假单胞菌、金黄色葡萄球菌、破伤风梭菌有效;抗菌活性不受脓液、坏死组织的影响;药物迅速渗入创面和焦痂,适用于烧伤或大面积创伤后的创面感染,并能提高植皮的成功率;外用局部刺激性强,可有疼痛、烧灼感等。磺胺嘧啶银(sulfadiazine silver,SD-Ag)临床用于治疗Ⅱ度或Ⅲ度烧烫伤创面感染,以及预防烧伤创面的感染。磺胺醋酰钠(sulfacetamide,SA-Na)刺激性小,组织穿透力强;主要用于敏感菌所致的眼部感染,如沙眼、结膜炎、角膜炎等。

(三) 甲氧苄啶

甲氧苄啶

【作用及临床应用】

甲氧苄啶(trimethoprim,TMP)抗菌谱与磺胺类药基本相似,单用易产生耐药性;抗菌机制是抑制细菌二氢叶酸还原酶,阻止四氢叶酸的合成,干扰菌体核酸和蛋白质的代谢,抑制细菌的生长繁殖;与磺胺类药合用可对细菌的叶酸代谢形成双重阻断,抗菌作用增强数十倍,并可减少耐药菌株的形成。本药常与 SMZ 或 SD 合用。如复方磺胺甲噁唑用于敏感菌所致的呼吸道感染、尿路感染、肠道感染、伤寒,以及流脑的预防。

【不良反应】

不良反应有恶心、呕吐、皮疹等,停药后可消失;可能引起致畸,妊娠期妇女禁用;因抑制二氢叶酸还原酶,可干扰人体细胞的叶酸代谢,出现巨幼细胞贫血和白细胞、血小板数量减少等,用药期间应定期检查血常规。

(四) 磺胺类药和甲氧苄啶的用药护理

1. 告诉患者应用磺胺药期间多饮水,或同服碳酸氢钠以减少药物对泌尿系统的损害。每周查尿常规 2~3 次,注意观察患者尿量及尿液颜色,记出入量,一旦出现异常,必须及时报告。老年人及肝、肾功能不全者慎用或禁用。

2. 应用磺胺药前应询问有无药物过敏史,用药期间观察患者是否有皮炎、皮疹,如发现应及时停药并给予抗过敏治疗。

3. 长期应用磺胺药应检查血常规,并嘱患者注意有无喉痛、发热、全身乏力、面色苍白等反应,有反应须立即报告,并及时停药。G6PD 缺乏者禁用。用药后嘱患者不宜驾驶或从事高空作业。告诉患者遵医嘱,不可自行停药。

4. 大剂量长期应用甲氧苄啶,应注意查血常规,必要时可用四氢叶酸钙治疗。可能致畸,故妊娠早期禁用。早产儿、新生儿、哺乳期妇女、骨髓造血功能不全及严重肝、肾功能不全者禁用。

三、硝基咪唑类抗菌药

(一) 常用药物

甲 硝 唑

甲硝唑(metronidazole)口服吸收迅速而完全,生物利用度几乎 100%,体内分布广。部分经肝转化,代谢产物和原形经肾排泄,可使尿液呈红棕色。

【作用及临床应用】

1. **抗厌氧菌**　对大多数厌氧菌包括革兰氏阴性厌氧杆菌、革兰氏阳性厌氧芽孢梭菌和所有厌氧球菌均有杀灭作用,对脆弱类杆菌尤为敏感。高效、低毒、应用方便。临床常用于治疗厌氧菌引起的败血症、菌血症、坏死性肺炎、盆腔炎、腹膜炎、腹腔感染、骨髓炎、中耳炎及口腔感染等。

2. **抗阿米巴原虫**　对肠内、肠外阿米巴滋养体均有强大杀灭作用,是治疗肠内、肠外阿米巴病的高效、低毒首选药。

3. 抗滴虫 对阴道滴虫有强大杀灭作用,又不影响阴道内的正常菌群,是治疗阴道滴虫病的首选药。对反复发作的患者应夫妇同时服药,以达根治。

4. 抗贾第鞭毛虫 为目前治疗贾第鞭毛虫最有效的药物,治愈率可达 90%。

【不良反应】

1. 胃肠反应 表现食欲减退、恶心、呕吐、腹痛、腹泻、舌炎、口有金属味等,停药后可消失。

2. 神经系统反应 出现头痛、头晕、肢体麻木、感觉异常、共济失调及惊厥等。

3. 过敏反应 少数人可发生荨麻疹、潮红、白细胞轻度减少等,停药后可自行恢复。

4. 致癌、致畸 动物实验表明,长期大量口服有致癌、致畸作用。

替 硝 唑

替硝唑(tinidazole)口服吸收好,对厌氧菌有较强作用,对脆弱类杆菌及梭杆菌属的作用较甲硝唑为强;常用于厌氧菌的系统感染和局部感染,如腹腔、妇科、皮肤软组织、肺等部位的感染及败血症、肠道或泌尿生殖道毛滴虫病、梨形鞭毛虫病以及肠道和肝阿米巴病。不良反应少而轻,偶有恶心、呕吐、食欲减退、皮疹等。

奥 硝 唑

奥硝唑(ornidazole)为第三代硝基咪唑类衍生物,抗感染作用较甲硝唑、替硝唑强,致突变和致畸作用低于甲硝唑与替硝唑,对乙醛脱氢酶无抑制作用。不良反应少,优于甲硝唑和替硝唑。禁用于对本药及其他硝基咪唑类抗菌药过敏的患者、脑和脊髓发生病变的患者、癫痫及各种器官硬化症患者。

(二)用药护理

1. 用药期间注意观察患者是否出现头痛、头晕、肢体麻木、感觉异常、共济失调及惊厥等,一旦出现异常必须及时报告医生,立即停药。

2. 观察患者是否有荨麻疹、面色潮红、白细胞轻度减少等过敏反应。告知患者停药后可自行恢复,以消除顾虑。

3. 告知患者服药期间禁饮酒和含乙醇饮料,以避免中毒。妊娠期、哺乳期妇女,器质性中枢神经系统疾病,血液病患者禁用。

四、硝基呋喃类抗菌药

本类药物抗菌谱广,抗菌机制是抑制乙酰辅酶 A,干扰菌体糖代谢而呈现作用,对革兰氏阳性菌和革兰氏阴性菌均有效。细菌不易产生耐药性,与其他抗菌药之间无交叉耐药性。因本类药物毒性较大,血中浓度低,不适用于全身性感染。

(一)常用药物

常用硝基呋喃类抗菌药比较见表 13-2。

表 13-2 常用硝基呋喃类抗菌药比较

药物名称	临床应用	毒性	制剂和用法
呋喃妥因 (nitrofurantoin)	口服吸收完全,尿中浓度高。仅用于尿路感染,如急性肾炎、膀胱炎、前列腺炎、尿道炎等。尿液 pH 为 5.5 时,抗菌作用最佳。棕色代谢产物使尿液变色	较小	片剂:0.05g、0.1g。一次 0.05~0.1g,一日 3~4 次
呋喃唑酮 (furazolidone)	口服吸收少,肠腔浓度高,适用于肠炎、痢疾、伤寒、副伤寒及胃、十二指肠溃疡	小	片剂:0.1g。一次 0.1g,一日 3~4 次
呋喃西林 (furacilin)	因毒性大,仅作表面消毒剂,用于化脓性中耳炎、伤口感染等	大	溶液剂:0.02%~0.1%。外用

（二）用药护理

1.告知患者本类药的主要不良反应及其防治措施。与食物或牛奶同服可缓解胃肠道反应；如出现头痛、眼球震颤、足下垂等神经系统症状，应及时告诉医生。

2.呋喃妥因可引起急性肺炎，长期治疗者也可出现肺间质纤维化等肺部反应，故应注意检查。G6PD 缺乏者可致溶血反应，应禁用。

（许鹏珠）

思考题

1.妊娠期妇女患有尿路感染，是否可以使用喹诺酮类抗菌药进行治疗？为什么？
2.磺胺类药引起肾损害的原因及其防治？

第四节　抗结核药

学习目标

1.掌握异烟肼、利福平的抗菌作用、临床应用及不良反应。
2.熟悉吡嗪酰胺、乙胺丁醇、链霉素的抗结核作用特点和临床应用；抗结核药的应用原则。
3.了解常用二线抗结核药的作用特点。
4.具备观察抗结核药的疗效、不良反应及做出正确处理的能力，能够熟练进行用药护理。
5.能充分利用所学的知识进行健康教育，正确指导结核病患者合理、安全用药，建立防止抗结核药滥用的理念。

案例导入

患者，男性，24 岁，反复发热、咳嗽 7d，以发热待查收入院。查体：体温 38.6℃，双下肺呼吸音粗。胸部 CT 显示两肺弥漫性磨玻璃影，同时行高分辨率 CT 检查，显示两肺均匀分布大小一致的粟粒结节影。临床诊断：急性血行播散性肺结核。药物治疗方案：异烟肼、利福平、乙胺丁醇、吡嗪酰胺联合抗结核治疗 2 周，患者体温降至正常。

请思考：
1.异烟肼、利福平、乙胺丁醇的作用机制是什么？
2.使用以上药物如何进行用药护理？

一、常用抗结核药

结核病（tuberculosis）是由结核分枝杆菌感染所致的慢性传染性疾病，可累及全身各组织器官，其中以肺结核最常见。

抗结核药指能抑制或杀灭结核分枝杆菌治疗结核病的药物。临床上用于抗结核的药物种类很多，目前通常把疗效高，不良反应少，患者较易接受的药物称为一线抗结核药，包括异烟肼、利福平、乙胺丁醇、吡嗪酰胺、链霉素；而把毒性大，疗效差，主要用于对一线抗结核药产生耐药性或与其他抗结核药配伍使用的，称为二线抗结核药，包括对氨基水杨酸钠、丙硫异烟胺、乙硫异烟胺、卡那霉素、氨硫脲等。此外，近几年又开发研制出疗效好、毒副作用相对较小的新一代抗结核药，如利福喷丁和利福定等。

（一）一线抗结核药

异 烟 肼

异烟肼（isoniazid）口服吸收快而完全，分布广泛，杀菌力强、不良反应少、可口服、价格低廉，是临床上常用的抗结核药。

【作用】

异烟肼能抑制结核分枝杆菌细胞壁分枝菌酸的合成，以及抑制结核分枝杆菌脱氧核糖核酸的合成，导致结核分枝杆菌死亡。异烟肼对结核分枝杆菌有高度的选择性，抗菌作用强，具有低浓度抑菌、高浓度杀菌作用。对静止期结核分枝杆菌有抑制作用，对繁殖期结核分枝杆菌有杀灭作用，对细胞内、外的结核分枝杆菌均有作用。单用易产生耐药性，与其他抗结核药之间无交叉耐药性，常选择联合用药，以延缓耐药性的产生。

【临床应用】

异烟肼为治疗结核病的首选药，适用于全身各部位、各类型的结核病。对早期轻症肺结核或预防用药时可单独使用，规范化治疗时必须联合使用其他抗结核药，以防止或延缓耐药性的产生。

【不良反应】

1. 神经系统毒性　异烟肼对于慢乙酰化代谢型患者，常引起：①周围神经炎，表现为手脚麻木，肌肉震颤，步态不稳等。②中枢神经系统兴奋症状，表现为头痛、眩晕、失眠、惊厥、精神紊乱。此二者均与长期用药引起维生素 B_6 缺乏有关。偶可见中毒性脑病或中毒性精神病。

2. 肝脏毒性　大剂量异烟肼可造成肝损害，引起转氨酶升高，严重者可造成黄疸。对于快乙酰化代谢型患者较易发生。

3. 其他不良反应　如皮疹、药物热、粒细胞减少、血小板减少、口干、上消化道不适等。

【药物相互作用】

异烟肼为肝药酶抑制剂，可减慢香豆素类抗凝血药、苯妥英钠、茶碱、卡马西平、丙戊酸钠等代谢；利福平和乙醇可增强异烟肼的肝脏毒性；含铝的抗酸药可干扰异烟肼的吸收。

利 福 平

利福平（rifampicin）口服吸收快而完全，易受食物影响，分布于全身各组织，穿透力强，可进入细胞、结核空洞、痰液及胎儿体内。此药为肝药酶诱导剂，能加快自身及其他药物的代谢，主要从胆汁排泄，形成肝肠循环。

【作用】

抗菌谱广，对结核分枝杆菌、麻风分枝杆菌和大多数革兰氏阳性球菌，特别是耐药性金黄色葡萄球菌有强大的抗菌作用；对某些革兰氏阴性菌如脑膜炎球菌、大肠埃希菌、流感嗜血杆菌等也有很强的抗菌作用；大剂量对沙眼衣原体和沙眼病毒也有抑制作用。抗菌机制是特异性抑制细菌依赖 DNA 的 RNA 多聚酶，阻碍 mRNA 的合成，从而产生抗菌作用，对人和动物细胞内的 RNA 多聚酶无明显影响。单用易产生抗药性，与异烟肼、乙胺丁醇合用有协同作用，并能延缓耐药性的产生。

【临床应用】

利福平与异烟肼合用治疗结核初发患者，与乙胺丁醇及吡嗪酰胺合用对复发患者有效。此外，可用于麻风病、耐红霉素的军团菌肺炎、耐酶青霉素或万古霉素的表皮链球菌、金黄色葡萄球菌引起的骨髓炎、心内膜炎及脑膜炎球菌或肺炎嗜血杆菌引起的感染性疾病。局部用药可治疗沙眼、敏感菌引起的急性结膜炎和病毒性角膜炎。

【不良反应】

1. 胃肠道反应　较为常见，表现为恶心、呕吐、腹痛、腹泻等。

2. 肝毒性 少数患者可出现黄疸、转氨酶升高、肝大等，与异烟肼合用时较易发生，老年人、营养不良者、慢性肝病患者、酒精中毒者也较易发生。用药期间应定期检查肝功能，严重肝病、胆道阻塞患者禁用。

3. 过敏反应 如皮疹、药物热，偶见白细胞和血小板减少等，出现时应立即停药。对本药过敏者及妊娠期妇女禁用。

4. 其他不良反应 如大剂量间歇疗法偶见发热、寒战、头痛、全身酸痛等流感样综合征。偶见疲乏、嗜睡、头晕和运动失调等。

【药物相互作用】

对氨基水杨酸可延缓利福平吸收，故二者合用应间隔 8~12h。利福平是肝药酶诱导剂，可缩短避孕药、降血糖药、抗凝血药、糖皮质激素类、地高辛、奎尼丁、普萘洛尔等药物的半衰期。

乙胺丁醇

乙胺丁醇（ethambutol）抗菌谱窄，对结核分枝杆菌具有高度选择性和抗菌活性，对大多数耐异烟肼和链霉素的结核分枝杆菌仍具抗菌活性。单用可缓慢产生耐药性，与其他抗结核药无交叉耐药，临床主要与异烟肼或利福平合用治疗各型结核病。

不良反应发生率较低。主要的不良反应是视神经炎，表现为视物模糊、眼痛、红绿色盲或视野缩小等，停药可恢复。用药期间应定期眼科检查。偶有过敏、周围神经炎、关节肿痛。

吡嗪酰胺

吡嗪酰胺（pyrazinamide，PZA）对结核分枝杆菌有抑制和杀灭作用，在酸性环境中抗菌作用增强；单用易产生耐药性，与其他抗结核药之间无交叉耐药性。与异烟肼、利福平合用治疗各型结核病，产生协同作用，缩短疗程；长期、大剂量使用可产生肝损害、关节痛、高尿酸血症。肝功能不全者及 3 岁以下儿童禁用。

链 霉 素

链霉素（streptomycin）抗结核分枝杆菌作用较异烟肼和利福平弱，穿透力也弱，不易渗入纤维化、干酪化及厚壁空洞病灶。链霉素口服难吸收，肌内注射吸收快。单用易产生耐药性且毒性较大，但与其他药物合用可减少用量，从而使毒性反应发生率降低，并延缓耐药性产生。主要与其他抗结核药合用治疗结核病，如浸润性肺结核、血行播散性肺结核和重要器官的结核病等。不良反应见氨基糖苷类抗生素。

（二）二线抗结核药

对氨基水杨酸钠

对氨基水杨酸钠（sodium para-aminosalicylate）对结核分枝杆菌有较弱的抑制作用，不单独用于抗结核病的治疗。本药耐药性产生缓慢，常与其他抗结核药合用，以增强疗效，延缓耐药性的产生。不良反应主要有厌食、恶心、呕吐、腹痛腹泻等胃肠道反应；其他不良反应包括过敏反应，如皮疹、药物热、关节痛等。静脉滴注时应现用现配，并在避光条件下使用。

乙硫异烟胺

乙硫异烟胺（ethionamide）为异烟酸的衍生物，主要抑制结核分枝菌酸的合成而发挥抗结核作用。临床仅在一线抗结核药无效或者不能应用时，与其他抗结核药物联合应用，以增强疗效和避免耐药性产生。不良反应多，以胃肠道刺激症状及神经系统症状为主。

（三）其他抗结核药

利福喷丁和利福定

利福喷丁（rifapentine）和利福定（rifandin）抗菌作用及临床应用与利福平相似，而抗菌活性分别比利福平强 8 倍和 3 倍以上，与利福平之间有交叉耐药性。利福喷丁具有一定的抗艾滋病能力，应用前景较好。

二、抗结核药的应用原则

抗结核药是治疗结核病的主要手段。合理应用抗结核药,能提高药物疗效,降低不良反应。应用原则是指早期、联合、适量、规律及全程用药。

1. 早期用药 指患者一旦确诊为结核病后立即给药治疗。结核病的早期处于渗出阶段,病灶内结核分枝杆菌生长旺盛,对抗结核药敏感,细菌易被抑制或杀灭。此外,患病初期机体抵抗力较强,病灶局部血液循环良好,药物容易渗入,能促进炎症吸收、痰菌转阴,从而获得满意疗效。而晚期病灶的纤维化、干酪化或空洞形成,病灶内血液循环不良,药物渗透差,疗效不佳。

2. 联合用药 指根据不同病情和抗结核药的作用特点,联合应用 2 种或 2 种以上药物以增强疗效,并可避免严重的不良反应和延缓耐药性的产生。临床常常根据病情的严重程度采取二联、三联甚至四联的用药方案。一般来说,轻症肺结核选用异烟肼和利福平联合应用,重症则采取四联或更多抗结核药联合应用。

3. 适量用药 指用药剂量要适当。药量过大,易产生严重不良反应而使治疗难以继续;药量不足,组织内药物难以达到有效浓度,且易诱发结核分枝杆菌产生耐药性而使治疗失败,故要适量给药。

4. 全程规律用药 结核病的治疗必须做到全程、规律用药,不能随意改变药物剂量或药物品种。结核病是一种容易复发的疾病,过早停药,会使已被抑制的细菌再度繁殖或迁延,导致治疗失败。因此,全程、规律用药,是治疗成功的关键。轻症肺结核应持续治疗 9~12 个月,中度及重度肺结核持续治疗 18~24 个月,或根据患者的病情调整用药方案。

三、抗结核药的用药护理

1. 用药前应详细询问患者用药史和过敏史。了解患者辅助检查有关的结果,特别是肝功能状况。注意患者有无用药禁忌证。妊娠期妇女及肝功能不全者慎用异烟肼;严重肝功能不全、胆道阻塞、妊娠早期及哺乳期妇女禁用利福平、吡嗪酰胺;胃、十二指肠溃疡者禁用对氨基水杨酸钠。

2. 用药时检查药物制剂的外观质量、批号、有效期和失效期,如利福平胶囊遇湿不稳定,光照易氧化,一旦变色、变质不宜服用。本类药静脉滴注时应新鲜配制,对氨基水杨酸钠静脉滴注时应避光、避热。

3. 告诉患者对氨基水杨酸钠口服对胃刺激性大,可和食物同服;利福平和吡嗪酰胺应晨起顿服;利福平不可与对氨基水杨酸钠同服,宜间隔 6~8h;其他药应在一日同一时间餐前 1h 或餐后 1h 顿服,亦可晨起顿服。

4. 多数抗结核药具有肝毒性,故要定期检查肝功能,一旦出现发热、乏力及肝区不适等症状要及时报告医生。

5. 服用异烟肼时,应注意观察有无周围神经炎症状,并加服维生素 B_6。因本药可干扰正常糖代谢,糖尿病患者应注意血糖的变化,防止病情恶化。因可抑制乙醇代谢,故用药期间不宜饮酒。

6. 应用利福平时,宜提前告知患者该药排泄物可将泪液、唾液、尿液等染成橘红色,但对健康无影响。服用乙胺丁醇期间应注意患者视力的变化,发现异常应立即报告医生,遵医嘱停药。服用期间每 2~4 周做 1 次眼科检查。吡嗪酰胺可诱发痛风,应注意关节症状,并定期检查血尿酸。对氨基水杨酸服用期间应嘱咐患者多饮水,以防出现结晶尿或血尿。

(许鹏珠)

思考题

1. 简述抗结核药的用药原则。
2. 简述异烟肼的主要不良反应及用药护理措施。

第五节　抗真菌药

真菌感染分为浅部真菌感染和深部真菌感染。浅部真菌感染较多见，由各种癣菌引起，主要侵犯皮肤、毛发、指（趾）甲、口腔等，发病率高。深部真菌感染常由白念珠菌和新型隐球菌等引起，主要侵犯内脏器官和深部组织，发病率低，但危害性大。

抗真菌药（antifungal drug）是一类能抑制或杀灭真菌生长繁殖的药物，主要用于真菌感染性疾病，根据临床应用可分为抗浅部真菌药、抗深部真菌药、抗浅部和深部真菌药。

一、抗浅部真菌药

特比萘芬

特比萘芬（terbinafine）口服吸收良好，体内分布广泛，具有广谱抗真菌作用，在皮肤角质层、毛发和甲板等处快速聚集且达到较高浓度，对各种浅部真菌如毛癣菌、小孢子菌和絮状表皮癣菌有较强的抗菌活性，对白念珠菌及酵母菌也有抗菌活性。临床主要用于治疗浅部真菌感染，如各种癣病（包括体癣、股癣、手足癣、头癣等）以及白念珠菌引起的皮肤感染等。不良反应少且轻微，主要为消化道反应。偶见暂时性肝损害和皮肤过敏反应。

灰黄霉素

灰黄霉素（griseofulvin）为窄谱抗浅部抗真菌药，对表皮穿透力差，外用无效。对小孢子癣菌、表皮癣菌和毛癣菌等各种皮肤癣菌有明显的抗菌活性，对其他真菌无效。临床主要口服，用于皮肤癣菌引起的感染，如体股癣、手足癣、头癣等。常见不良反应为恶心、腹部不适等胃肠道反应，也可出现头痛、头晕、嗜睡、激动等精神症状。大剂量的灰黄霉素对动物有致畸、致癌作用，目前已逐渐被伊曲康唑和特比萘芬取代，临床少用。

克霉唑

克霉唑（clotrimazole）口服吸收差，不良反应多且严重，目前仅供局部应用。临床主要用于治疗表浅部真菌感染、皮肤黏膜感染，栓剂用于治疗白念珠菌引起的阴道炎。局部应用不良反应较轻，可能产生红斑、刺痛、水肿等皮肤刺激反应。

二、抗深部真菌药

两性霉素 B

两性霉素 B（amphotericin B）对多种深部真菌如新型隐球菌、球孢子菌、皮炎芽生菌、白念珠菌、荚膜组织胞质菌等具有良好的抗菌作用，为治疗深部真菌感染的首选药。因细菌的细胞膜不含麦角固醇，所以对细菌无作用。但可与哺乳动物细胞膜中的固醇结合，故对人体毒性大。

两性霉素 B 主要用于各种深部真菌感染，如肺炎、心内膜炎、脑膜炎及尿路感染等，应静脉滴注给药。治疗真菌性脑膜炎时，尚需加用小剂量鞘内注射。

不良反应较多见而严重。滴注时可出现寒战、高热、头痛、恶心、呕吐、眩晕等；有肾毒性，表现为蛋白尿、无尿、管型尿、血尿素氮升高等；也可出现白细胞减少、肝损害、复视、皮疹等。用药期间应定期做血钾、血常规、尿常规、肝功能、肾功能和心电图检查。

氟胞嘧啶

氟胞嘧啶（flucytosine）口服吸收快而完全，分布广泛，可通过血脑屏障，也可进入感染的腹腔、关节腔和房水中；单独应用易产生耐药性，主要与两性霉素 B 合用治疗白念珠菌、新型隐球菌、假丝酵母菌等敏感菌株所致的深部真菌感染。主要不良反应是骨髓抑制，白细胞和血小板减少，与两性霉素 B 合用时，不良反应较多见；其次还有胃肠反应、皮疹及肝毒性等。儿童和妊娠期妇女禁用。

制霉菌素

制霉菌素（nystatin）毒性大，不作注射给药。目前仅局部应用治疗皮肤、口腔、阴道白念珠菌感染。口服不易吸收，用于治疗消化道白念珠菌病，但较大剂量口服有恶心、胃痛、腹泻等反应，阴道用药可见白带增多。局部用药刺激性不大。

卡泊芬净和米卡芬净

卡泊芬净（caspofungin）和米卡芬净（micafungin）抗菌谱较广，抗菌活性强，对多种念珠菌（如白念珠菌、热带念珠菌、光滑念珠菌、克柔念珠菌）有杀菌作用，对曲菌有抑菌作用。临床主要用于念珠菌所致的食管炎、菌血症、腹膜炎、腹腔脓肿、腹腔感染和曲霉菌病。

不良反应有发热、头痛、腹痛、腹泻、恶心、呕吐、支气管痉挛、皮疹、皮肤潮红等。少数患者出现肝脏转氨酶增高、蛋白尿、碱性磷酸酶升高等。

三、抗浅部和深部真菌药

氟 康 唑

氟康唑（fluconazole）能使真菌细胞膜麦角固醇合成受阻，从而破坏真菌细胞壁的完整性，抑制真菌生长。口服易吸收，体内分布较广，可通过血脑屏障，主要以原形经肾脏排泄。本药具有广谱抗真菌作用，对浅部、深部真菌均有抗菌作用，尤其对白念珠菌、新型隐球菌具有较高的抗菌活性。本药用于治疗阴道念珠菌病、鹅口疮、萎缩性口腔念珠菌病、真菌性脑膜炎、肺部真菌感染、腹部真菌感染、尿路感染及皮肤癣。常见不良反应有恶心、头痛、皮疹、腹泻、呕吐等，少数患者有一过性转氨酶升高等肝损害。因氟康唑可能导致胎儿缺陷，禁用于妊娠期妇女。

酮 康 唑

酮康唑（ketoconazole）是第一个口服的广谱抗真菌药，对念珠菌和表浅癣菌作用强；口服易吸收，不易通过血脑屏障。因可产生严重的肝毒性、引起男性乳房发育等不良反应，临床上已不再口服给药用于真菌病的治疗，目前仅局部用于敏感菌引起的皮肤、毛发、指（趾）甲感染。

伊曲康唑

伊曲康唑（itraconazole）抗菌作用与酮康唑相似，但副作用小于酮康唑。临床主要用于手足癣、体癣、股癣等表浅部真菌感染和系统性念珠菌病、曲霉菌病等深部真菌感染。不良反应少，可见胃肠道反应,低血钾和皮肤过敏,偶见肝毒性。

特比萘芬

特比萘芬(terbinafine)为第二代广谱抗真菌药,其通过阻碍真菌细胞膜的生物合成及破坏真菌细胞膜功能而发挥杀菌作用。口服可用于治疗深部真菌感染,外用治疗浅部真菌感染。特比萘芬用于治疗白色假丝酵母菌引起的皮肤酵母菌感染,也可用于表皮真菌引起的皮肤、指甲、毛发真菌感染。常见不良反应有胃肠道反应,有胀满感,食欲降低、消化不良,恶心,轻微腹痛,腹泻等。部分患者可有皮疹、荨麻疹等过敏反应。

四、抗真菌药的用药护理

1. 两性霉素 B 应先用灭菌注射用水配制,再用 5% 葡萄糖注射液稀释,禁用生理盐水稀释,否则发生沉淀;静脉滴注时应避光缓慢滴入,并经常更换注射部位,以防发生血栓性静脉炎。心、肝、肾病患者及妊娠期妇女禁用两性霉素 B。

2. 两性霉素 B 静脉滴注过程中可能出现寒战、高热等症状,静脉滴注前预防性应用解热镇痛药和抗组胺药,或与生理剂量的氢化可的松或地塞米松一同静脉滴注,预防急性输液反应。因其可引起肾损害,用药期间应定期检查尿常规和肾功能。

3. 氟胞嘧啶与两性霉素 B 或其他具有肾毒性药物同时使用时,要防止肾功能损伤;血液系统疾病、骨髓抑制或接受骨髓抑制剂的患者需慎用。

4. 口服制霉菌素混悬液时,应将药液尽可能在口中含漱较长时间。

5. 唑类抗真菌药可导致肝毒性,多表现为一过性转氨酶升高,偶见严重肝毒性甚至死亡,在治疗过程中应定期检测肝功能,一旦肝功能持续异常,立即停药。本类药与阿司咪唑、西沙比利和三唑仑合用时可致严重心律失常,故避免同时使用。

(许鹏珠)

思考题

1. 简述抗真菌药的分类及代表药物。
2. 简述氟康唑的临床应用。

第六节　抗病毒药

学习目标

1. 熟悉金刚烷胺和干扰素的作用、临床应用及不良反应。
2. 了解其他抗病毒药的作用特点及临床应用。
3. 具备观察抗病毒药的疗效、不良反应及做出正确处理的能力,能够进行用药护理。
4. 能充分利用所学的知识进行健康教育,正确指导患者合理使用抗病毒药。

案例导入

患者,女,19 岁,高三学生,月考前半个月患有感冒。某日夜间突发背痛,不敢触及,晨起后发现胸部及后背部出现团状小水疱,伴发热及灼烧感,遂去医院就诊。诊断:水痘带状疱疹病毒感染。

请思考：

1. 该患者可选用何种药物进行治疗？
2. 使用该药物如何进行用药护理？

病毒是一种严格的胞内寄生物，需寄生于宿主细胞内，并借助宿主细胞的代谢系统而进行繁殖。病毒感染性疾病的发病率高、传播快。抗病毒药可通过干扰病毒吸附、阻止病毒穿入和脱壳、阻碍病毒在细胞内复制、抑制病毒释放或增强宿主抗病毒能力等方式呈现作用。抗病毒药根据病毒种类，可分为抗 DNA 病毒药、抗 RNA 病毒药和广谱抗病毒药；根据病毒所致疾病，可分为抗 HIV 药、抗疱疹病毒药、抗流感病毒药、抗肝炎病毒药等。

一、常用抗病毒药

（一）抗 HIV 药

人类免疫缺陷病毒（human immunodeficiency virus，HIV）属反转录 RNA 病毒，已发现 HIV-1 和 HIV-2 两种。目前抗 HIV 药主要通过抑制反转录酶或 HIV 蛋白酶发挥作用，包括核苷反转录酶抑制药、非核苷反转录酶抑制药和蛋白酶抑制药。

齐多夫定

齐多夫定（zidovudine）口服吸收迅速，是第一个上市的抗 HIV 药，也是获得性免疫缺陷综合征（AIDS，简称艾滋病）的首选药。

【作用及临床应用】

本药为核苷类反转录酶抑制药，其代谢物可竞争性抑制 RNA 反转录酶的活性，既有抗 HIV-1 活性，也有抗 HIV-2 活性，可降低 HIV 感染患者的发病率，并延长其存活期，可减少垂直传播。本药单独应用易产生耐药性，临床常与其他抗 HIV 药合用以增强疗效、防止或延缓耐药性的产生。

【不良反应】

常见不良反应有骨髓抑制、贫血或中性粒细胞减少症；也可引起胃肠道不适、头痛；剂量过大可出现焦虑、精神紊乱和震颤。肝功能不全者服用后更易产生毒性反应。

奈韦拉平

奈韦拉平（nevirapine）为非核苷反转录酶抑制药，特异性与 HIV-1 反转录酶的催化中心结合，使酶蛋白构象改变而失去活性，对 HIV-2 无效。本药常与其他反转录病毒药物合用于治疗 HIV-1 感染；也可用于预防分娩过程中 HIV-1 的垂直传播。常见的不良反应是出现皮疹和肝脏毒性，部分患者有恶心、疲劳、发热、头痛、嗜睡、呕吐、腹泻、腹痛和肌痛的症状。

茚地那韦

茚地那韦（indinavir）为 HIV 蛋白酶抑制药，竞争蛋白酶活性部位，阻碍病毒前体多蛋白的裂解过程，由此产生的不成熟病毒颗粒不具有感染性，无法建立新一轮病毒。本药能抑制 HIV-1 和 HIV-2 蛋白酶，对 HIV-1 的选择性是 HIV-2 的 10 倍。本药与核苷反转录酶抑制药联用治疗 HIV-1 感染的晚期或进展性免疫缺陷患者。常见不良反应有疲乏、头痛、眩晕、恶心、呕吐、腹痛、腹泻、味觉异常，少见血尿、结晶尿、肌痛、高胆红素血症、溶血性贫血等。

> **知识链接**
>
> ### 鸡尾酒疗法
>
> 鸡尾酒疗法指高效抗反转录病毒治疗，是通过三种或三种以上的抗病毒药联合使用来治疗艾滋病。该疗法把蛋白酶抑制剂与多种抗 HIV 药联合使用，从而使艾滋病得到有效的控制。

192 第十三章 | 抗微生物药

该疗法的应用可以减少单一用药产生的抗药性,最大限度地抑制病毒的复制,使被破坏的机体免疫功能部分甚至全部恢复,从而延缓病程进展,延长患者生命,提高生活质量。

(二)抗疱疹病毒药

阿昔洛韦

阿昔洛韦(acyclovir,ACV)为人工合成的嘌呤类抗病毒药。口服生物利用度为15%~30%,静脉滴注后血药浓度可显著增高。阿昔洛韦是广谱、高效的抗病毒药,是特异性抗疱疹类病毒的DNA聚合酶抑制剂,阻止病毒DNA合成,对单纯疱疹病毒Ⅰ型和Ⅱ型作用最强,对水痘-带状疱疹病毒和EB病毒等其他疱疹病毒有效。阿昔洛韦为治疗单纯疱疹病毒感染的首选药。局部用于治疗疱疹性角膜炎、单纯疱疹和带状疱疹;口服或静脉注射可治疗单纯疱疹脑炎、生殖器疱疹、免疫缺陷患者单纯疱疹感染等。最常见的不良反应为胃肠功能紊乱、头痛和斑疹。静脉给药可见静脉炎。可逆性肾功能紊乱,不宜与氨基糖苷类抗生素等有肾毒性的药物配伍。

(三)抗流感病毒药

金刚烷胺

金刚烷胺(amantadine)能特异性抑制甲型流感病毒,大剂量可抑制乙型流感病毒、风疹病毒。主要作用于病毒复制早期,可通过防止甲型流感病毒进入宿主细胞而发挥作用。临床主要用于甲型流感病毒的感染。金刚烷胺尚有抗震颤麻痹的作用。不良反应包括紧张、焦虑、失眠及注意力分散,有时可致老年患者出现幻觉、癫痫。

奥司他韦

奥司他韦(oseltamivir)为前体药物,代谢产物可有效抑制病毒颗粒的释放,从而阻止病毒在宿主细胞间的扩散和在人群中的传播,用于治疗甲型、乙型流感病毒引起的流行性感冒。常见不良反应有恶心、呕吐,偶见皮疹、皮炎、荨麻疹及血管性水肿等过敏反应。

(四)抗肝炎病毒药

拉米夫定

拉米夫定(lamivudine)可在HIV、HBV感染细胞和正常细胞内代谢生成拉米夫定三磷酸盐,进而掺入到病毒DNA链中,阻断病毒DNA的合成,从而阻断HIV、HBV病毒的合成。本药对乙型肝炎病毒有较强的抑制作用,长期应用可显著改善肝脏炎症性坏死并减轻肝脏纤维化的进展,因此可用于HBV感染的慢性乙型肝炎及肝移植前后的治疗。本药是治疗乙型肝炎、AIDS的一线药物。

干 扰 素

干扰素(interferon,IFN)是机体细胞在病毒感染或其他诱导剂刺激下产生的一类生物活性糖蛋白。目前临床常用的是利用基因重组技术生产的α-干扰素。口服无效,需注射给药。干扰素具有广谱抗病毒作用,通过抑制蛋白质合成而干扰病毒的复制和增殖,对RNA和DNA病毒均有效,并具有抗肿瘤和免疫调节作用。临床主要用于治疗急性病毒感染性疾病如呼吸道病毒感染、病毒性心肌炎、流行性腮腺炎、乙型脑炎和慢性病毒感染如慢性活动性肝炎、巨细胞病毒感染等。主要不良反应有发热、恶心、呕吐、倦怠、肢端麻木等,也可发生骨髓抑制、皮疹、低血压等。

博赛匹韦

博赛匹韦(boceprevir)是第一个批准上市的抗HCV药物。本药具有直接抑制病毒复制作用和修复干扰素活性的双重作用,但因价格昂贵而限制了其应用。

索非布韦

索非布韦(sofosbuvir)通过NS5B聚合酶可掺入HCV RNA,从而终止HCV的RNA链的复制。索非布韦联合利巴韦林用于治疗基因2型和3型慢性丙型肝炎成人患者,索非布韦联合PEG-INF-α和利巴韦林,则可用于基因1型和4型慢性丙型肝炎初治成人患者的治疗。不良反应较少,常见头痛,疲乏,恶心,失眠和中性粒细胞减少。

二、抗病毒药的用药护理

1. 齐多夫定与丙戊酸钠、美沙酮及苯妥英钠等合用可增加其血药浓度,与氟胞嘧啶、更昔洛韦和抗恶性肿瘤药合用会增加骨髓抑制作用,应避免同时使用。肝肾功能不全、叶酸及维生素 B_{12} 缺乏患者慎用。

2. 奈韦拉平与口服避孕药和其他蛋白酶抑制剂合用可降低后者的血药浓度,不宜同时应用。

3. 阿昔洛韦粉针剂应先用注射用水配制成2%溶液,然后再用生理盐水或葡萄糖注射液稀释,在1h内恒速静脉滴注,以免发生肾小管内药物结晶。静脉给药期间应经常更换注射部位,以减少血栓性静脉炎的发生。静脉滴注外漏时,可导致局部炎症及溃疡。用药避免外漏。使用本药时可减慢注射速度并增加饮水量以预防对肾功能的损伤。

4. 干扰素常温下不稳定,当日用完,避免生物活性下降或污染。

5. 妊娠期妇女禁用利巴韦林、金刚烷胺、阿昔洛韦、更昔洛韦;妊娠期妇女、哺乳期妇女、小儿慎用干扰素;哺乳期妇女禁用利巴韦林、齐多夫定等。

6. 应用金刚烷胺要防止患者因眩晕、直立性低血压引起的跌倒及损伤。

(许鹏珠)

思考题

1. 水痘-带状疱疹病毒感染选用哪种药物治疗?如何进行用药护理?
2. 抗 HIV 药主要包括哪几类?每种的代表药有哪些?

ER 13-4

练习题

第十四章 │ 抗寄生虫药

教学课件

思维导图

学习目标

1. 掌握氯喹、甲苯达唑、阿苯达唑、噻嘧啶的作用、临床应用、不良反应及用药护理。
2. 熟悉抗肠线虫药的常用药物及临床应用。
3. 了解其他抗寄生虫药的特点。
4. 具备观察本类药物疗效和不良反应的能力,能对患者及其家属进行合理的用药指导。
5. 能充分利用所学的知识开展用药咨询服务,培养学生关心、爱护、尊重患者的理念。

案例导入

患者,女,54 岁。患者因"腹痛腹泻,黏液血便 3d"入院,大便常规检查示脓细胞(+++)、红细胞(+++),考虑为急性肠炎。医嘱:氧氟沙星 0.2g,静脉注射,1 次/12h;口服小檗碱 0.3g,3 次/d。治疗 4d 后症状无明显好转,随后 2 次复检中均查到原虫滋养体。给予甲硝唑 800mg 口服,3 次/d。患者 1d 后症状明显好转,第六日痊愈出院。

请思考:

1. 治疗急性阿米巴痢疾的首选药物为何药?
2. 该药有哪些不良反应和注意事项?

第一节 抗 疟 药

疟疾是由疟原虫感染所致的传染病,按蚊是传播媒介。疟疾分为间日疟、卵形疟、三日疟和恶性疟四类。恶性疟病情严重,死亡率高。抗疟药(antimalarial drugs)是防治疟疾的药物。疟原虫的生活史分为两个阶段,即蚊体内的有性生殖阶段和人体内的无性生殖阶段。不同的抗疟药物对疟原虫生活史中的不同发育阶段作用不同。

一、控制症状药

氯 喹

氯喹(chloroquine)口服吸收快而完全,血药浓度达峰时间为 1~2h,抗酸药可影响其吸收;广泛分布于血管外组织,以脾、肾、肺、心和肝的药物含量较高,被疟原虫寄生的红细胞内的浓度则较正常红细胞高 25 倍;主要从肾缓慢排泄,酸化尿液可促进其排泄。

【作用】

1. 抗疟作用 本药对红细胞内各种疟原虫的无性繁殖体均有较强的杀灭作用,能迅速控制临床症状;治疗后 24~48h,体温降至正常,48~72h 血检原虫转阴;对间日疟、卵形疟和三日疟原虫的配子体和未成熟的恶性疟原虫配子体亦有杀灭作用,但对肝细胞内的休眠子和红外期疟原虫无效。

2.抗肠外阿米巴病作用 本药可用杀灭阿米巴滋养体。

3.免疫抑制作用 大剂量能抑制免疫反应。

【临床应用】

1.控制各型疟疾症状 本药是控制疟疾症状的首选药,用于治疗间日疟、三日疟、卵形疟和敏感的恶性疟,与伯氨喹联用根治间日疟和卵形疟。

2.治疗肠外阿米巴病 内容见第十四章第二节。

3.治疗自身免疫病 如系统性红斑狼疮、类风湿关节炎等。

【不良反应】

本药用于治疗疟疾时不良反应较少且轻微,偶有轻度头晕、胃肠道反应和皮肤瘙痒、皮疹等,一般能耐受,饭后服药可减轻胃肠道反应。大剂量应用时可导致视网膜病,应定期进行眼科检查,以免发生严重的不良反应。

奎 宁

奎宁(quinine)是从金鸡纳树皮中提取的一种生物碱。现已化学合成,合成体为奎尼丁的左旋体。

【作用及临床应用】

本药对各种疟原虫的红细胞内期繁殖体均有杀灭作用,对红细胞外期疟原虫无效。本药疗效较氯喹差,且毒性较大,主要用于耐氯喹或耐多种药物的恶性疟治疗,尤其是严重的脑型疟。

【不良反应】

1.金鸡纳反应 本药血浆浓度超过 $30\sim60\mu mol/L$ 时,可引起金鸡纳反应,表现为恶心、呕吐、耳鸣、头痛、视听力减弱,甚至发生暂时性耳聋。重复给药时多见,停药一般能恢复。

2.心血管反应 本药静脉给药速度过快时,可致严重低血压和致死性心律失常,故用于危急病例时静脉滴注速度应缓慢。

3.特异质反应 G6PD 缺乏者,可出现急性溶血,少数恶性疟患者即使应用很小剂量也能引起急性溶血,发生寒战、高热、背痛、血红蛋白尿(黑尿)和急性肾衰竭,甚至死亡。

甲 氟 喹

甲氟喹(mefloquine)为奎宁衍生物,有长效抗疟作用,起效较慢。本药与氯喹、奎宁无交叉耐药,主要用于耐氯喹或耐多药的恶性疟;与乙胺嘧啶合用可增强疗效、延缓耐药性的产生。本药用于症状抑制性预防,每2周给药一次。

青 蒿 素

青蒿素(artemisinin)是我国学者从黄花蒿分离提取的抗疟药,口服吸收迅速,0.5~1h 血药浓度达高峰,广泛分布于各组织,易通过血脑屏障进入脑组织,主要从肾及肠道排泄。

【作用及临床应用】

本药杀灭红内期裂殖体的作用快速、疗效良好,对耐氯喹虫株感染有效,是治疗疟疾的首选用药。本药的多种衍生物如双氢青蒿素、青蒿琥酯、蒿甲醚、蒿乙醚等均是治疗疟疾的有效单体。本药主要用于恶性疟症状控制,症状控制率可达100%,其退热时间及疟原虫转阴时间都较氯喹短,主要用于治疗耐氯喹的恶性疟和脑型疟,对凶险的脑型疟疾有良好抢救效果。本药与伯氨喹合用,可使复发率降至10%左右,因而必须与伯氨喹合用根治间日疟。

【不良反应】

不良反应轻微,偶见恶心、呕吐、腹痛、腹泻、白细胞减少、四肢麻木、转氨酶轻度升高、发热等。本药有致畸作用,妊娠期妇女禁用。

青蒿素：从中国传统药方到全球抗疟良药

20世纪60年代,恶性疟原虫对氯喹等抗疟药已产生耐药,疟疾肆意蔓延。1969年由屠呦呦担任组长的课题组从收集整理历代医籍、本草、民间方药入手,对其中的200多种中药开展实验研究。屠呦呦和她的团队历经380余次失败,终于在1972年,在黄花蒿中提取到了一种无色结晶体活性成分,他们将这种物质命名为青蒿素。青蒿素具有高效、快速、低毒的特点,时至今日,以青蒿素类药物为主的联合疗法仍是当下治疗疟疾的最有效手段。作为中国传统医药献给世界的一份礼物,青蒿素的运用正在持续为全球健康事业作出积极贡献。2015年10月,屠呦呦获得诺贝尔生理学或医学奖。2019年9月,屠呦呦被授予"共和国勋章"。

咯萘啶

咯萘啶(malaridine)对间日疟、恶性疟原虫的裂殖体有杀灭作用,对耐氯喹疟原虫也有较强的作用,毒性较低,主要适用于耐氯喹恶性疟。

蒿甲醚和青蒿琥酯

蒿甲醚(artemether)为青蒿素的脂溶性衍生物,抗疟作用机制与青蒿素相同,但作用强于青蒿素,且复发率低,可用于耐氯喹的恶性疟及危重患者的抢救。青蒿琥酯(artesunate)为青蒿素的水溶性衍生物,可以经口服、静脉、肌肉、直肠等多种途径给药,作用及临床应用同蒿甲醚。

二、控制复发与传播药

伯氨喹

伯氨喹(primaquine)为人工合成的8-氨基喹啉类衍生物,是目前用于预防复发、根治良性疟和控制疟疾传播的最有效药物,对疟原虫的迟发型子孢子和配子体都有较强的杀灭作用。治疗量不良反应较少,可出现头晕、恶心、呕吐、腹痛等,停药后逐渐消失。G6PD缺乏者可发生严重的急性溶血性贫血和高铁血红蛋白血症。有G6PD缺乏症史和家族史者禁用。

三、病因性预防药

乙胺嘧啶

乙胺嘧啶(pyrimethamine)能杀灭疟原虫的红外期速发型子孢子发育、繁殖而成的裂殖体,用作病因预防药,作用持久,服药一次预防作用可维持1周以上。本药并不能直接杀灭配子体,但含药血液随配子体被按蚊吸入后,能阻止疟原虫在蚊体内的孢子增殖,起到控制传播的作用。治疗量毒性小,偶见皮疹。长期大剂量应用时可干扰人体的叶酸代谢,出现巨幼细胞贫血或白细胞减少症,停药或服用亚叶酸钙可逐渐恢复。

四、抗疟药的用药护理

1. 氯喹长期用药可引起角膜浸润,少数影响视网膜,导致视力障碍,用药中应嘱咐患者戴墨镜,密切观察患者的视力情况,定期进行眼科检查。

2. 氯喹、奎宁肌内注射时浓度过高会产生疼痛和无菌性脓肿,故应稀释成50~100mg/ml溶液注射为宜。静脉滴注速度过快会引起严重低血压和心律失常,故须稀释后缓慢静脉滴注并密切观察患者的心率、血压和呼吸。禁止静脉推注。

3. G6PD缺乏地区的人群,应在医务人员的监护下服用伯氨喹、奎宁。一旦发现贫血或溶血,或尿液有异常变化,特别是变成酱油色时,应立即报告医生,及时停药和处理。妊娠期妇女、1岁以下儿童、有溶血史者或其家属中有溶血史者应禁用。

4. 长期应用乙胺嘧啶,要定期检查血常规,以便及早发现对造血功能的影响。乙胺嘧啶可透过胎盘屏障,也可进入乳汁,可引起胎儿畸形、干扰叶酸代谢,故妊娠期、哺乳期妇女禁用。

5. 目前尚无一种抗疟药在疟原虫生活史的各个环节均有杀灭作用,因此临床上需要根据病情采取联合用药。

第二节　抗阿米巴药和抗滴虫药

一、抗阿米巴药

阿米巴病是由溶组织内阿米巴原虫引起的肠道内、外感染。目前应用的抗阿米巴药主要通过杀灭滋养体发挥作用。本类药物可分为抗肠内阿米巴药(如二氯尼特、巴龙霉素),抗肠外阿米巴药(如氯喹),抗肠内、外阿米巴药(如甲硝唑、依米丁等)。

(一) 抗肠内、外阿米巴药

甲 硝 唑

甲硝唑(metronidazole)对肠内、外阿米巴滋养体均有强大杀灭作用,治疗急、慢性阿米巴痢疾和肠外阿米巴病,具有高效、低毒的特点,是治疗肠内、外阿米巴病的首选药;但在结肠内浓度低,因而治疗阿米巴痢疾时宜和在肠道浓度高的药物联用。

替 硝 唑

替硝唑(tinidazole)口服吸收好,比甲硝唑作用维持时间长,不良反应少而轻,可用于治疗肠内、外阿米巴病。

(二) 抗肠内阿米巴药

二 氯 尼 特

二氯尼特(diloxanide)是目前最有效的杀阿米巴包囊药。单用为无症状或轻微症状的包囊携带者首选药,也可用于慢性阿米巴痢疾。但单用对急性阿米巴痢疾疗效差,可用甲硝唑控制症状后,再用本药肃清肠腔内包囊。本药对肠外阿米巴病无效。不良反应较轻,多见胃肠胀气,偶见皮疹、呕吐。

卤化喹啉类药物

喹碘方(chiniofon)和双碘喹啉(diiodohydroxyquinoline)口服吸收较少,肠腔内浓度高,能直接杀灭阿米巴原虫,肃清肠内包囊。本类药物主要用于无症状带包囊者及慢性阿米巴痢疾;对急性阿米巴痢疾疗效差,须与甲硝唑合用。常见不良反应为腹泻。

(三) 抗肠外阿米巴药

依米丁和去氢依米丁

依米丁(emetine)是从吐根碱中提取出的一种生物碱。去氢依米丁(dehydroemetine)为依米丁衍生物,相比而言抗阿米巴作用更强、毒性略低。二者对组织中阿米巴滋养体均有直接杀灭作用,对阿米巴肝脓肿、急性阿米巴痢疾和慢性阿米巴痢疾的急性发作均有效。但二者因毒性大,对心肌有较强的抑制作用,一般只在阿米巴病病情严重,且甲硝唑治疗无效时,在医生的严密监护下使用。妊娠期妇女、儿童,患有心、肝、肾疾病者禁用。二者对胃肠道刺激性强,易致呕吐,宜深部肌内注射。

氯　喹

氯喹(chloroquine)为抗疟药,具有杀灭阿米巴滋养体作用,但对肠内阿米巴病无效,临床仅用于甲硝唑治疗无效的阿米巴肝脓肿,并应与抗肠内阿米巴病的药物联合,以防复发。

二、抗滴虫药

甲 硝 唑

甲硝唑（metronidazole）是治疗阴道滴虫的最有效药物，口服和局部应用疗效均佳。本药在 2.5μg/ml 浓度时，24h 可杀灭 99% 的阴道滴虫。治疗失败原因多为配偶未同时治疗，故配偶必须同查同治。

乙酰胂胺

乙酰胂胺（acetarsol）为五价胂剂，将其片剂置于阴道穹部有直接杀滴虫作用。本药有一定的局部刺激作用，使阴道分泌物增多。

三、抗阿米巴药与抗滴虫药的用药护理

1. 治疗肠内阿米巴病时，可先用甲硝唑控制症状，再用二氯尼特肃清肠道内的阿米巴包囊，能有效防止复发。

2. 甲硝唑不良反应较轻，一般停药后即可消失。用药期间如出现头晕、肢体麻木和感觉异常，需报告医生，立即停药。神经系统、血液系统疾病，妊娠期妇女禁用。本药代谢物由肾排泄时可使尿液呈红棕色，应事先向患者说明。

3. 甲硝唑治疗滴虫病失败原因多为配偶未同时治疗，故夫妻必须同查同治。

4. 甲硝唑可干扰乙醇代谢，有致酒精中毒的危险，服药期间和停药 1 周内应禁用含醇饮料和药品。

第三节　抗血吸虫药和抗丝虫药

一、抗血吸虫药

血吸虫病是由血吸虫寄生人体而引起的，是一类严重危害人类健康的疾病。我国流行的是日本血吸虫病，中华人民共和国成立后在国内已得到有效控制，目前在南方部分农村地区尚有流行，但防治工作仍十分艰巨。

吡 喹 酮

吡喹酮（praziquantel）为吡嗪异喹啉衍生物，广谱抗吸虫药，兼有抗绦虫作用，具有疗效高、不良反应少、疗程短和口服方便等特点。本药在治疗血吸虫病时，可使虫体失去吸附能力而肝移或死亡。服药后短期内可见腹部不适、恶心、腹痛、头晕、头痛、肌肉颤动等，偶见心电图异常。本药因具有高效、低毒、疗程短、口服有效等优点，是目前治疗血吸虫病的首选药。

二、抗丝虫药

乙 胺 嗪

乙胺嗪（diethylcarbamazine）对班氏丝虫和马来丝虫的微丝蚴和成虫均有杀灭作用，可抑制微丝蚴的活动能力，使其从寄生部位脱离，迅速聚集到肝微血管中，被单核-吞噬系统吞噬，起到阻止传播和减轻症状的效果；但对成虫作用弱，需连续数年反复治疗方能彻底杀灭。本药是治疗丝虫病的首选药，对马来丝虫病的疗效优于班氏丝虫病。本药本身无明显毒性，主要为一般胃肠道症状。

伊维菌素

伊维菌素（ivermectin）为广谱抗线虫药，对丝虫微丝蚴有较强杀灭作用，但对成虫无效，临床多用作盘尾丝虫病的首选治疗药。

三、抗血吸虫药和抗丝虫药的用药护理

1. 吡喹酮虫体被杀死后释放出大量抗原物质,可引起发热、嗜酸性粒细胞增多、瘙痒、皮疹等,偶可致过敏性休克,必须密切观察。严重心脏病、肾病、肝病患者及有精神病史者慎用。

2. 妊娠期、哺乳期妇女禁用乙胺嗪。活动性肺结核、严重心脏病、肝肾功能不全患者应暂缓使用本药。儿童兼有蛔虫感染者应先驱虫。

第四节　抗肠蠕虫药

一、抗肠线虫药

阿苯达唑

阿苯达唑(albendazole)具有广谱、高效、低毒的特点,可选择性抑制虫体的糖代谢过程,减少ATP生成,最终导致虫体能量耗竭而死亡。本药对寄生在肠道内的钩虫、蛔虫、蛲虫、鞭虫等多种线虫,以及绦虫都有强大的杀灭作用。

本药副作用较少,因不溶于水,在肠道内吸收缓慢。一般反应有轻微的消化道症状,以及头晕、头痛、嗜睡和皮肤瘙痒等,多在数小时内缓解。大剂量偶见白细胞数量减少和肝功能异常,停药后可逐渐恢复。本药有致畸作用和胚胎毒性,故妊娠期妇女禁用。肝、肾功能不全者禁用。对2岁以下儿童的安全性未确定,故2岁以下儿童不宜使用。

甲苯达唑

甲苯达唑(mebendazole)杀虫机制、疗效和不良反应同阿苯达唑。本药首过消除明显,仅用于钩虫、蛔虫、蛲虫、鞭虫,以及绦虫等肠道内寄生虫病的治疗。

噻嘧啶

噻嘧啶(pyrantel)为广谱驱肠虫药。不良反应短暂而轻微,主要为胃肠道反应,其次为头晕、发热等。

哌嗪

哌嗪(piperazine)对蛔虫和蛲虫有较强的驱除作用。本药能引起虫体肌细胞膜超极化,阻断神经-肌肉冲动传递;主要治疗肠道蛔虫病,1~2d疗法的治愈率可达70%~80%;也用于蛲虫病,需用药7~10d。不良反应轻,大剂量时可出现恶心、呕吐、上腹不适,甚至出现神经症状如震颤、共济失调、脑电图异常等。肝、肾、神经系统疾病或有癫痫史者禁用。

左旋咪唑

左旋咪唑(levamisole)具有广谱驱肠虫作用,可用于丝虫病、蛔虫病、钩虫病等多种肠道蠕虫病的治疗,且有增强免疫作用,常用于肿瘤辅助治疗等。本药可见胃肠道反应及皮疹,偶见肝功能异常等不良反应。

恩波吡维铵

恩波吡维铵(pyrvinium embonatc)口服不易吸收,肠道内浓度高,对蛲虫有强大驱虫作用。作用机制可能是因干扰蛲虫的呼吸酶系统,抑制其需氧代谢,同时阻碍蛲虫对葡萄糖的吸收,导致虫体逐渐衰竭死亡。不良反应常见恶心、呕吐、腹痛、腹泻、眩晕等症状。本药系红色染料,可使粪便染红。

二、驱绦虫药

氯硝柳胺

氯硝柳胺(niclosamide)对各种绦虫均有杀灭作用,尤以牛肉绦虫最敏感。由于不能杀死虫卵,

为防止猪肉绦虫死亡节片被消化后，释出虫卵逆流入胃继发猪囊尾蚴病的危险，应在服药 1~3h 内口服硫酸镁导泻。本药口服不易吸收，故不良反应少，偶见胃肠道反应。

三、抗肠蠕虫药的用药护理

1. 驱虫药应在半空腹状态时服用，用药后应查看患者排便，了解排虫情况，以确认疗效。用药期间不宜饮酒及进食过多的脂肪性食物，可酌情给予泻药，以促进虫体的排出。驱虫结束后应检查大便中有无虫卵，未根治者需进行第二疗程的治疗。教育患者平时应养成良好的卫生习惯。

2. 服用甲苯达唑、阿苯达唑期间，患者有胃肠道反应时，应与食物同服。服用甲苯达唑 3 周内若无效，可再用 1 个疗程。2 岁以下儿童禁用甲苯达唑、阿苯达唑。

3. 氯硝柳胺对虫卵无效，为了防止由于呕吐虫卵逆流入胃及十二指肠引起猪囊尾蚴病，用药前应先服镇吐药。服药时嘱咐患者尽量少饮水。如果服药 7d 后大便中无虫卵和节片，应再加服 1 个疗程，治疗 3 个月以上大便检测阴性，方可认为治愈。

4. 哌嗪与吩噻嗪类药物合用可使后者的锥体外系症状加重，和噻嘧啶合用，会发生相互阻断作用。哌嗪大剂量应用可出现中枢神经中毒症状，表现为眩晕、震颤、共济失调、乏力、幻觉和惊厥等，一旦出现，应立即停药，用药前向患者说明用药方法及大剂量时可能发生的不良反应。

5. 治疗脑型猪囊尾蚴病时，因虫体死亡后的炎症反应会引起脑水肿、颅内压升高，因此，应同时使用脱水药和糖皮质激素以防意外。

（娜贺雅）

思考题

1. 氯喹与伯氨喹联合应用治疗疟疾合理吗？为什么？
2. 常用抗疟药有哪几类？各代表药有哪些？

ER 14-3

练习题

第十五章 │ 抗恶性肿瘤药

教学课件

思维导图

学习目标

1. 掌握常用抗恶性肿瘤药的作用特点、临床应用、不良反应及用药护理。
2. 熟悉其他抗恶性肿瘤药的作用特点及临床应用。
3. 了解抗恶性肿瘤药的分类和作用机制。
4. 具备观察抗恶性肿瘤药的疗效和不良反应的能力,并能正确开展用药护理。
5. 能充分利用所学的知识进行健康教育,充分理解和关心患者,培养抗恶性肿瘤药的合理应用思维。

案例导入

患儿,男性,12 岁,患急性白血病,用甲氨蝶呤进行化疗后,出现口腔溃疡、腹泻、便血等症状,检查后发现骨髓抑制。

请思考:
1. 患儿出现以上症状的原因是什么?
2. 应如何减轻药物对骨髓的损害?

恶性肿瘤是严重威胁人类健康的常见病、多发病。治疗恶性肿瘤的主要方法为药物治疗、手术治疗和放射治疗。其中,抗恶性肿瘤药(又称化疗药物)作为临床综合治疗的重要组成部分,可明显延长恶性肿瘤患者的生存时间、提高生活质量。传统的细胞毒性抗肿瘤药在目前的肿瘤化学治疗中仍起主导作用;以分子靶向制剂为代表的新型抗肿瘤药治疗肿瘤已取得突破性进展,其重要性不断上升。

知识链接

肿瘤免疫治疗

肿瘤免疫治疗(cancer immunotherapy)是利用人体的免疫机制,通过主动或被动的方法来增强患者免疫功能,达到杀伤肿瘤细胞的目的,为肿瘤生物治疗方法之一。基本原理是通过增强抗肿瘤免疫应答和打破肿瘤的免疫抑制产生抗肿瘤作用。

主动免疫治疗又称肿瘤疫苗,主要指利用肿瘤细胞或肿瘤抗原物质免疫机体,使宿主免疫系统产生针对肿瘤抗原的抗肿瘤免疫应答,从而阻止肿瘤生长、转移和复发。常用肿瘤细胞疫苗、抗独特型抗体疫苗、DNA 疫苗等。

被动免疫治疗指被动性地将具有抗肿瘤活性的免疫制剂或细胞转输给肿瘤患者,以达到治疗肿瘤的目的。常用单克隆抗体治疗和过继性细胞治疗。

非特异性免疫调节剂治疗,如使用 α 干扰素、卡介苗等效应细胞刺激剂,免疫负调控抑制剂等。

第一节　抗恶性肿瘤药的分类

一、根据细胞增殖周期分类

1. 细胞周期非特异性药物(cell cycle non-specific agent,CCNSA)　指对细胞增殖周期中各阶段有抑制作用的化疗药物。此类药物可分为两类:一类对增殖期及 G_0 期细胞均有杀伤作用,如氮芥、丝裂霉素等;另一类对增殖期细胞有杀伤作用,但对 G_0 期细胞作用弱或几乎无作用,如环磷酰胺、噻替哌、白消安等。

2. 细胞周期特异性药物(cell cycle specific agent,CCSA)　指对细胞增殖周期中某一阶段有抑制作用而对 G_0 期细胞不敏感的化疗药物。如主要作用于 S 期的抗代谢药甲氨蝶呤、氟尿嘧啶、羟基脲等;主要作用于 M 期的长春碱、长春新碱、秋水仙碱等。

二、根据作用机制分类

1. 影响核酸生物合成的药物　如甲氨蝶呤、氟尿嘧啶、巯嘌呤、羟基脲、阿糖胞苷等。

2. 直接影响 DNA 结构与功能的药物　如环磷酰胺、白消安、噻替哌、顺铂、丝裂霉素、博来霉素、喜树碱、鬼臼毒素类衍生物等。

3. 干扰转录过程和阻止 RNA 合成的药物　如放线菌素 D、多柔比星、柔红霉素。

4. 影响蛋白质合成的药物　如长春碱类、紫杉醇类、三尖杉生物碱类、L-门冬酰胺酶。

5. 影响激素平衡的药物　如糖皮质激素类、雌激素类药、雄激素类药、他莫昔芬。

第二节　抗恶性肿瘤药常见不良反应和用药护理

一、常见不良反应

绝大多数化疗药属于细胞毒类药物,都有化疗指数小、选择性差的特点。在抑制或杀伤肿瘤细胞的同时,对体内处于增殖期的正常细胞群同样有严重的毒性作用,这是限制化疗药剂量和影响疗效的关键因素。稍有不慎,可因过度治疗致患者器官损害,严重者甚至引起死亡。化疗药主要的不良反应有:

(一)近期毒性

1. 共有的毒性反应

(1)**骨髓抑制**:全血细胞减少,最早出现的是白细胞、血小板减少。

(2)**消化道反应**:恶心、呕吐、腹痛、腹泻、食欲缺乏、便血等。

(3)**毛囊损伤**:常出现脱发,停药后毛发可再生。

(4)**免疫功能低下**:接受化疗的患者易受病原微生物感染,出现发热、咽痛等症状。

2. 特有的毒性反应

(1)**心脏毒性**:多柔比星等有此反应,表现为心肌损伤、心律失常等。

(2)**呼吸系统毒性**:博来霉素和白消安等可引起肺纤维化,表现为干咳、呼吸困难。

(3)**肝毒性**:甲氨蝶呤、羟基脲、环磷酰胺、长春新碱、鬼臼毒素类等有肝毒性,表现为转氨酶升高、脂肪变性及肝炎等。

(4)**肾和膀胱毒性**:顺铂及大剂量甲氨蝶呤可直接损伤肾小管上皮细胞,表现为急性或慢性血尿素氮、肌酐升高;环磷酰胺可引起急性出血性膀胱炎,尤其在大剂量静脉注射时易出现。

(5) **过敏反应**:L-门冬酰胺酶、博来霉素、紫杉醇等可引起发热、皮疹、血管神经性水肿等反应。

(6) **神经毒性**:长春新碱、紫杉醇和顺铂有周围神经毒性,可引起手足麻木、腱反射消失及末梢神经感觉障碍等。

(7) **耳毒性**:顺铂有此毒性,可致耳聋。

(二)远期毒性

1. **致突变致癌** 多数抗恶性肿瘤药可导致基因突变,诱发新的肿瘤,以烷化剂最明显。

2. **不育和致畸** 抗恶性肿瘤药可损伤生殖细胞和胚胎,以抗代谢药作用最强。

二、用药护理

抗肿瘤药虽可最大限度杀伤肿瘤细胞,但其不良反应多而且严重,科学有效的护理方法可以减轻化疗中出现的各种不良反应,使化疗过程顺利完成。

1. 大多数化疗药对血管有刺激性,不慎误入血管外可引起无菌性炎症,如不及时处理,可导致严重的炎症反应、局部溃疡,甚至难愈性的组织坏死。同一处血管反复给药可引起静脉炎,导致血管变硬、血流不畅甚至闭塞。多次用药时,应制定合理的静脉使用计划,一般由远端向近端、由背侧向内侧,左右臂交替穿刺,因下肢静脉易于栓塞,除上肢静脉综合征外,不宜采用下肢静脉给药。如有药液外漏,立即局部注射 0.9% 氯化钠注射液稀释,24h 内局部冷敷以防扩散,24h 后局部热敷增加吸收,也可配合硫酸镁湿敷,外用醋酸可的松软膏,以防局部溃烂。一般选择较细的头皮针(5 号半),药物稀释宜淡,静脉给药疼痛严重者可用利多卡因、普鲁卡因局部封闭。

2. 预防感染和出血,是化疗期间骨髓抑制的用药护理重点。用药期间定期检查血常规,白细胞计数一般不低于 $2.5 \times 10^9/L$;严格执行无菌操作,密切监测患者的体温、血常规等感染先兆和出血倾向,防止意外损伤;做好各种抢救准备,及时处理各种继发感染和出血症状。

3. 用药过程中要注意观察呕吐物的性质以及大便情况。观察患者有无黄疸、肝大、肝区疼痛等临床表现。用药前和用药期间,要检查肝功能。

4. 用药期间要定期检查肾功能,鼓励患者大量饮水,每日摄入量保持在 3 000ml 以上,保持尿量 2 000ml/d 以上。

5. 化疗期间,要保持口腔清洁,给予无刺激性软食,采用消毒液漱口。合并真菌感染时可用制霉菌素 10 万 U/ml 或 3% 碳酸氢钠溶液含漱,溃疡疼痛者餐前可用 2% 利多卡因喷雾或外涂。

第三节　常用的抗恶性肿瘤药

一、影响核酸生物合成的药物

本类药物的化学结构与核酸代谢所必需的物质如叶酸、嘌呤、嘧啶等相似,通过干扰正常核酸代谢而阻止肿瘤细胞分裂增殖,故又称为抗代谢药。主要作用于S期细胞,属细胞周期特异性药物。

甲氨蝶呤

甲氨蝶呤(methotrexate,MTX)为二氢叶酸还原酶抑制药,对二氢叶酸还原酶具有强大而持久的竞争性抑制作用,通过干扰叶酸的代谢,主要抑制脱氧胸苷酸(dTMP)的合成,继而影响 S 期的 DNA 合成代谢。甲氨蝶呤主要用于急性白血病、绒毛膜上皮癌、恶性水泡状胎块、骨肉瘤、卵巢癌、睾丸癌、头颈部及消化道肿瘤的治疗,也可作为免疫抑制剂用于组织器官移植的排斥反应和自身免疫病的治疗。用药前后应密切监测骨髓及肝、肾功能,如出现严重黏膜溃疡、腹泻(5 次/d 以上)、血便及白细胞、血小板明显减少等严重反应时应立即停药。大剂量应用时必须配合使用亚叶酸钙,以保护骨髓正常细胞。

氟尿嘧啶

氟尿嘧啶（fluorouracil，FU）为胸苷酸合成酶抑制药。氟尿嘧啶是尿嘧啶 5 位上的氢被氟取代的衍生物，与 5-氟尿嘧啶脱氧核苷酸（5F-dUMP）竞争脱氧胸苷酸合成酶，抑制 dTMP 合成，继而影响 S 期的 DNA 合成代谢，是联合化疗方案中常用的周期特异性药物。本药主要用于消化道癌及乳腺癌、卵巢癌、绒毛膜上皮癌、头颈部癌、肺癌、膀胱癌、宫颈癌、皮肤癌的治疗。不良反应的监测及停药指征同甲氨蝶呤，偶见共济失调等。

替 加 氟

替加氟（tegafur）为氟尿嘧啶的衍生物，在体内经肝脏活化逐渐转变为氟尿嘧啶而起抗肿瘤作用，在体内干扰、阻断 DNA、RNA 及蛋白质合成，是抗嘧啶类药物，为细胞周期特异性药物，化疗指数为氟尿嘧啶的 2 倍，毒性仅为氟尿嘧啶的 1/7~1/4。本药主要治疗消化道肿瘤，如胃癌、结肠癌、直肠癌和胰腺癌，也可用于治疗乳腺癌、支气管肺癌和肝癌等。不良反应主要为轻度骨髓抑制，表现为白细胞和血小板减少。轻度胃肠道反应以食欲减退和恶心为主，停药后可消失。其他反应有乏力、寒战、发热、头痛、眩晕、运动失调、皮肤瘙痒、色素沉着、脱发、皮炎、黏膜炎及注射部位血管疼痛等。

巯 嘌 呤

巯嘌呤（mercaptopurine，6-MP）属于嘌呤核苷酸互变抑制药，是腺嘌呤 6 位氨基被巯基取代的衍生物，可抑制腺嘌呤、鸟嘌呤的合成代谢或直接掺入 DNA、RNA 发挥细胞毒性作用。对 S 期作用最显著，对 G_1 期有延缓作用。本药主要用于急性白血病、绒毛膜上皮癌和恶性水泡状胎块，对恶性淋巴瘤和多发性骨髓瘤也有一定疗效。

阿糖胞苷

阿糖胞苷（cytarabine，Ara-C）为 DNA 聚合酶抑制药，在体内经脱氧胞苷激酶催化成二或三磷酸胞苷（Ara-CDP 或 Ara-CTP），与 dCTP 竞争，抑制 DNA 聚合酶而影响 DNA 的合成，也可掺入 DNA 中干扰其复制，使细胞死亡。本药主要影响 S 期，对 G_1/S、S/G_2 期的过渡期也有抑制作用，主要用于急性白血病及消化管癌，不应与氟尿嘧啶合用。

羟 基 脲

羟基脲（hydroxycarbamide，HU）为核苷酸还原酶抑制药，通过阻止核糖核酸还原为脱氧核糖核酸而影响 DNA 的合成，杀伤 S 期细胞，主要用于慢性粒细胞白血病，疗效显著；对黑色素瘤有暂时缓解效果。

二、直接影响 DNA 结构与功能的药物

（一）烷化剂

司莫司汀

司莫司汀（semustine）为细胞周期非特异性药物，口服吸收迅速，脂溶性大，易通过血脑屏障，对处于 G_1-S 边界，或 S 早期的细胞最敏感，对 G_2 期也有抑制作用。本药用于治疗恶性淋巴瘤、脑瘤、黑色素瘤、肺癌等。不良反应主要有胃肠道反应、骨髓抑制，还有肾毒性、口腔炎、脱发、轻度贫血及肝损害；可能出现肺纤维化，但较轻。

环磷酰胺

环磷酰胺（cyclophosphamide，CTX）为氮芥的衍生物，属于具有高度活性的周期非特异性抗恶性肿瘤药，能迅速与多种有机物的亲核基团结合；但体外无活性，需经肝微粒体细胞色素 P450 氧化，最终在组织或肿瘤细胞内分解出有活性的磷酰胺氮芥而发挥作用。本药口服易吸收，抗瘤谱广，对多种肿瘤有效，但不易通过血脑屏障。注射时药液外漏可致坏死和溃疡，肝功能异常时毒性加大。其代谢产物丙烯醛有较强的泌尿道毒性，可致出血性膀胱炎，应鼓励患者多饮水。

白 消 安

白消安(busulfan)为甲烷磺酸脂类,在体内解离后起烷化作用,小剂量即可明显抑制粒细胞生成,对淋巴细胞影响小。对慢性粒细胞白血病疗效显著;但对急性白血病无效。可引起白细胞及血小板减少,严重者可见出血、再生障碍性贫血及肺纤维化等。

噻 替 哌

噻替哌(thiotepa)在酸中不稳定,故不能口服,可静脉注射也可肌内注射,还可膀胱内、腔内、动脉内给药。膀胱癌患者进行膀胱灌注时,应每15min改变一次体位,排便后灌注并保留2h。本药抗癌谱广,对各期肿瘤细胞均有杀灭作用;常用于腔内给药治疗癌性渗出物,局部灌注治疗浅表膀胱癌;对卵巢癌、乳腺癌、肺癌和血液系统肿瘤等也有效。不良反应一般较轻,主要是骨髓抑制、胃肠道反应。

(二) 铂类配合物

顺 铂

顺铂(cisplatin,DDP)为目前常用的铂类配合物。抗瘤谱广,对多种实体瘤均有效,如头颈部鳞癌、卵巢癌、膀胱癌、前列腺癌、淋巴肉瘤及小细胞肺癌等。主要不良反应有消化道反应、骨髓抑制、胰腺毒性及耳、肾毒性。卡铂为其第二代药,与顺铂作用类似,但抗癌活性较强,毒性较低。

卡 铂

卡铂(carboplatin,CBP)是第二代铂类药物,抗恶性肿瘤作用较强,且毒性较低。临床主要用于小细胞肺癌、头颈鳞癌、睾丸癌、卵巢癌等。主要不良反应为骨髓抑制。

奥沙利铂

奥沙利铂(oxaliplatin)为第三代铂类抗恶性肿瘤药,是第一个对结肠癌有效的铂类药物,它对耐顺铂的肿瘤细胞亦有作用。

(三) 破坏 DNA 的抗生素类

丝裂霉素

丝裂霉素(mitomycin C,MMC)为生物还原烷化剂,破坏 DNA 的抗生素。对多种实体瘤有效,特别适用于消化道肿瘤。除一般毒性外,偶见心、肝、肾毒性及间质性肺炎。本药局部刺激性大,给药时不可漏于血管外。

博来霉素

博来霉素(bleomycin)临床主要用于各种鳞状上皮癌的治疗,也可用于淋巴瘤的联合治疗。不良反应有发热、脱发等。肺毒性最为严重,可引起间质性肺炎或肺纤维化,可能与肺内皮细胞缺少使博来霉素灭活的酶有关。

三、干扰转录过程和阻止 RNA 合成的药物

放线菌素 D

放线菌素 D(actinomycin D)为细胞周期非特异性药,通过直接嵌入到 DNA 双螺旋链的碱基对中,与 DNA 结合,抑制以 DNA 为模板的 RNA 多聚酶,阻止 RNA 的生物合成,从而抑制肿瘤细胞生长。本药抗瘤谱窄,对霍奇金淋巴瘤、绒毛膜上皮癌和肾母细胞瘤有较好疗效,对恶性水泡状胎块、横纹肌肉瘤、神经母细胞瘤等有效。不良反应有骨髓抑制、恶心、呕吐、口腔炎等。局部刺激较强,勿漏出血管外。

多柔比星

多柔比星(doxorubicin)为周期非特异性药物,对 S 期和 M 期作用最强,对免疫功能也有抑制作用。抗癌谱广,疗效高。对急性白血病、淋巴瘤、乳腺癌及多种实体瘤有效。最严重的毒性反应为可引起心肌退行性病变和心肌间质水肿,还有骨髓抑制、消化道反应、皮肤色素沉着及脱发等。

柔红霉素

柔红霉素(daunorubicin,DNR)与多柔比星作用相似,主要用于治疗急性淋巴细胞白血病和急性粒细胞白血病。不良反应主要是骨髓抑制、心脏的毒性和消化道反应,最严重的是心脏的毒性。

依托泊苷

依托泊苷(etoposide,VP-16)主要抑制 DNA 拓扑异构酶Ⅱ,从而干扰 DNA 复制、转录和修复功能。本药在同类药物中毒性最低,临床用于治疗肺癌、睾丸肿瘤及恶性淋巴瘤,有良好效果。

四、影响蛋白质合成的药物

长春碱类

长春碱(vinblastine,VLB)和长春新碱(vincristine,VCR)为夹竹桃科植物长春花所含的生物碱,常与其他化疗药物联合应用。长春碱主要对恶性淋巴瘤疗效显著,也可用于急性白血病、绒毛膜上皮癌等。长春新碱主要对急性淋巴细胞白血病疗效好,起效快,可单用,也可与其他抗恶性肿瘤药合用。长春碱可引起骨髓抑制,长春新碱骨髓抑制不明显,而对外周神经的损害较重,可引起四肢麻木、感觉异常、跟腱反射消失、眼睑下垂、声带麻痹等。

紫 杉 醇

紫杉醇(paclitaxel)是从短叶紫杉树皮中提取的一种抗癌活性物质,能促进微管聚合并抑制其解聚,从而使纺锤体功能异常,细胞有丝分裂停止。本药主要用于治疗卵巢癌、乳腺癌疗效明显;对肺癌、食管癌、膀胱癌、黑色素瘤、头颈部癌、淋巴瘤也均有一定效果。主要不良反应包括骨髓抑制、神经毒性(指端麻木及感觉异常等)、心及肝毒性、骨关节和肌肉疼痛、消化道反应、过敏反应及脱发等。

三尖杉生物碱类

高三尖杉酯碱(homoharringtonine)和三尖杉酯碱(harringtonine)为三尖杉属植物提取的生物碱,对急性粒细胞白血病疗效较好,也可用于急性单核细胞白血病及慢性粒细胞白血病等。三尖杉碱除共有毒性外,偶见心脏毒性。

门冬酰胺酶

门冬酰胺酶(asparaginase)通过选择性抑制某些肿瘤细胞生长所必需的氨基酸生成和供给而发挥作用,主要用于急性淋巴细胞白血病。常见的不良反应有胃肠道反应及精神症状等,偶见过敏反应,应做皮试。

亚 砷 酸

亚砷酸(arsenious acid)为细胞凋亡诱导剂,用于治疗急性早幼粒细胞白血病。主要不良反应为干燥、丘疹、红斑或色素沉着、恶心、胃肠胀满、指尖麻木、血清转氨酶升高。

五、影响激素平衡的药物

糖皮质激素类

糖皮质激素类(glucocorticoids)迅速减少血液淋巴细胞,对急性淋巴细胞白血病和恶性淋巴瘤有较好的短期疗效,对其他恶性肿瘤无效。但与其他抗恶性肿瘤药少量短期合用,能减少血液系统并发症以及恶性肿瘤引起的发热等表现。应注意可因糖皮质激素抑制机体免疫功能而促进肿瘤的扩展。

雄激素类药

雄激素类药抑制垂体分泌促卵泡激素,减少雌激素的分泌,还能对抗催乳素对肿瘤的促进作用,常用于晚期乳腺癌。

雌激素类药

临床常用的雌激素类药是己烯雌酚,能直接对抗雄激素,又可反馈性抑制下丘脑、垂体释放促间质细胞激素,减少雄激素的分泌。雌激素类药常用于前列腺癌和绝经 5 年以上乳腺癌的治疗。绝经前的乳腺癌患者禁用雌激素类药。

他莫昔芬

他莫昔芬(tamoxifen,TAM)为雌激素受体的部分激动药,在体内雌激素水平较高时表现为抗雌激素效应,主要用于雌激素受体阳性的乳腺癌患者及其他雌激素依赖性肿瘤的治疗。

(娜贺雅)

思考题

1. 根据细胞增殖周期抗恶性肿瘤药可分哪几类? 各类的代表药物有哪些?
2. 抗恶性肿瘤药联合用药的原则有哪些?

ER 15-3

练习题

第十六章 | 解 毒 药

教学课件

思维导图

ER 16-1　　ER 16-2

学习目标

1. 掌握有机磷酸酯类中毒表现和常用解毒药的作用、临床应用及不良反应。
2. 熟悉金属和类金属中毒、氰化物中毒、灭鼠药中毒常用解毒药的作用及临床应用。
3. 了解常用解毒药的作用机制。
4. 学会观察解毒药的疗效及不良反应,能够正确开展用药护理。
5. 具有应急分析和处理问题的能力,能根据中毒的类型正确选用解毒药物。

案例导入

患者,男,45 岁,农民,既往健康,3h 前在田间喷洒农药昏倒在地,家属将患者急送入院。查体:R 24 次/min,P 110 次/min,BP 90/60 mmHg,昏迷,角膜反射消失,双瞳孔针尖大小,呼气有蒜味,多汗,流涎,双肺可闻及湿啰音,肌肉间断颤动。

请思考:
1. 该患者最有可能的医疗诊断是什么?
2. 急诊护士应如何参与抢救?

解毒药指能直接对抗毒物或解除毒物所致毒性反应的一类药物,在中毒的抢救中发挥重要的作用。机体发生急性中毒的处理原则:①清除毒物;②使用特效解毒药;③对症治疗。处理目的是减轻毒物对机体的损害,保护重要脏器功能,挽救患者生命。

第一节　有机磷酸酯类中毒及解毒药

一、有机磷酸酯类中毒机制及中毒表现

有机磷酸酯类对人、畜有剧毒,主要用作农业杀虫剂,在生产、生活及使用过程中如防护不当,极易引起中毒,包括对硫磷、内吸磷、甲拌磷、马拉硫磷、乐果、敌敌畏(DDVP)、敌百虫等和战争神经毒剂沙林、塔崩等。

1. 有机磷酸酯类中毒途径及机制　有机磷酸酯类可通过皮肤、呼吸道和消化道等多种途径进入体内,在体内与胆碱酯酶结合,生成难以水解的磷酰化胆碱酯酶,使其失去水解 ACh 的能力,导致 ACh 在体内大量堆积,过度激动胆碱受体,引起一系列中毒症状。

2. 有机磷酸酯类中毒表现　有机磷酸酯类中毒可分为急性中毒和慢性中毒,急性中毒分为轻、中、重度中毒,轻度中毒以 M 样症状为主,中度中毒可同时出现明显的 M 样和 N 样症状,重度中毒时除 M 样和 N 样症状加重外,还会有明显的中枢症状。死亡原因主要为呼吸肌麻痹及循环衰竭。

(1)M 样症状:表现为恶心、呕吐、腹痛、腹泻、大小便失禁、瞳孔缩小、视物模糊、心动过缓、血压

下降、出汗、流涕、呼吸道分泌物增加、肺部湿啰音、呼吸困难、发绀等。

（2）**N 样症状**：激动 N_M 受体出现肌肉震颤、抽搐，严重者出现肌无力、呼吸肌麻痹；激动 N_N 受体引起心动过速、血压升高等。

（3）**中枢症状**：先兴奋后抑制，表现为躁动不安、幻觉、谵语，甚至抽搐、惊厥，进而出现昏迷、呼吸抑制、血压下降、循环衰竭等，常因抢救不及时或不当造成死亡。

慢性中毒多发生于长期接触农药的人员，主要表现为血中 AChE 活性持续明显下降。临床体征为神经衰弱综合征、腹胀、多汗，偶见肌束颤动及瞳孔缩小。

二、常用有机磷酸酯类解毒药及用药护理

有机磷酸酯类药物急性中毒的解救原则：

1. 迅速清除体内毒物，防止继续吸收。吸入或皮肤吸收中毒者，应迅速脱离中毒现场，立即脱去衣服、鞋帽，用生理盐水、清水或肥皂水清洗被污染的头发、皮肤、手、脚等处。经消化道中毒者，可用清水、2% 碳酸氢钠溶液、1% 盐水或 1∶5 000 高锰酸钾溶液反复洗胃，直至洗出液中不含农药味，然后再用硫酸镁导泻。但应注意敌百虫口服中毒时，不能用碱性溶液洗胃，因在碱性环境中敌百虫可转变为毒性更强的敌敌畏；而对硫磷中毒时则禁用高锰酸钾溶液洗胃，否则可使其转化为毒性更强的对氧磷。

2. 积极进行对症治疗。

3. 尽早使用特异性解毒药解救。

有机磷酸酯类中毒的特异性解毒药主要有 M 受体阻断药和胆碱酯酶复活药两类，且二者效用互补，联用能明显提高疗效。

（一）M 受体阻断药

阿 托 品

阿托品（atropine）通过阻断 M 受体迅速缓解支气管痉挛和呼吸困难等 M 样症状；同时又能通过血脑屏障进入脑内消除部分中枢症状。有机磷中毒者对阿托品的用量不受药典规定的最大量限制，使用量视中毒程度而定。应用原则为早期、足量、反复，直至阿托品化，然后改用维持量。

阿托品化指征为瞳孔较前扩大、口干、皮肤干燥、颜面潮红、心率增快（90~100 次/min）和肺湿啰音消失。

但阿托品不能阻断 N_M 受体，对肌束颤动无效，也不能使胆碱酯酶复活，故中度和重度有机磷酸酯类中毒时必须与胆碱酯酶复活药合用。

（二）胆碱酯酶复活药

应尽早、足量使用胆碱酯酶复活药以恢复胆碱酯酶活性。胆碱酯酶复活药主要有氯解磷定、碘解磷定等。

氯解磷定

氯解磷定（pralidoxime chloride）是目前解救有机磷酸酯类中毒的首选药。

【作用及临床应用】

氯解磷定与磷酰化胆碱酯酶中的磷酰基结合，使胆碱酯酶游离，恢复其活性。氯解磷定还直接与体内游离的有机磷酸酯类结合，形成无毒的磷酰化氯解磷定经肾排泄，从而阻止有机磷酸酯类与胆碱酯酶结合。

临床用于解救中度和重度的有机磷中毒，能迅速消除肌束颤动，但对 M 样症状效果差，应与阿托品同时应用。对中毒已久且胆碱酯酶活性已经丧失者疗效不佳，应尽早给药，首剂足量，重复应用，疗程可延长至各种中毒症状消失、病情稳定 48h 后停药。氯解磷定使酶复活的效果因有机磷酸酯类而异，对内吸磷、对硫磷中毒的疗效好，对敌敌畏、敌百虫疗效较差，对乐果无效。

【不良反应】

肌内注射时局部有轻微疼痛;静脉注射过快可引起头痛、恶心、乏力、眩晕、复视及心动过速等。

碘解磷定

碘解磷定(pralidoxime iodide)为最早应用的胆碱酯酶复活药,其作用及临床应用与氯解磷定相似,但作用弱,不良反应多。因刺激性大,必须静脉给药,并避免漏出血管。本药含碘会引起咽痛和腮腺肿大,碘过敏者禁用。

氯解磷定和碘解磷定在碱性溶液中易水解生成剧毒的氰化物,故禁与碱性药物配伍。一次剂量过大或注射过快可引起眩晕、心动过速、头痛、抽搐、恶心、呕吐等,故应缓慢静脉注射。

第二节　金属和类金属中毒及解毒药

一、金属和类金属中毒机制

金属和类金属如铜、铅、锑、汞、铬、银、砷、铋、磷等离子,能与机体细胞的某些活性基团相结合,导致某些生物活性物质功能障碍,引起人体中毒。

常用的解毒药大多是络合物,与金属离子络合成为可溶、无毒或低毒的化合物经尿排出,与金属络合后不易解离者,其解毒效果更好。

二、常用金属和类金属解毒药及用药护理

(一)含巯基解毒药

本类药物为竞争性解毒药。所含巯基易与金属或类金属离子络合成无毒、难解离的环状化合物,由尿排出。此类药物与金属及类金属的亲和力比酶强,不仅可防止金属及类金属与含巯基的酶结合,还能夺取已与酶结合的金属、类金属,使酶恢复活性,起到解毒作用。常用的药物有二巯丙醇、二巯丁二钠、二巯丙磺钠、青霉胺等。

二巯丙醇

二巯丙醇(dimercaprol)分子中含 2 个活泼的巯基,与金属亲和力大,能夺取组织中已与含巯基酶结合的金属,恢复含巯基酶的活性,从而解除中毒症状。但由于其络合物在体内有一定程度的解离,解离出的二巯丙醇很快被氧化而失效,游离的金属或类金属离子仍能对机体产生毒性,因此,强调早期用药、反复用药。临床主要用于砷、汞和金中毒。

毒性较大。可见恶心、头痛、流涎、腹痛、肢端麻木和感觉异常、肌肉和关节酸痛等。本药有收缩小动脉的作用,剂量过大可致心动过速、血压升高、抽搐和昏迷,用药期间应监测心率和血压。有肝脏毒性。

二巯丁二钠

二巯丁二钠(sodium dimercaptosuccinate)为我国研制的解毒药。水溶液不稳定,需新鲜配制。作用与二巯丙醇相似,对酒石酸锑钾解毒作用较强,对砷、铅、汞等中毒也有较好的疗效,对肝豆状核变性有驱铜和减轻症状的作用。

本药毒性较低,注射后常见头痛、头晕、恶心、乏力、口臭等,注射速度减慢,症状减轻;偶见过敏反应。

二巯丙磺钠

二巯丙磺钠(sodium dimercaptosulphonate)作用与二巯丙醇相似,但较强。为治疗汞、砷中毒的首选药,对铬、铋、铜、锑中毒也有效,也可作为灭鼠药毒鼠强中毒的特效解毒药。常用量肌内注射无明显的副作用。静脉注射过快可引起恶心、头晕、口唇发麻、面色苍白及心悸等,少数人可发生过敏反应,甚至过敏性休克。

青 霉 胺

青霉胺（penicillamine）为青霉素的降解产物，结构中含有巯基。作用比二巯丙醇强，对铜、汞、铅金属离子有较强的络合作用。临床主要用于铜中毒，是治疗肝豆状核变性的首选药；对铅、汞、锌中毒也有效；也可用于某些自身免疫病的治疗。可引起头痛、乏力、恶心、腹痛、腹泻、厌食、口腔炎和溃疡等不良反应。也可引起过敏反应如皮肤瘙痒、发热、皮疹、淋巴结肿大。与青霉素有交叉过敏性，用药前须做青霉素皮肤过敏试验，对青霉素过敏者禁用。少数患者可出现骨髓抑制，用药期间应定期检查血常规。

（二）金属络合解毒药

本类药物可直接与金属离子结合成可溶性的络合物，由肾迅速排出体外而解毒。常用的药物有依地酸钙钠、去铁胺等。

依地酸钙钠

依地酸钙钠（calcium disodium edetate，EDTA）能与多种金属离子（铅、钴、铜等）络合形成可溶性络合物，随尿排出，使金属离子失去毒性作用。临床主要用于解救铅中毒，对无机铅中毒有特效作用。对铬、镉、锰、铜、钴、汞及某些放射性物质钇、镭、钚、铀等也有解毒作用。不良反应少，部分患者可出现短暂头晕、恶心、乏力等。大剂量损伤肾脏，肾病患者禁用。

去 铁 胺

去铁胺（deferoxamine）可与组织中的铁离子络合，形成难以解离的可溶性络合物从尿中排出，是铁中毒的特效解毒药。但口服吸收差，必须注射给药。不良反应主要有注射部位疼痛，注射过快可出现面部潮红、心动过速、低血压等。

第三节　氰化物中毒及解毒药

一、氰化物中毒及解毒机制

氰化物是作用迅速的剧毒物质。常见的氰化物有氢氰酸、氰化钾和氰化钠。桃仁、苦杏仁、枇杷核仁、梅核仁、樱桃核仁、木薯、高粱秆中也含有氰苷，水解后产生氢氰酸，人畜误食也可致中毒；此外，硝普钠过量也可引起氰化物中毒。其中毒机制是氰化物进入体内释放出氰离子（CN^-），与机体内细胞色素氧化酶结合形成氰化细胞色素氧化酶，使该酶失去传递电子的能力，使呼吸链中断，引起细胞内窒息出现中毒症状，严重者迅速死亡。

氰化物中毒的解救必须联合应用高铁血红蛋白形成剂和供硫剂。首先给予高铁血红蛋白形成剂，迅速将体内部分血红蛋白氧化形成高铁血红蛋白，后者可与游离的氰离子结合或夺取已与细胞色素氧化酶结合的氰离子，形成氰化高铁血红蛋白，使细胞色素氧化酶复活；然后给予供硫剂硫代硫酸钠，与体内游离的或已结合的氰离子相结合，形成稳定性强、无毒的硫氰酸盐，经尿排出，达到彻底解毒的目的。

二、常用氰化物解毒药及用药护理

（一）高铁血红蛋白形成剂

亚硝酸钠

亚硝酸钠（sodium nitrite）为氧化剂，在体内可使亚铁血红蛋白变成高铁血红蛋白，后者易与CN^-结合形成氰化高铁血红蛋白，可减轻CN^-的毒性。临床主要用于解救氰化物中毒，作用比亚甲蓝强，且维持时间长。

可引起恶心、呕吐、头晕、头痛、出冷汗、气急、抽搐等不良反应。本药可扩张血管，故静脉注射时不宜过快，以免引起血压骤降。妊娠期妇女禁用。

亚甲蓝

亚甲蓝（methylthioninium chloride）为氧化还原剂,对血红蛋白有双重作用,随其在体内浓度不同而异。低浓度时,具有还原作用,可用于伯氨喹、亚硝酸盐、苯胺及硝酸甘油引起的高铁血红蛋白血症。高浓度时,能直接将血红蛋白氧化成高铁血红蛋白,可用于氰化物中毒,但其作用不如亚硝酸钠强。

静脉注射剂量过大时,可引起恶心、腹痛、出汗、眩晕、头痛等不良反应。禁用皮下和肌内注射,以免造成注射局部坏死性脓肿及中枢神经系统永久性损害。

（二）供硫剂

硫代硫酸钠

硫代硫酸钠（sodium thiosulfate）结构中具有活泼的硫原子,在转硫酶的作用下,能与体内游离的或已与高铁血红蛋白结合的 CN^- 相结合,形成稳定性强、毒性低的硫氰酸盐,随尿排出;另有抗过敏等作用。临床主要用于氰化物中毒,也可用于砷、汞、铋、碘中毒;还可治疗皮肤瘙痒、慢性皮疹。

与亚硝酸钠合用可显著提高疗效,但应注意不易混合注射,以免血压过度下降。偶见头晕、乏力、恶心、呕吐等不良反应。

第四节　灭鼠药中毒及解毒药

灭鼠药种类很多,不同种类的灭鼠药中毒机制及临床表现不同,解救药物也不同。因此,灭鼠药中毒应首先确定灭鼠药的种类,然后选用相应的解毒药并对症治疗。灭鼠药主要有抗凝血类灭鼠药、磷毒鼠药和有机氟灭鼠药等。

一、抗凝血类灭鼠药中毒解毒药及用药护理

抗凝血类灭鼠药主要有敌鼠钠、杀鼠灵、杀鼠迷、大隆等,主要通过抑制凝血酶原和凝血因子的合成,同时破坏毛细血管壁并使其通透性增强,导致中毒鼠血管破裂,大量出血而死亡。人类中毒机制同鼠类,主要表现为消化道、皮下出血以及便血、尿血,严重者发生休克而死亡。常用解毒药为维生素 K_1。

维生素 K_1

维生素 K_1（vitamin K_1）化学结构与抗凝血类灭鼠药相似,可与灭鼠药竞争性结合凝血酶原,使凝血原恢复活性,使凝血过程正常。临床主要用于抗凝血类灭鼠药中毒的解救。可同时给足量的维生素 C 及糖皮质激素辅助治疗。

二、磷毒鼠药中毒解毒药及用药护理

磷毒鼠药主要有毒鼠磷和磷化锌。

（一）毒鼠磷中毒及解毒药

毒鼠磷为有机磷化合物,其中毒机制和临床表现与有机磷酸酯类中毒相似,主要是抑制胆碱酯酶的活性,使突触间隙 ACh 堆积,激动胆碱受体,产生一系列中毒症状。毒鼠磷中毒的解救同有机磷酸酯类中毒,主要用阿托品和胆碱酯酶复活药氯解磷定等。

（二）磷化锌中毒及解毒药

磷化锌在胃内分解成磷化氢,毒性很强,对胃肠有刺激和腐蚀作用。磷化锌被吸收后,对心、肝、肾及神经系统有强烈的毒性。轻度中毒以消化道症状多见,有头痛、头晕、乏力、恶心、腹痛等症状;中度中毒可出现抽搐、意识障碍、呼吸困难、轻度心肌损害等;重度中毒可出现昏迷、惊厥、肺水肿、呼吸衰竭、明显心肌损害及肝损害等。

磷化锌中毒无特效解毒药。应尽快催吐、洗胃、导泻。先用 0.5% 硫酸铜溶液反复洗胃,使磷化锌转变为无毒的磷化铜,直到洗出液无磷臭味为止。再用 0.3% 的过氧化氢溶液或 0.05% 的高锰酸钾溶液反复洗胃,使磷化锌被氧化为磷酸盐而失去毒性,直至洗出液澄清为止。导泻可用硫酸钠 15~30g,禁用油类泻药,因为磷能溶于脂肪而吸收。同时,积极对症治疗。

三、其他灭鼠药中毒解毒药及用药护理

其他灭鼠药主要有氟乙酰胺、氟乙酸钠。此类药是为剧毒类灭鼠药。中毒机制:氟乙酰胺在酰胺酶的作用下脱氨基生成氟乙酸,氟乙酸与辅酶 A 作用生成氟乙酸辅酶 A,从而阻断三羧酸循环,破坏细胞功能。主要表现:中枢神经系统及心脏受损。中毒解毒药物主要用乙酰胺(acetamide),对氟乙酰胺中毒的解毒效果较好。但此类药由于毒性强,无特效解毒药,极易引起人、畜中毒死亡,我国已明令禁用。

(娜贺雅)

思考题

1. 简述常见的金属、类金属中毒的抢救用药及如何正确使用。
2. 简述解救氰化物中毒时,亚硝酸钠与供硫剂合用的原因。

ER 16-3
练习题

第十七章 | 消毒防腐药

ER 17-1
教学课件

ER 17-2
思维导图

学习目标

1. 熟悉常用消毒防腐药作用特点、临床应用、不良反应和用药护理。
2. 了解消毒防腐药的作用机制。
3. 具有根据护理需要合理选择消毒防腐药的能力。
4. 培养安全合理应用消毒防腐药的应用思维和意识。

案例导入

患者,女性,73岁,因卒中长期卧床不起。医嘱用乙醇局部按摩预防压力性损伤。

请思考:

1. 应选用何种浓度的乙醇? 为什么?
2. 不同浓度的乙醇有何临床应用?

第一节 概　述

消毒药(disinfectants)指能迅速杀灭病原微生物的药物,防腐药(antiseptics)指能抑制微生物生长繁殖的药物。二者没有严格的界限,低浓度的消毒药仅有抑菌作用,而高浓度的防腐药可有杀菌作用,因此总称为消毒防腐药。本类药物对病原微生物和机体组织细胞没有选择性,往往对人体会有强烈的毒性,一般不作为全身用药,主要用于体表、器械、器具、排泄物以及周围环境等消毒。

第二节　常用消毒防腐药

一、酚类

本类药物能使菌体蛋白质变性而呈现抑菌或杀菌作用,对细菌和真菌有效,对结核分枝杆菌效果差,对芽孢、病毒无效(表17-1)。

表 17-1　酚类一览表

药物	作用及临床应用	不良反应及用药护理
苯酚(phenol)	对革兰氏阳性菌(G$^+$菌)和革兰氏阴性菌(G$^-$菌)及部分真菌均具有杀菌作用,浓度约为0.2%即有抑菌作用,大于1%能杀死一般细菌。1.3%苯酚溶液可杀死真菌,5%苯酚溶液24h杀灭结核分枝杆菌3%~5%溶液用于手术器械和房屋的消毒;0.5%~1%水溶液或2%软膏用于皮肤止痒;1%~2%酚甘油溶液用于中耳炎,有消毒止痛作用	高浓度对皮肤、黏膜有腐蚀作用,避免应用于损伤的皮肤和伤口,有异臭,有引湿性。本药禁与生物碱盐、铁盐、铝凝胶、火棉胶等配伍

药物	作用及临床应用	不良反应及用药护理
甲酚（cresol）	抗菌作用较苯酚强 3 倍，腐蚀性及毒性均较小。2% 溶液用于皮肤、橡胶手套消毒；3%~5% 水溶液用于消毒器械；5%~15% 溶液用于环境及排泄物消毒	因有甲酚臭味，不能用作食具和厨房的消毒。浓度大于 2% 对皮肤、黏膜有刺激作用

二、醇类

本类药物能杀灭常见致病菌，但对芽孢、病毒、真菌无效（表 17-2）。

表 17-2 醇类一览表

药物	作用及临床应用	不良反应及用药护理
乙醇（alcohol）	具有脱水、凝固蛋白质等作用。75% 乙醇杀菌力最强，主要用于皮肤、体温计及器械消毒；20%~30% 稀释液用于皮肤涂擦，使高热患者体温降低；50% 乙醇用于防止压力性损伤；无水乙醇注于神经干，可缓解三叉神经痛、坐骨神经痛	乙醇对组织有强的刺激性，不能用于伤口内及黏膜的消毒；勿用于大面积涂擦，因可引起血管扩张，导致热量散失，老年人可导致体温低下；消毒时浓度不宜超过 90%，不宜用于消毒被大量血、脓、粪便污染的表面

三、醛类

本类药物能使蛋白质沉淀、变性，从而能杀灭细菌、真菌、芽孢及病毒（表 17-3）。

表 17-3 醛类一览表

药物	作用及临床应用	不良反应及用药护理
甲醛溶液（formaldehyde solution）	阻止细胞核蛋白的合成，抑制细胞分裂及抑制细胞核和细胞质的合成，导致微生物死亡 10% 福尔马林溶液（即 4% 甲醛溶液）用于固定标本及保存疫苗等；2% 福尔马林溶液用于器械消毒；用于房屋消毒时，取甲醛 1~2ml/m³ 加等量水，加热蒸发。牙科用甲醛配成干髓剂，充填髓洞，使牙髓失活 醛基可使菌体蛋白烷基化，引起蛋白质凝固造成细菌死亡	挥发性较强，其气体对黏膜和呼吸道有强烈刺激性，可引起流泪、咳嗽、支气管炎等，使用时避免蒸汽吸入。熏蒸时穿透力弱，衣服最好悬挂消毒。低温久置可发生沉淀混浊
戊二醛（glutaral）	2% 戊二醛溶液用于各种内镜、不耐热手术器械、导管注射器、口腔科器械、透析器械消毒。在内镜连续使用时需间隔消毒 10min，每日使用前后各消毒 30min。消毒后的物品使用前用无菌生理盐水冲洗	2% 酸性或中性戊二醛有腐蚀性，使用前应先加入 0.5% 亚硝酸钠防锈；对皮肤黏膜有刺激性，接触时应戴手套；消毒后的器械要用灭菌蒸馏水充分冲洗后再使用

四、酸类

本类药物可解离出氢离子与菌体蛋白质中的氨基结合，使其变性、沉淀或改变细菌的生长环境而产生抗菌作用（表 17-4）。

表 17-4 酸类一览表

药物	作用及临床应用	不良反应及用药护理
醋酸（acetic acid）	0.5%~2% 溶液用于洗涤烧伤感染的创面。0.1%~0.5% 冲洗阴道以治疗滴虫阴道炎，以 2ml/m³ 的食醋加热蒸发消毒房屋，可预防流行性感冒和普通感冒	无

药物	作用及临床应用	不良反应及用药护理
水杨酸 （salicylic acid）	对细菌、真菌有杀灭作用,有刺激性。10%~25% 溶液可溶解角质层,治疗脚鸡眼和疣;3%~6% 醇溶液或 5% 软膏用于表皮癣病	易溶于醇,微溶于水无
苯甲酸 （benzoic acid）	常与水杨酸制成复方溶液,用于体癣、手足癣;每 100g 食物加本药 0.1g,用于食物防腐	易溶于醇,微溶于水
硼酸 （boric acid）	对细菌及真菌有较弱的抑制作用,刺激性小。2%~5% 硼酸溶液用于皮肤、黏膜伤口和角膜冲洗;5%~10% 硼酸软膏用于皮肤及黏膜患处;复方硼砂溶液作口腔感染、咽炎、扁桃体炎的含漱剂	毒性小,酸性环境中作用增强,禁与铁盐、重金属盐配伍

五、卤素类

本类药物通过氧化细菌细胞质的活性基团并与蛋白质的氨基结合,使蛋白质变性而发挥强大杀菌作用,对细菌、芽胞、病毒、真菌均有强大的杀菌作用(表 17-5)。

表 17-5 卤素类一览表

药物	作用及临床应用	不良反应及用药护理
碘伏 （iodophor）	杀菌力强、作用持久、无刺激性、无致敏性、毒性低,在酸性环境中更稳定,作用更强。常用:0.5% 碘伏用于手术部位的皮肤消毒;5%~10% 碘伏用于治疗烫伤;治疗滴虫阴道炎;治疗化脓性皮肤炎症及皮肤真菌感染;0.05% 碘伏用于餐具和食具的消毒	应避光密闭保存。对碘过敏者慎用。烧伤面积大于 20% 者不宜使用
含氯石灰 （chlorinatedlime）	含有效氯 25%~35% 灰白色粉末,在水中易溶解生成次氯酸,具有快而强的杀菌作用,酸性环境中有利于释放氯。0.5% 溶液用于非金属用具和无色衣物的消毒。1：5 的干粉用于粪便消毒,每 1 000ml 水中加入含氯石灰 16~32mg,用于饮水消毒,漂白粉硼酸溶液用于化脓性创面、脓疡冲洗及湿敷 对病毒、细菌、真菌均有良好的杀灭作用,对组织刺激性小	受潮易分解失效,应密闭、干燥保存。有漂白作用,对皮肤有刺激作用,对金属有腐蚀作用
聚维酮碘 （povidone iodine）	临床可用于皮肤和黏膜消毒,如 1%~3% 聚维酮碘溶液洗刷 2min,可作为医务人员术前、传染病房或门诊时手的消毒;0.05%~0.1% 聚维酮碘溶液可用于伤口的消毒;0.03%~0.05% 聚维酮碘溶液可用于泌尿生殖系统和黏膜冲洗等	少数患者可出现过敏反应,碘过敏者禁用。烧伤面积大于 20% 的不宜局部使用。妊娠期妇女及 4 周岁以下儿童不宜使用

六、氧化剂

本类药物遇有机物释放新生态氧,使菌体内活性基团氧化而杀菌(表 17-6)。

表 17-6 氧化剂一览表

药物	作用及临床应用	不良反应及用药护理
过氧乙酸 （peracetic acid）	对细菌、芽胞、真菌、病毒均有较强的杀灭作用。0.1%~0.2% 溶液用于洗手消毒,浸泡 1min;0.3%~0.5% 溶液用于器械消毒,浸泡 15min;0.04% 溶液喷雾或熏蒸用于食具、空气、地面、墙壁、家具及垃圾物消毒;1% 溶液用于衣服、被单消毒,浸泡 2h	对金属有腐蚀性,勿用于金属器械消毒。其稀释液易分解,宜随配随用。本药的作用与温度有关,气温低于 10℃,应延长消毒时间。遇火易燃,保存于阴凉处,应注意有效期

药物	作用及临床应用	不良反应及用药护理
高锰酸钾 （potassium permanganate）	有较强的杀菌作用。本药低浓度有收敛,高浓度有刺激和腐蚀作用。0.1%~0.5% 溶液用于膀胱及创面洗涤;0.01%~0.02% 溶液用于某些药物、毒物中毒时洗胃;0.012 5% 用于阴道冲洗或坐浴;0.01% 用于足癣浸泡;0.02% 溶液用于口腔科冲洗感染的拔牙窝、脓腔等。0.1% 用于蔬菜、水果消毒（浸泡 5min）	浓溶液有刺激性会损伤皮肤。配制时用凉开水,因热开水能使高锰酸钾失效;应现配现用,久放变为褐紫色时,说明失去消毒作用;密闭保存、防潮,不宜与甘油、酒精、糖、碘等放在一起,以防爆炸
过氧化氢溶液 （hydrogen peroxide solution）	杀菌力弱,作用时间短,遇有机物放出氧分子产生气泡,可机械消除脓块、血痂及坏死组织,除臭。3% 用于清除创伤、松动痂皮尤其是厌氧菌感染的伤口;1% 用于化脓性中耳炎和口腔炎、扁桃体炎和坏死性牙龈炎等局部冲洗	遇光、热易分解变质。高浓度对皮肤、黏膜有刺激性烧伤,形成疼痛性"白痂"。连续漱口可出现舌头肥厚,停药可恢复

七、表面活性剂

本类药物常用的是阳离子表面活性剂,易吸附在细菌表面,改变细菌胞壁的通透性,使蛋白变性;还具有清洁、溶解角质、乳化等作用（表 17-7）。

表 17-7 表面活性剂一览表

药物	作用及临床应用	不良反应及用药护理
苯扎溴铵 （benzalkonium）	杀菌和去污作用快而强、毒性低、渗透力强、无刺激性。0.05%~0.1% 用于外科术前洗手（浸泡 5min）;0.01%~0.05% 用于黏膜和创面消毒;0.1% 用于食具及器械消毒（浸泡 30min）	不宜用于膀胱镜、眼科器械消毒以及痰、粪便、呕吐物、污水等消毒。忌与肥皂、洗衣粉等合用。金属器械需加 0.5% 亚硝酸钠以防锈
氯己定 （chlorhexidine）	抗菌谱广、作用快而强、毒性小、无刺激性。0.02% 溶液用于术前洗手消毒（浸泡 3min）;0.05% 溶液冲洗伤口及牙根炎、牙周炎;0.1% 溶液用于器械消毒（加 0.5% 亚硝酸钠以防锈）;0.5% 醇溶液用于术前皮肤消毒;1% 氯己定软膏用于烧伤、创伤表面消毒	不可与碘酊、高锰酸钾、红汞配伍以免沉淀。不可与肥皂、合成洗涤剂同用。高温时易分解。作为含漱剂长期使用可使齿、舌黄染,偶致口腔黏膜剥脱,此时宜停药

八、染料类

本类药物分为酸性染料和碱性染料,通过其阳离子或阴离子与细菌蛋白质的羧基或氨基结合,干扰细菌代谢而杀菌;以碱性染料作用为强,临床较常用（表 17-8）。

表 17-8 染料类一览表

药物	作用及临床应用	不良反应及用药护理
甲紫 （methylrosanilinium chloride,龙胆紫）	对革兰氏阳性菌、念珠菌、皮肤真菌有杀灭作用;对铜绿假单胞菌有效。本药有收敛作用,无刺激性及毒性,1%~2% 溶液用于皮肤、黏膜、创伤感染、烫伤及真菌感染,也可用于小面积烧伤	不宜在黏膜或开放的创面上使用。脓血、坏死组织等可降低其效力
依沙吖啶（ethacridine）	0.1%~0.3% 的依沙吖啶溶液用于创面皮肤、黏膜化脓性感染的冲洗和湿敷	不宜与氯化物或碱性溶液配伍,宜避光保存

九、重金属类化合物

内容见表 17-9。

表 17-9　重金属类化合物一览表

药物	作用及临床应用	不良反应及用药护理
硝酸银 （silver nitrate）	杀菌力强，腐蚀性强。常用棒剂腐蚀黏膜溃疡、出血点、肉芽组织过度增生及疣；10% 水溶液可用于重症坏死性牙龈炎和牙本质脱敏；0.25%~0.5% 水溶液点眼用于结膜炎、沙眼、睑缘炎	稀释和配制均需用蒸馏水，并避光保存。用后即用生理盐水冲洗以免损伤周围组织

十、其他类

内容见表 17-10。

表 17-10　其他类一览表

药物	作用及临床应用	不良反应及用药护理
环氧乙烷 （ethylene oxide）	是一种广谱、高效的气体杀菌消毒剂；对消毒物品的穿透力强，可达到物品深部，可以杀灭大多数病原微生物，包括细菌繁殖体、芽孢、病毒和真菌；经水解转化成乙二醇也具有一定杀菌作用；常用于器械、仪器、被服、装备、敷料、塑料及橡胶制品、书籍、包装材料的消毒及工业产品如烟草、皮革等的灭菌，物品置于消毒袋或灭菌室，用量 300~700g/m³，在 38~54℃ 以下消毒 6~24h	易爆易燃，在空气中浓度超过 3% 可引起燃烧爆炸，储存及应用均须严密防火，消毒后放通风处 1h 后方可使用。本药对眼、呼吸道有刺激性。吸收可引起中枢抑制、呼吸困难、肺水肿等。皮肤过度接触产生灼烧感。在常温中容易挥发，应密闭于阴凉处保存

（娜贺雅）

思考题

1. 乙醇发挥抗菌作用的最佳浓度是多少？为什么？
2. 聚维酮碘有哪些应用？

ER 17-3

练习题

第十八章 | 免疫功能调节药

教学课件

思维导图

学习目标

1. 掌握常用免疫抑制药的种类、作用、临床应用和不良反应。
2. 熟悉干扰素、转移因子的临床应用。
3. 了解免疫功能调节药的作用机制。
4. 具备观察免疫功能调节药的不良反应及做出正确处理的能力,能够熟练进行用药护理。
5. 培养学生合理使用免疫功能调节药的护理思维和意识。

机体的免疫系统是识别异己、排除异己的特殊系统,具有免疫防御、免疫自稳和免疫监视三大功能。免疫系统功能主要是通过免疫应答完成的。当免疫系统功能异常时,可导致多种病理性免疫反应发生,严重者可危及生命,此时需使用免疫功能调节药。根据作用机制的不同,影响免疫功能药物可分为免疫抑制药和免疫增强药两类。免疫抑制药主要用于自身免疫病和过敏性疾病,以及防止器官移植排斥反应;而免疫增强药主要用于免疫缺陷性疾病及增强抗感染和抗肿瘤能力。

案例导入

患者,男性,35 岁,因"慢性肾功能不全尿毒症期"入院,有尿毒症病史 6 年,行同种异体肾移植手术。

请思考:
该患者术后应长期采用的免疫抑制药是什么?

第一节　免疫抑制药

免疫抑制药是一类能够抑制机体免疫反应的药物。其具有非特异性抑制机体免疫功能作用,在抑制异常免疫发生同时也抑制正常免疫反应,主要用于防治器官移植时排斥反应和自身免疫病,以减轻免疫反应。长期应用可致免疫功能低下,诱发感染、肿瘤、胎儿畸形和不育等严重不良反应。常用的免疫抑制药有:①肾上腺皮质激素类,如泼尼松等;②钙调磷酸酶抑制药,如环孢素等;③抗增殖/抗代谢类,如西罗莫司、硫唑嘌呤等;④抗体类,如抗淋巴细胞球蛋白等。

肾上腺皮质激素类为非选择性免疫抑制药,作用广泛。生理情况下所分泌的糖皮质激素主要影响物质代谢过程,超生理剂量可发挥抗炎、免疫抑制等作用。常用药物有泼尼松、泼尼松龙、地塞米松等。其可抑制免疫反应的多个环节,产生强大的免疫抑制作用。临床用于过敏性疾病、自身免疫病和器官移植后的排斥反应。

一、常用免疫抑制药

环 孢 素

环孢素（cyclosporin A，CsA）为从真菌的代谢产物中分离得到的中性多肽，现可人工合成。口服吸收缓慢且不完全，组织浓度高于血浓度。大部分经肝代谢自胆汁排泄，有明显的肝肠循环。

【作用及临床应用】

本药免疫抑制作用强而毒性小。对细胞免疫和胸腺依赖性抗原的体液免疫有较高的选择性抑制作用。与环孢素受体结合抑制钙调磷酸酶对活化 T 细胞核因子去磷酸化的催化作用，抑制后者进入细胞核，从而阻止其诱导的基因转录。对 B 细胞和巨噬细胞的抑制作用较小，故一般不影响机体的防御能力。

临床主要用于抑制器官和组织移植后的排斥反应，如心、肝、肺、肾、角膜和骨髓等组织器官的移植手术；也用于其他药物无效的难治性自身免疫病，如系统性红斑狼疮、骨髓增生异常综合征、银屑病等。

【不良反应】

1. **肾毒性**　为最常见的不良反应，发生率为 70%~100%，表现为肾小球滤过率下降、肌酐和尿素氮升高，停药后可恢复。故用药期间应严格控制剂量，并密切监测肾功能，血清肌酐水平较用药前增高 30% 时，应减量或停用。本药不宜与两性霉素 B、氨基糖苷类抗生素等肾毒性药物合用。

2. **高血压**　可给予抗高血压药进行治疗，若无法控制应减量或停药。

3. **诱发肿瘤**　用药者肿瘤发生率明显高于一般人群，用药期间应定期进行体格检查。

4. **神经系统毒性**　在治疗移植排异或长期用药时发生，表现为头痛、震颤、惊厥、癫痫发作等。

5. **其他**　可有肝损害及食欲缺乏、恶心、呕吐等胃肠道反应，久用后出现多毛、牙龈增生等。长期用药可引起继发感染，应及时停药，并进行有效的抗感染治疗。

硫唑嘌呤

硫唑嘌呤（azathioprine，Aza）为巯嘌呤的甲硝咪唑取代物，在体内能转化成巯嘌呤，干扰嘌呤代谢抑制嘌呤核苷酸的合成，进而抑制 DNA、RNA 及蛋白质的合成，发挥抑制 T、B 淋巴细胞及 NK 细胞的效应，对细胞免疫和体液免疫均有抑制作用。临床主要用于治疗肾移植排斥反应和自身免疫病，如类风湿关节炎、系统性红斑狼疮等。可见骨髓抑制、肝损害及低血压等不良反应。

抗淋巴细胞球蛋白

抗淋巴细胞球蛋白（antilymphocyte globulin，ALG）是采用人淋巴细胞或胸腺细胞、胸导管淋巴细胞或培养的淋巴母细胞免疫动物（马、兔、羊等）获得的抗淋巴细胞血清，经提纯而得。ALG 是一种强免疫抑制药，可抑制经抗原识别后的淋巴细胞激活过程，特异性地破坏 T、B 淋巴细胞，但对 T 细胞作用较强。临床主要用于预防器官移植排异反应，也用于治疗自身免疫病。常见不良反应为发热、寒战、血小板减少，静脉注射可出现低血压和过敏性休克等。

> ### 知识链接
>
> ### 胸腺营养与免疫
>
> T 淋巴细胞、B 淋巴细胞是适应性免疫应答的执行细胞。胸腺是 T 细胞分化成熟的场所。蛋白质-能量营养不良可引起中央淋巴器官（胸腺）和周围淋巴器官（脾和淋巴结）明显的退行性改变。若胸腺发育不全或缺失，则导致 T 细胞缺乏和细胞免疫功能缺陷。在胃肠道、呼吸道、泌尿生殖道等黏膜下的弥散淋巴组织和淋巴结，是成熟淋巴细胞（T 细胞、B 细胞等）定居

的场所,也是淋巴细胞对外来抗原产生免疫应答的主要部位。谷氨酰胺是肠黏膜细胞、免疫细胞等增殖旺盛细胞的氧化供能燃料。因此,免疫紊乱的患者更应该注意合理均衡的饮食营养,每日自食物中补充一定量蛋白质,对于肾病患者应根据病情适量、限量摄入优质蛋白。

二、免疫抑制药的用药护理

1. 长期应用免疫抑制药可降低机体免疫力,易诱发感染性疾病,要做好预防感染的措施。长期应用也可增加肿瘤的发病率,宜采用多种药物小剂量合用,以增强疗效,减少不良反应。免疫抑制药有致畸作用,妊娠期妇女禁用。

2. 为防止器官移植后排异反应,患者将终身服用 1~3 种免疫抑制药。护士要指导患者正确用药,不得擅自增减剂量或停服药物。

3. 使用免疫抑制药时,不应使用减毒疫苗。有过敏、恶性肿瘤史、未控制的高血压、活动性感染、心肺严重病变、肾功能不全、免疫缺陷、血常规指标低下者,妊娠期、哺乳期妇女禁用。

4. 环孢素与地高辛、秋水仙碱和洛伐他汀合用时,必须仔细地进行临床监测,从而及早发现毒性作用,以便减少剂量或停药。环孢素与西柚汁同时服用时,可提高环孢素的生物利用度。

第二节　免疫增强药

免疫增强药是一类能通过激活机体免疫系统,提高机体原来处于低下状态的免疫功能,并用于治疗与免疫功能低下有关疾病的药物。本类药物主要用于免疫缺陷性疾病、慢性感染及肿瘤的辅助治疗。免疫增强药常具有双向调节的特点,因此有时也称为免疫调节药。常用的免疫增强药有:①微生物来源的药物,如卡介苗、短小棒状杆菌苗等;②人或动物免疫产品,如胸腺肽、转移因子、干扰素、白介素等;③化学合成药物,如左旋咪唑、异丙肌苷等;④生物多糖类,如香菇多糖、灵芝多糖等。

一、常用免疫增强药

干　扰　素

干扰素(interferon,IFN)是一族具有多种功能的小分子活性蛋白质(主要是糖蛋白),对酸、碱、热有较强的抵抗力,但易被蛋白酶等破坏。根据细胞来源和抗原特异性不同,干扰素可分为三型,即人白细胞产生的 α-干扰素(IFN-α)、人成纤维细胞产生的 β-干扰素(IFN-β)和人 T 淋巴细胞产生的 γ-干扰素(IFN-γ),现可采用 DNA 重组技术大规模生产。

【作用及临床应用】

干扰素具有高度的种属特异性,故动物的干扰素对人无效。本药具有广谱抗病毒、抑制肿瘤细胞增殖及免疫调节作用。免疫调节作用取决于剂量及注射时间,致敏前或大剂量给药可抑制免疫,致敏后或小剂量给药可增强免疫功能。

本药主要用于多种恶性肿瘤,包括毛细胞白血病、恶性黑色素瘤、艾滋病相关卡波西肉瘤等;亦可作为放疗、化疗及手术的辅助治疗药物及病毒性疾病的防治。

【不良反应】

常见不良反应是发热、寒战、肌肉疼痛和注射部位反应等类流行性感冒综合征。大剂量可引起白细胞和血小板减少等骨髓抑制。心肌梗死、严重高血压、脑血管疾病患者慎用。

转移因子

转移因子(transfer factor,TF)是从健康人的淋巴细胞、脾脏、扁桃体等淋巴组织中提取的一种核酸肽，无抗原性。TF可将供体的细胞免疫信息转移给受体，使受体的进靶细胞转化并增殖分化为致敏淋巴细胞，由此获得供体的特异性和非特异性的细胞免疫功能。临床用于原发或继发性免疫缺陷病、难治性病毒和真菌感染（如带状疱疹、流行性乙型脑炎、白念珠菌感染、病毒性心肌炎等）、肿瘤（主要用于肺癌、鼻咽癌、乳腺癌、骨肉瘤等）的辅助治疗。不良反应较少，少数患者有皮疹、瘙痒等。

卡 介 苗

卡介苗（bacillus calmette-guerin vaccine，BCG）为非特异性免疫增强药，能增强抗原的免疫原性，加速诱导免疫应答反应，促进细胞免疫和体液免疫；也可增强巨噬细胞的吞噬和处理能力。临床多用于白血病、黑色素瘤、膀胱癌及肺癌等肿瘤的辅助治疗，尤其膀胱内注射BCG，疗效肯定，但不良反应较多；也用于防治结核病、麻风病、艾滋病及严重口疮等。注射局部可见红斑、硬结和溃疡；瘤内注射、胸腔内注射及皮肤划痕也可引起寒战、高热等全身反应。偶见过敏性休克和死亡。剂量过大可致免疫功能低下，甚至可促进肿瘤生长。有活动性溃疡者禁用。

左旋咪唑

左旋咪唑（levamisole）口服有效，既可促进免疫功能低下者恢复正常，也可增强巨噬细胞的吞噬活性，但对正常机体影响不明显。临床主要用于肿瘤术后、化疗和放疗的辅助用药及免疫功能低下或缺陷者以及自身免疫病，如类风湿关节炎、系统性红斑狼疮等的治疗，也可治疗蛔虫、蛲虫及钩虫病等。不良反应偶有头晕、恶心、呕吐、腹痛、食欲下降、乏力、嗜睡、发热、皮疹等；少数患者可见白细胞减少及肝损害。肝肾功能异常、肝炎活动期、妊娠早期或原有血吸虫病者禁用。

二、免疫增强药的用药护理

1. 免疫增强药需连续使用2~3个月才见效，用药期间应定期测定血常规。

2. 部分免疫增强药如胸腺肽易产生过敏反应，用药前必须询问过敏史，做皮肤过敏试验，并备好抢救设备及抢救药品。

3. 卡介苗皮内注射时避免注射到皮下，否则会引起严重深部脓肿，皮下划痕菌苗严禁做注射用。活菌苗用时禁日光暴晒，注射器要专用，制剂应在2~10℃暗处保存。活动性结核病者禁用，结核菌素反应强阳性的患者慎用。

4. 转移因子禁与热的饮料、食物同服，以免影响疗效；混浊或变色勿用。

（董充慧）

思考题

1. 常用免疫抑制药有哪些？
2. 新型的免疫抑制药有哪些？

练习题

第十九章 │ 维生素类和酶类制剂

教学课件

思维导图

学习目标

1. 掌握常用维生素的作用、临床应用及不良反应。
2. 熟悉常用维生素的用药护理。
3. 了解常用酶类制剂的作用及临床应用。
4. 能够正确指导患者合理、安全用药。
5. 培养学生防止滥用本类药物的思维和意识。

案例导入

患者,女性,55 岁。患者曾患胆囊疾病;近期双眼干涩,出现眼烧灼感、酸胀感,以及眼红、眼痛等症状,被诊断为眼干燥症。

请思考:
该患者应选用什么药物治疗,为什么?

第一节　维　生　素

维生素(vitamin)是人和动物为维持正常生理功能而必需的一类微量有机物质,在人体生长、代谢、发育过程中发挥着重要作用。除少数可在体内合成或由肠道细菌产生之外,大多数维生素必须从食物中获得。维生素缺乏可导致机体的物质代谢障碍。维生素分为脂溶性和水溶性两大类。各种维生素主要用于防治维生素缺乏症或某些疾病的辅助治疗。过量摄入维生素可引起毒性反应。

一、脂溶性维生素

脂类食物缺乏或吸收不良可造成脂溶性维生素(fat-soluble vitamin)缺乏症;长期过量摄入,可在体内蓄积,出现中毒症状。

维生素 A

维生素 A(vitamin A)又称视黄醇,主要存在于动物性食物中,以肝、蛋黄、鱼肝油、乳制品等含量丰富。

【作用】

维生素 A 参与视紫红质的合成,维持正常暗视觉;维持黏膜和上皮组织的结构及功能正常;促进生长发育、抗氧化和增强机体的免疫功能。

【临床应用】

维生素 A 临床用于预防维生素 A 缺乏症,如夜盲症,眼干燥症、角膜软化症、皮肤粗糙等;用于上皮癌、食管癌及免疫功能低下的辅助治疗等;还可用于各种维生素 A 需要增加或必须补充的情况,如婴儿、妊娠期妇女及哺乳期妇女等。

【不良反应】

治疗量一般无不良反应。大量长期应用可发生急性、慢性中毒,过量服用也可导致肝肾损害,妊娠期妇女大量服用可致胎儿畸形。

维生素 D

维生素 D(vitamin D)主要有维生素 D_2 和维生素 D_3 2 种。维生素 D 常与维生素 A 共存于鱼肝油中。蛋黄、奶油、乳汁、猪肝中也含有维生素 D。

【作用】

维生素 D 可促进钙、磷在小肠的吸收,使血钙、血磷浓度增加,并促进钙、磷在骨组织中沉积,使骨组织钙化。

【临床应用】

临床用于防治佝偻病、骨软化症和婴儿手足搐搦症。

【不良反应】

过量可引起高钙血症,导致全身性血管钙化、肾钙质沉淀等。长期大剂量应用可发生慢性中毒,表现厌食、恶心、呕吐、腹痛、持续性腹泻、全身乏力、嗜睡、头痛、多尿、口渴、心悸、血压升高、尿钙阳性等。

维生素 E

维生素 E(vitamin E)又称生育酚,广泛存在于各种食物中,尤以植物油如大豆油、玉米油、棉籽油中含量最高。

【作用】

维持和促进生殖功能;维持神经、骨骼肌、平滑肌和心肌正常结构和功能;抗氧化作用。

【临床应用】

临床常用于先兆流产、习惯性流产、不育症、月经失调、绝经期综合征、进行性肌营养不良、骨骼肌痉挛及间歇性跛行、神经痛等。

【不良反应】

用药过量或用药时间过长,出现恶心、腹痛、头痛、乏力、性功能减退等,并可致出血倾向、血栓性静脉炎或血栓。

二、水溶性维生素

维生素 B_1

维生素 B_1(vitamin B_1)又称硫胺素,广泛存在于米糠、麦、酵母、豆类和瘦肉等食物中,药用为人工合成品。

【作用】

维生素 B_1 是糖代谢时的辅酶,也能抑制胆碱酯酶的活性。缺乏时,出现体内丙酮酸、乳酸堆积,能量代谢障碍及胆碱酯酶活性增强,ACh 水解加速,产生神经系统、心血管系统、消化系统症状,如维生素 B_1 缺乏症(脚气病)、多发性神经炎、心功能不全、肺水肿及全身水肿,严重者可出现心包积液、胸腔积液、腹腔积液等。

【临床应用】

临床主要用于防治维生素 B_1 缺乏症,还可作为感染、高热、甲亢、心肌炎、神经炎、营养不良等的辅助治疗药。

【不良反应】

毒性低,注射给药偶见过敏反应,甚至过敏性休克,故除特殊情况需紧急补充外,应尽量避免采用注射给药。本药在碱性溶液中易分解变质,禁与碳酸氢钠、枸橼酸钠等碱性药物配伍应用。

维生素 B₂

维生素 B_2(vitamin B_2)又称核黄素,富含于肝、酵母、蛋黄、绿色蔬菜、谷类及乳类中,药用多为人工合成。

【作用】

维生素 B_2 参与细胞的生物氧化;参与糖类、蛋白质、脂类代谢;参与血红蛋白合成;维持视网膜的正常视觉功能。缺乏时,可出现舌炎、口角炎、结膜炎、视网膜炎、视神经炎、阴囊炎及脂溢性皮炎等。

【临床应用】 临床上用于治疗维生素 B_2 缺乏症,也可用于营养不良、进行性体重下降等的治疗。维生素 B_2 缺乏症患者一般都伴有其他维生素 B 族摄入不足,故推荐应用复合维生素 B。

【不良反应】

大量服用时尿液呈黄色或黄绿色。进食或饭后服用吸收较好。甲氧氯普胺可减少其吸收,吩噻嗪类药物、三环类抗抑郁药、乙醇及含醇制剂、丙磺舒可减少本药在肠道的吸收,故不宜合用。

维生素 B₆

维生素 B_6(vitamin B_6)广泛存在于动物肝、肉类、蛋黄、酵母、豆类、谷类及绿色蔬菜中。

【作用】

维生素 B_6 在体内参与氨基酸、脂类的代谢及中枢抑制性递质 GABA 的合成;缺乏时,可出现皮炎、舌炎、唇炎、腹泻、周围神经病变,以及抑郁、贫血、癫痫发作等。

【临床应用】

维生素 B_6 临床常用于防治因大量或长期应用异烟肼、肼屈嗪等引起的周围神经炎、失眠等;治疗婴儿惊厥,或者妊娠期妇女服用以预防婴儿惊厥;减轻化疗和放疗期间引起的剧烈恶心、呕吐;可作为治疗脂溢性皮炎、动脉粥样硬化、粒细胞减少和肝炎的辅助药物。

【不良反应】

不良反应少见。维生素 B_6 若过量应用可引起运动失调、手足麻木等神经系统症状,偶可见过敏反应;不宜与左旋多巴合用,禁与碱性药物、铁盐和氧化剂配伍应用。

维生素 C

维生素 C(vitamin C)又称抗坏血酸,广泛存在于新鲜蔬菜水果中。久放或遇光颜色变微黄或加深,在酸性溶液中较稳定。

【作用】

维生素 C 具有强还原性,能清除自由基,降低过氧化脂质,降低血清胆固醇,并能阻止致癌物质生成及促进铁的吸收;参与胶原蛋和组织细胞间质的合成,降低毛细血管通透性;可与重金属离子结合排出体外,发挥解毒作用;增强机体抵抗力,促进抗体生成。

【临床应用】

维生素 C 临床用于维生素 C 缺乏症的防治,感染性疾病、肝胆疾病及肿瘤的治疗,砷、汞、铅、苯等慢性中毒的治疗。

【不良反应】

常用量无明显不良反应。过量可引起胃肠反应、深部静脉血栓形成;可增加尿中草酸盐排泄,引起泌尿系结石;用量在 5g/d 以上可引起溶血,重者可致命。妊娠期妇女大量服用可发生婴儿坏血病。

第二节　酶类制剂

酶是构成生物体细胞和组织成分的一类大分子特殊蛋白质,是机体内重要活性物质,是决定生物细胞代谢方式和代谢速度的重要因素。酶类制剂指经过提纯、加工后的具有催化功能的生物制品,具有高效性、专一性、需在适宜条件(pH 和温度)下才有活性的特点。

胃蛋白酶

【作用】

胃蛋白酶(pepsin)是一种蛋白水解酶,能在胃酸参与下使凝固的蛋白质分解成蛋白及蛋白䏡和少量多肽;维生素 B_1 参与体内辅酶形成,是碳水化合物代谢所必需的物质,具有调整胃肠功能的作用。

【临床应用】

1. 胃蛋白酶缺乏症　缺乏胃蛋白酶或慢性萎缩性胃炎、胃癌、恶性贫血所致的胃蛋白酶缺乏。

2. 消化不良、食欲缺乏症　常用于因食用蛋白性食物过多所致消化不良、疾病后恢复期消化功能减退及食欲缺乏等症状。

【不良反应】

1. 胃肠道反应　服药后因刺激胃肠道黏膜,可能会出现恶心呕吐。

2. 大便异常　胃蛋白酶在体内停留时间过长可能出现大便异常的情况,比如水样大便、大便次数增多等。

3. 过敏反应　某些患者服用后可能会出现皮肤瘙痒、丘疹等。

胰蛋白酶

胰蛋白酶(trypsin)由牛、羊或猪的胰腺分离而得,其水溶液对热不稳定,60℃以上变性失效故贮藏温度不应超过 20℃,药液应新鲜配制,以防失效和变性。

【作用】

胰蛋白酶属丝氨酸蛋白解酶,能消化溶解变性的蛋白质,对未变性的蛋白质无作用,故能使创面组织局部的脓液、血凝块、坏死组织及痰液等消化变稀,容易引流排出,从而加速创面净化,促进肉芽组织的新生。此外本药还具有抗炎作用。

【临床应用】

临床用于脓胸、血胸、外科炎症、创伤性损伤、瘘管以及虹膜睫状体炎、视网膜周围炎等,近年发现本药对毒蛇咬伤有一定疗效。

【不良反应】

不良反应常见有发热、寒战、头晕、头痛、胸痛、腹痛等,给予抗组胺药及解热药可缓解,不影响继续用药。用前需做过敏试验,以防产生过敏反应。不能静脉注射,结核病患者慎用;肝肾功能不全、凝血功能障碍和有出血倾向者禁用。

糜蛋白酶

糜蛋白酶(chymotrypsin)由胰腺中分离制得的另一种蛋白酶,水溶液很不稳定,必须现配现用。能迅速分解变性蛋白质,作用、临床应用与胰蛋白酶相似,比胰蛋白酶分解能力强、毒性低、不良反应小。可使黏稠的痰液稀化,便于咳出,对脓性和非脓性痰液均有效。还可用于创伤或术后伤口愈合、白内障摘除。有过敏反应,用药前需做皮肤过敏试验,若出现过敏反应须立即停药,采取抗过敏治疗。不可作静脉注射。

第三节 维生素类和酶类制剂的用药护理

1. 告知患者遵医嘱服药,用药期间应指导患者纠正不良饮食习惯,避免食用辛辣刺激、生冷食物,以免影响药物吸收,并告知患者保持丰富且均衡的饮食摄入量。不可私自盲目服用,维生素类药宜在饭后服用,长期大量服用会产生很多不良反应,甚至致命。

2. 服用维生素 A 需忌酒;服用维生素 B_1 应忌食鱼类和蛤蜊;服用维生素 B_2 应忌同食高脂肪食物和高纤维类食物;服用维生素 B_6 应禁食含硼食物,如黄瓜、胡萝卜、茄子等;服用维生素 C 要忌烟及忌食油炸食物。

3. 注意低出生体重儿可能需要补充维生素 A,对于吸收不良患儿,必须使用肠胃外途径给予等效剂量。当口服维生素 A 过程中,若出现厌食、恶心、呕吐等情况,或伴有脂肪泻的"吸收不良综合征"等不可行情况时,进行胃肠外给药。

4. 水溶性维生素多具有弱酸性,注意避免与碱性药物配伍或同用,同时应避光、密封保存。

5. 维生素 A 过量可引起中毒;妊娠期妇女应用过量维生素 D 可能导致胎儿畸形,哺乳期妇女服药期间应暂停哺乳,以免导致婴儿高血钙。长期大量应用维生素 C,可降低机体抗病能力;育龄妇女长期大量服用维生素 C,会使生育能力降低。

6. 维生素 C 容易发生氧化反应而变质,用药前应检查药物是否变质。维生素 C 过量服用可引起不良反应,每日用量超过 5g 时,可导致溶血,重者甚至危及生命。服用维生素 C 期尽量不要和巴比妥、扑米酮、水杨酸类等药物合用,会加速维生素 C 的排泄,降低药效。

7. 应用酶类制剂前需做皮肤过敏试验,应注意可能产生过敏反应。药液应现配现用,不可做静脉注射。告知患者酶类制剂存放于 2~8℃ 的冷藏条件下,并注意不要冻结。

(付志丽)

思考题

1. 如何治疗佝偻病?
2. 维生素 C 的作用包括哪些?

ER 19-3

练习题

第二十章 ｜ 抗痛风药

ER 20-1
教学课件

ER 20-2
思维导图

学习目标

1. 熟悉临床常用抗痛风药的作用、临床应用、不良反应及用药护理。
2. 了解抗痛风药的作用机制。
3. 具备观察药物的疗效、不良反应及做出正确处理的能力,能够熟练进行用药护理。
4. 能充分利用所学的知识进行健康教育,正确指导患者合理饮食、安全用药。

案例导入

患者,女性,52 岁,因 "踝关节疼痛半个月余" 就诊。查体:大致正常。辅助检查:尿蛋白 (+),血肌酐 156μmol/L,血尿酸 652μmol/L,余无明显异常。诊断:高尿酸血症;慢性肾脏病。给予别嘌呤醇片 100mg 口服,3 次/d;碳酸氢钠片 0.5g,口服,3 次/d;肾炎康复片 1 片,吸入,2 次/d。

请思考:

1. 患者服用碳酸氢钠片的作用是什么?
2. 别嘌呤醇的作用是什么? 如何对该患者进行健康宣教?

第一节　常用抗痛风药

痛风是体内嘌呤代谢紊乱和/或尿酸排泄障碍所引起的疾病,表现为高尿酸血症,尿酸盐在关节、肾及结缔组织中析出结晶。急性发作时尿酸盐微结晶沉积于关节而引起局部粒细胞浸润及炎症反应;如未及时治疗则可发展为慢性痛风性关节炎或肾病变。急性痛风的治疗在于迅速缓解急性关节炎、纠正高尿酸血症等;慢性痛风的治疗旨在降低血中尿酸浓度。

知识链接

高尿酸血症与痛风

尿酸为嘌呤代谢的终产物,主要由细胞代谢分解的核酸和其他嘌呤类化合物以及食物中的嘌呤经酶的作用分解而产生。尿酸约 2/3 通过肾脏排泄,其余 1/3 通过肠道、胆道等肾外途径排泄。目前将血尿酸>420μmol/L 定义为高尿酸血症。大多数原发性高尿酸血症患者没有临床症状,少数高尿酸血症患者可以发展为痛风。

痛风分为原发性、继发性和特发性 3 类,原发性痛风占了绝大多数。痛风见于世界各地,受地域、民族、饮食习惯影响,常有家族遗传史,表现为高尿酸血症、反复发作的急性关节炎、痛风石及慢性关节炎、尿酸性肾结石、痛风性肾病、急性肾衰竭。

一、抑制粒细胞浸润炎症反应药

秋水仙碱

秋水仙碱（colchicine）对急性痛风性关节炎有选择性抗炎作用，可缓解急性期疼痛。口服迅速从胃肠道吸收，可从胆汁分泌形成肝肠循环。用药后 12h 内可缓解关节红、肿、热、痛，对一般性疼痛及其他类型关节炎无效。

【作用】

1. 抑制粒细胞浸润和白细胞趋化，与中性粒细胞微管蛋白的亚单位结合而改变细胞膜功能。

2. 抑制磷脂酶 A_2，减少单核细胞和中性粒细胞释放前列腺素和白三烯。

3. 抑制局部细胞产生 IL-6 等，从而达到控制关节局部肿胀、疼痛和炎症反应。

【临床应用】

治疗痛风性关节炎的急性发作，预防复发性痛风关节炎的急性发作。每一个疗程应停药 3d，以免发生蓄积中毒，尽量避免静脉注射或长期给药，即使痛风发作期也应禁止静脉注射与口服并用。

【不良反应】

不良反应多见，口服常出现严重的胃肠道反应，如恶心、呕吐、腹疼、腹泻等。常见尿道刺激症状，如尿频、尿急、尿痛、血尿，严重者可致死。晚期中毒症状有血尿、少尿和肾衰竭。长期应用可引起骨髓造血功能抑制，如粒细胞和血小板计数减少、再生障碍性贫血等。妊娠期、哺乳期妇女禁用。老年人、胃肠道疾病、心功能不全及肝肾功能有潜在损害者应减少剂量或慎用。

【药物相互作用】

秋水仙碱可致可逆性的维生素 B_{12} 吸收不良；可以降低口服降凝血药、抗高血压药的作用，合用时需调整剂量。

二、抑制尿酸生成药

别嘌呤醇

别嘌呤醇（allopurinol）为次黄嘌呤的异构体。口服易吸收，0.5~1h 达血浆峰浓度，$t_{1/2}$ 为 2~3h，其代谢产物奥昔嘌醇 $t_{1/2}$ 为 14~28h。

【作用】

次黄嘌呤及黄嘌呤可被黄嘌呤氧化酶催化而生成尿酸。别嘌呤醇通过抑制黄嘌呤氧化酶，阻止次黄嘌呤和黄嘌呤代谢为尿酸。在低浓度为竞争性抑制剂，而在高浓度时则为非竞争性抑制剂。别嘌呤醇在肝脏的代谢产物奥昔嘌醇也属于非竞争性抑制剂，在组织中停留时间较长，从而使尿酸生物合成受阻，血浆中尿酸浓度降低。

【临床应用】

1. 原发性或继发性高尿酸血症，尤其是尿酸生成过多而引起的高尿酸血症。

2. 反复发作或慢性痛风。别嘌呤醇不能控制痛风性关节炎的急性炎症症状，不能作为抗炎药使用。别嘌呤醇必须在痛风性关节炎的急性炎症症状消失后（一般在发作后 2 周左右）方开始应用。

3. 有肾功能不全的高尿酸血症。

4. 痛风石、尿酸性肾结石、尿酸性肾病。

临床应用时注意因为别嘌呤醇促使尿酸结晶重新溶解时可再次诱发并加重关节炎急性期症状，可以用秋水仙碱预防患者应用别嘌呤醇初期诱发的关节炎急性期症状。

【不良反应】

常见剥脱性皮炎、皮疹、过敏或紫癜性病变、多形性红斑等；偶见脱发，长期服用可出现黄嘌呤肾病和结石。

【药物相互作用】

氯噻酮、依他尼酸、呋塞米、吡嗪酰胺或噻嗪类利尿剂均可增加血尿酸含量。别嘌呤醇与上述药物合用可降低其控制痛风和高尿酸血症的效力。

非布司他

非布司他（febuxostat）为新型选择性黄嘌呤氧化酶抑制剂，药物本身不属于嘌呤类结构，不会影响嘌呤代谢，相比别嘌呤醇的治疗剂量小，治疗强度高。本药适用于具有痛风症状的高尿酸血症的长期治疗，但不推荐用于无症状的高尿酸血症患者。初始剂量 20~40mg/d，2~5 周后血尿酸不达标者，逐渐加量，最大剂量 40mg/d。主要不良反应为头痛、腹泻、肝功能异常、关节疼痛、皮疹等。

三、促进尿酸排泄药

丙 磺 舒

丙磺舒（probenecid）口服吸收完全血浆蛋白结合率 85%~95%，大部分通过肾近曲小管主动分泌排泄。因脂溶性大，易被再吸收，排泄慢。尿液碱性时排泄增加，血浆的长短取决于剂量的大小。

【作用及临床应用】

本药通过抑制近端肾小管对尿酸盐的重吸收，增加尿酸排出，从而降低血尿酸浓度，使尿酸沉积减少。亦可促进尿酸结晶的溶解。本药主要在痛风发作间期和慢性期控制高尿酸血症；也用于噻嗪类利尿剂所致或有发生痛风危险的高尿酸血症的治疗。因没有镇痛及抗炎作用，不适用于急性痛风。

【不良反应】

不良反应少见。少数患者出现发热、过敏反应、呼吸困难、皮疹与瘙痒、痛风急性发作、肝细胞坏死，偶见骨髓造血功能抑制。本药与磺胺类药有交叉过敏反应，对磺胺过敏者、妊娠期及哺乳期妇女、2 岁以下儿童、尿酸性肾结石者、严重肾功能不全者禁用。

【药物相互作用】

本药可抑制肾小管对吲哚美辛、萘普生及氨苯砜的排出，使后三者的血药浓度增高而毒性增加；与青霉素合用，可竞争肾小管分泌通道，导致延缓青霉素排泄；可影响利福平和肝素的代谢，使后二者的毒性增大；水杨酸盐和阿司匹林可抑制丙磺舒的排酸作用。

苯溴马隆

苯溴马隆（benzbromarone）是苯并呋喃衍生物，抑制肾小管对尿酸的重吸收，促进尿酸排泄，从而降低血中尿酸的浓度。由于其不会影响嘌呤核苷酸代谢，适用于长期性治疗高尿酸血症及痛风。本药不口服易吸收，其代谢产物也具有活性，服药后 24h 血中尿酸约为服药前的 66.5%。不良反应较少，偶见骨髓造血功能抑制、类磺胺药过敏反应，故应定期检查血常规。极个别患者出现抗药性及持续性腹泻。

四、碱化尿液药

碳酸氢钠使尿液呈碱性，可使尿酸不易在尿中积聚形成结晶，并有利于尿酸的排出。服用碳酸氢钠期间应多饮水。成人口服 3~6g/d，长期大量服用可致代谢性碱中毒，并且因钠负荷过高引起水肿。

五、非甾体抗炎药

非甾体抗炎药为急性痛风关节炎治疗的一线用药，可有效缓解急性痛风的症状。常用药物有吲哚美辛、双氯芬酸、布洛芬、罗非昔布等。急性发作首选对乙酰氨基酚、吲哚美辛，次选布洛芬。

六、糖皮质激素类药

痛风急性发作期应控制关节炎症和发作、抑制粒细胞浸润和白细胞趋化或减少细胞坏死、缓解疼痛。常用非甾体抗炎药(阿司匹林及水杨酸钠禁用)和秋水仙碱,如上述两类药物效果差或不宜应用时可考虑应用糖皮质激素类(关节腔内注射或口服)。

第二节　抗痛风药的用药护理

1. 痛风急性发作期应卧床休息,抬高患肢、局部冷敷。

2. 急性期尽早给予药物控制急性发作,越早治疗效果越佳。秋水仙碱和非甾体抗炎药是急性痛风性关节炎发作的一线治疗药物,有禁忌证或效果不佳时可考虑选择糖皮质激素控制炎症。

3. 急性发作期不进行降尿酸治疗,但已服用降尿酸药不需要停用,以免引起尿酸波动,导致发作时间延长或再次发作。

4. 秋水仙碱静脉用药切勿外漏,以免组织坏死。

5. 别嘌呤醇服用后可出现眩晕,用药期间不宜驾驶飞机、车船和操作机械。

6. 痛风患者的健康宣教

(1)保持健康生活习惯,摄入富含蛋白质、钙和低盐的均衡膳食。禁烟限酒,运动适度,控制体重,减少高嘌呤食物和富含果糖饮料摄入。

(2)大量饮水(每日 2 000ml 以上),适当增加新鲜蔬菜摄入。

(3)预防跌倒和外伤,降低骨折风险。

(4)推荐在药物首次治疗、改变治疗后半年及效果稳定后每 1~2 年重复骨密度测量。

(张晓红)

思考题

1. 如何合理选用抗痛风药?
2. 如何对痛风患者进行健康宣教?

ER 20-3

练习题

第二十一章 | 抗骨质疏松药

教学课件

思维导图

ER 21-1　　ER 21-2

学习目标

1. 掌握二膦酸盐类、雌激素的作用、临床应用及不良反应。
2. 熟悉降钙素、钙剂、维生素 D 的作用、临床应用及不良反应。
3. 具备观察本类药物的疗效、不良反应及做出正确处理的能力,能够熟练进行用药护理。
4. 能充分利用所学的知识进行健康教育,正确指导骨质疏松症患者合理用药。

案例导入

患者,女性,58 岁。腰背及双下肢间断性疼痛 8 年,加重半年就诊。查体:血压 130/80mmHg,体重指数(BMI)19.7kg/m²,胸椎下段后突,胸腰椎压、叩击痛;骨代谢相关指标血钙、磷、碱性磷脂酶、24h 尿钙、血甲状旁腺素等均异常;胸腰椎侧位片示骨质疏松症。诊断为绝经期后严重骨质疏松症伴椎体压缩性骨折。

请思考:

该患者应选用什么药物治疗? 为什么?

第一节　概　述

骨质疏松症是一种以骨量低下,骨微结构损坏,导致骨脆性增加,易发生骨折为特征的全身性骨病。可发生于不同性别和年龄,多见于绝经后妇女和老年人。骨质疏松症是一种退化性疾病,发生与激素、局部调节因子、营养、遗传等多方面因素有关。其基本病理机制是骨代谢过程中骨吸收与骨形成的偶联出现缺陷,使形成的骨量少于被吸收的骨量,从而导致骨总量减少,引起骨质疏松症。

骨质疏松症可分为三种类型。①原发性骨质疏松症:随着年龄增长必然发生的一种生理性退行性病变。其又可分为Ⅰ和Ⅱ两型,Ⅰ型为绝经后骨质疏松症,Ⅱ型为老年性骨质疏松症。②继发性骨质疏松症:某些疾病或药物所引起。③特发性骨质疏松症:常见于妊娠期妇女、哺乳期妇女和青少年,多伴有家族遗传史。

骨质疏松症的预防和治疗策略包括非药物治疗、药物干预及康复治疗。非药物治疗主要有饮食疗法、体育锻炼、适当补充钙剂和维生素 D 等。药物治疗原则是缓解骨痛、增加骨量、减少骨折,从而提高生活质量。

第二节　常用的抗骨质疏松药

根据对骨代谢的作用,抗骨质疏松药分为三类。①抗骨吸收药:二膦酸盐、雌激素、孕激素、降钙素等。②促骨形成药：甲状旁腺素、氟化物、合成类固醇等。③促骨矿化药：钙剂、维生素 D 等。

一、抗骨吸收药

（一）二膦酸盐类

二膦酸盐能特异性结合到骨转换活跃的骨表面上抑制破骨细胞功能，从而抑制骨吸收。不同二膦酸盐抑制骨吸收的效力差别很大，因此，临床上不同二膦酸盐药物使用的剂量及用法也有差异。常用药物有阿仑膦酸钠、依替膦酸钠、伊班膦酸钠等。

阿仑膦酸钠（alendronate sodium）是二膦酸盐的代表药物，为新型抗骨吸收药。本药具有直接抑制破骨细胞形成及抗骨吸收的作用，可增加腰椎、髋骨的骨密度，降低椎体及髋骨的骨折风险。作用持久，疗效确切，是临床防治骨质疏松症应用最广、评价最高的药物。本药用于治疗绝经后骨质疏松症、男性骨质疏松症和糖皮质激素诱发的骨质疏松症。

少数患者可发生轻度胃肠道反应。建议阿仑膦酸钠应空腹服药，用 200~300ml 白开水送服，服药后 30min 内不要平卧，应保持直立体位。另外，用药时应避免进食牛奶、果汁等饮料，其他药品应间隔使用。有活动性胃及十二指肠溃疡、反流性食管炎及肾功能异常的患者慎用。

（二）雌激素类药

更年期妇女雌激素水平下降是造成绝经期妇女骨质疏松症的主要原因之一。绝经后体内可利用的雌激素减少，导致骨吸收明显增强，骨量丢失和骨折的危险性显著增加。雌激素类药能作用于成骨细胞和骨细胞上的雌激素受体，抑制骨转换，阻止骨丢失，降低骨对甲状旁腺素的敏感性，抑制 IL-1、IL-6 等破骨性细胞因子的分泌，促进降钙素的合成，降低肾排钙量。绝经早期（5 年内）采取激素替代治疗，包括雌激素补充疗法和雌、孕激素补充疗法能阻止骨丢失，降低骨质疏松症性椎体、非椎体骨折发生的风险，是预防和治疗绝经后骨质疏松症的有效措施。

雌激素依赖性肿瘤（乳腺癌、子宫内膜癌）、血栓性疾病、不明原因阴道出血、活动性肝病和结缔组织病是雌激素替代治疗的绝对禁忌证。子宫肌瘤、子宫内膜异位症、有乳腺癌家族史、胆囊疾病和垂体催乳素瘤者慎用。

尼尔雌醇（nilestriol）是我国研制的新型长效雌三醇衍生物，其药理作用与雌二醇相似，但活性低，故对子宫内膜的增生作用也较弱，可用于绝经后骨质疏松症，适用于 60 岁以前的围绝经和绝经后妇女。推荐最低有效剂量，个体化用药。

不良反应有胃肠道反应、乳房胀痛、血压升高、头晕，偶有肝损伤。长期使用还有增加乳腺癌、宫内膜癌、深静脉血栓形成的危险性，要定期随访监测（尤其是子宫及乳腺）。

替勃龙（tibolone）是人工合成的 7-甲基异炔诺酮，既有雌激素活性使骨量增加，又有孕激素活性使三酰甘油显著下降，用于防治原发性骨质疏松症，防止子宫内膜癌变，并可降低心血管疾病的发病率。

（三）雌激素受体调节剂

选择性雌激素受体调节剂本身不是雌激素，其特点是选择性地作用于雌激素的靶器官，与雌激素受体结合，产生选择性的激动或阻断活性，从而产生不同的生物效应。代表药物雷洛昔芬已应用于临床。

雷洛昔芬（raloxifene）与骨骼上的雌激素受体结合，表现出类雌激素的活性，抑制骨吸收，阻止骨丢失，增加骨量，增加髋部和脊柱骨密度，降低椎体骨折发生的风险；而与乳腺和子宫上雌激素受体结合，则表现为抗雌激素的活性，因而不刺激乳腺和子宫。本药用于绝经后骨质疏松症。少数患者服药期间会出现潮热和下肢痉挛症状，潮热症状严重的应立即停药。

依普黄酮（ipriflavone）属人工合成的异黄酮衍生物，协同雌激素促进降钙素分泌，还具有一定的镇痛作用。本药适用于防治绝经后骨质疏松症、原发性甲状旁腺功能亢进症和治疗变形性骨炎。

不良反应有食欲减退、恶心、呕吐、腹胀及腹痛等反应，饭后服药可减轻。

（四）降钙素类

降钙素（calcitonin，CT）是由甲状腺的 C 细胞分泌的一种钙调节激素，能抑制破骨细胞的生物活性，减少破骨细胞数量，从而阻止骨量丢失，并增加骨密度。降钙素类药物的另一突出特点是能明显缓解骨痛，对骨质疏松性骨折或骨骼变形所致的慢性疼痛以及骨肿瘤等疾病引起的骨痛均有效。

目前，临床应用的降钙素类制剂有两种：鲑鱼降钙素和鳗鱼降钙素类似物。临床主要用于有疼痛症状的骨质疏松症患者、骨肿瘤引起的溶骨及高钙血症。

常见的不良反应有鼻炎、呼吸道刺激症状、面部潮红、恶心及腹泻等；偶见尿频、过敏反应、寒战、胸闷、呼吸困难和血糖增高等。长期使用降钙素会引起低钙血症和继发性甲状旁腺功能亢进。

二、促骨形成药

（一）甲状旁腺素

甲状旁腺素（parathyroid hormone，PTH）是甲状旁腺主细胞分泌的多肽类激素，主要功能是调节体内钙、磷的代谢，升高血钙，降低血磷。小剂量应用有促进骨形成的作用，能提高骨密度，降低骨折的风险，是目前促进骨形成的代表性药物。本药适用于严重骨质疏松症患者。

（二）氟化物

常用的氟化物（fluoride）有氟化钠（NaF）、单氟磷酸二钠（Na$_2$PO$_3$F）等。氟直接增加特异性酪氨酸激酶的活性或间接抑制成骨细胞磷酸酪氨酸蛋白磷酸酶的活性，减少成骨细胞中蛋白质酪氨酸磷酸化产物分解，在生长因子等的作用下，促进成骨细胞有丝分裂，促进骨细胞增生；氟可取代骨盐羟磷灰石中的羟基，形成氟磷灰石，降低骨盐的溶解度从而发挥抗骨吸收作用。本药适用于各种类型骨质疏松症的防治，与抑制骨吸收剂联合应用的效果比单用好，但长期用药可导致新生小梁骨的不良连接，引起非脊柱骨折增加。

（三）类固醇激素

常用药物有甲睾酮、丙酸睾酮、苯丙酸诺龙、司坦唑醇等雄激素衍生物。

类固醇激素通过蛋白同化作用促进骨形成，增加骨松质骨量，促进蛋白质合成，减少钙、磷排泄，增加骨小梁体积，促进骨矿化等。

临床用于蛋白质吸收和合成不足或分解亢进、损失过多、衰老等引起的骨质疏松症。

三、促骨矿化药

（一）钙制剂

钙是骨质疏松症的膳食补充剂，是预防骨质疏松症的基本措施。正常成人每日需钙量1.0~1.5g，我国营养学会制定成人每日钙摄入推荐量800mg，老年人肠道吸收钙能力较差，饮食摄入量不足，饮食外补充钙是预防和治疗骨丢失的重要方法。临床常用的钙剂有无机钙，如碳酸钙、氯化钙、葡萄糖酸钙、乳酸钙等；有机钙，如枸橼酸钙、氨基酸螯合钙等；天然钙，如天然生物钙等。

钙是骨骼正常生长和构成骨无机盐达到峰值骨量的基础。钙摄入可减缓骨丢失，改善骨矿化。但不能单独作为骨质疏松症治疗药物，仅作为基本的辅助药物，与其他药物联合使用。

（二）维生素 D

维生素 D（vitamin D）是一种脂溶性维生素，具有抗佝偻病作用，又称抗佝偻病维生素。目前认为维生素 D 也是一种类固醇激素，与健康关系较密切的是维生素 D$_2$ 和维生素 D$_3$。人体皮下储存有从胆固醇生成的 7-脱氢胆固醇，受紫外线的照射后，可转变为维生素 D$_3$。适当的日光浴足以满足人体对维生素 D 的需要。

维生素 D 可促进钙的吸收，为骨矿化提供原料。维生素 D 缺乏可导致继发性甲状旁腺功能亢进，增加骨吸收，从而引起或加重骨质疏松症。对骨代谢呈现双向作用，既能促进骨形成，又可刺激骨吸收、促进骨骼健康；此外，能保持肌力、改善身体稳定性、降低骨折风险。

维生素 D 与钙剂合用，作为一线基础药物用于预防和治疗骨质疏松症。对于肠钙吸收不良、骨化三醇合成障碍的骨质疏松症患者尤为适用。

（三）阿法骨化醇

阿法骨化醇（alfacalcidol）即 1α-羟基维生素 D_3，需在肝脏进一步转变成 1、25-二羟维生素 D_3。可增加肠道和肾小管对钙，磷的吸收，促进骨形成，调整血浆中甲状旁腺素水平和减少骨钙的消融，调节体内钙、磷平衡；增加转化生长因子-β 和胰岛素样生长因子 I 合成，促进胶原和骨基质蛋白合成；调节肌肉钙代谢，促进肌细胞分化，增加神经肌肉协调性，增强肌力，预防跌倒和骨折。本药适用于防治骨质疏松症、佝偻病和骨软化症、肾源性骨病及甲状旁腺功能减退症。

长期大剂量服用或肾功能不全者可引起消化系统、神经系统、皮肤及其他不良反应。

（王知平）

思考题

1. 简述抗骨质疏松药的分类。
2. 简述雌激素预防和治疗绝经后骨质疏松症的原因。

ER 21-3

练习题

A

阿苯达唑 albendazole 200
阿法骨化醇 alfacalcidol 236
阿卡波糖 acarbose 157
阿仑膦酸钠 alendronate sodium 234
阿洛西林 azlocillin 170
阿米卡星 amikacin 175
阿米洛利 amiloride 81
阿米替林 amitriptyline 63
阿莫西林 amoxicillin 170
阿尼普酶 anistreplase 118
阿哌沙班 apixaban 117
阿片 opium 65
阿扑吗啡 apomorphine 56,137
阿普唑仑 alprazolam 44
阿奇霉素 azithromycin 173
阿曲库铵 atracurium 28
阿司匹林 aspirin 71,118
阿糖胞苷 cytarabine,Ara-C 205
阿替洛尔 atenolol 88,92
阿替普酶 alteplase 118
阿托伐他汀 atorvastatin 108
阿托品 atropine 25,210
阿托西班 atosiban 145
阿昔洛韦 acyclovir,ACV 193
艾司唑仑 estazolam 44
氨苯蝶啶 triamterene 81
氨苄西林 ampicillin 170
氨茶碱 aminophylline 130
氨甲苯酸 aminomethylbenzoic acid,PAMBA 115
氨甲环酸 tranexamic acid,AMCHA 115
氨氯地平 amlodipine 93
氨曲南 aztreonam 172
氨溴索 ambroxol 128
胺碘酮 amiodarone 88
昂丹司琼 ondansetron 138
奥氮平 olanzapine 62
奥卡西平 oxcarbazepine 52
奥美拉唑 omeprazole 135
奥沙利铂 oxaliplatin 206
奥沙西泮 oxazepam 44
奥司他韦 oseltamivir 193
奥硝唑 ornidazole 184

B

巴比妥类 barbiturates 46
白消安 busulfan 206
胞磷胆碱 citicoline 77
保泰松 phenylbutazone 72
贝美格 bemegride 76
贝那普利 benazepril 93,97
倍氯米松 beclomethasone 131
倍他米松 betamethasone 146
苯巴比妥 phenobarbital 46
苯丙哌林 benproperine 127
苯丙酸诺龙 nandrolone phenylpropionate 162
苯海拉明 diphenhydramine 123
苯海索 benzhexol 56
苯妥英钠 phenytoin sodium 50,87
苯溴马隆 benzbromarone 231
苯乙酸睾酮 testosterone phenylacetate 162
苯扎贝特 bezafibrate 109
苯扎托品 benzatropine 56
苯佐那酯 benzonatate 127
苯唑西林 oxacillin 170
比索洛尔 bisoprolol 92,99
吡格列酮 pioglitazone 157
吡考他胺 picotamide 119
吡喹酮 praziquantel 199
吡拉西坦 piracetam 77
吡罗昔康 piroxicam 73
吡嗪酰胺 pyrazinamide,PZA 187
苄丝肼 benserazide 55
苄星青霉素 benzathine benzylpenicillin 170
别嘌呤醇 allopurinol 230
丙谷胺 proglumide 135
丙磺舒 probenecid 231
丙硫氧嘧啶 propylthiouracil 151
丙米嗪 imipramine 62
丙泊酚 propofol 42
丙酸氟替卡松 fluticasone propionate,FP 131

氟哌利多　droperidol　61
氟轻松　fluocinolone acetonide　146
氟氢可的松　fludrocortisone　146
氟西泮　flurazepam　44
氟西汀　fluoxetine　63
氟氧头孢　flomoxef　172
复方碘溶液　compound iodine solution　152
富马酸亚铁　ferrous fumarate　112

G

甘露醇　mannitol　82
肝素　heparin　115
干扰素　interferon, IFN　193, 222
高三尖杉酯碱　homoharringtonine　207
高渗葡萄糖　hypertonic glucose　82
睾酮　testosterone　161
咯萘啶　malaridine　197
格拉司琼　granisetron　138
格列本脲　glibenclamide　156
格列吡嗪　glipizide　156
格列喹酮　gliquidone　156
格列齐特　gliclazide　156
谷氨酸　glutamic acid　140

H

蒿甲醚　artemether　197
红霉素　erythromycin　173
红细胞生成素　erythropoietin, EPO　113
后马托品　homatropine　27
琥珀胆碱　succinylcholine　28
琥乙红霉素　erythromycin ethylsuccinate　173
华法林　warfarin　116
环孢素　cyclosporin A, CsA　221
环丙沙星　ciprofloxacin　181
环丙孕酮　cyproterone　163
环格列酮　ciglitazone　157
环磷酰胺　cyclophosphamide, CTX　205
环戊噻嗪　cyclopenthiazide　81
环氧司坦　epostane　161
磺胺醋酰钠　sulfacetamide, SA-Na　183
磺胺米隆　sulfamylon, SML　183
磺胺嘧啶银　sulfadiazine silver, SD-Ag　183
磺苄西林　sulbenicillin　170
黄体酮　progesterone　161
灰黄霉素　griseofulvin　189

J

吉非罗齐　gemfibrozil　109
吉米沙星　gemifloxacin　181
己烯雌酚　diethylstilbestrol　160
加兰他敏　galantamine　57

甲氨蝶呤　methotrexate, MTX　204
甲苯达唑　mebendazole　200
甲苯磺丁脲　tolbutamide　156
甲地孕酮　megestrol　161
甲氟喹　mefloquine　196
甲睾酮　methyltestosterone　161
甲基多巴　methyldopa　94
甲硫氧嘧啶　methylthiouracil　151
甲氯芬酯　meclofenoxate　77
甲泼尼龙　methylprednisolone　146
甲巯咪唑　thiamazole　151
甲硝唑　metronidazole　183, 198, 199
甲氧苄啶　trimethoprim, TMP　183
甲氧氯普胺　metoclopramide　137
甲氧西林　methicillin　170
甲状旁腺素　parathyroid hormone, PTH　235
甲状腺片　thyroid tables　151
甲状腺素　thyroxine, T$_4$　151
间羟胺　metaraminol　32
降钙素　calcitonin, CT　235
金刚烷胺　amantadine　55, 193
金霉素　aureomycin　176
精氨酸　arginine　140
肼屈嗪　hydralazine　94, 102
静脉麻醉药　intravenous anesthetics　42
局部麻醉药　local anesthetics　38
枸橼酸铋钾　bismuth potassium citrate　135
枸橼酸钠　sodium citrate　117
枸橼酸铁铵　ammonium ferric citrate　112

K

咖啡因　caffeine　75
卡巴胆碱　carbachol　23
卡比多巴　carbidopa　55
卡比马唑　carbimazole　151
卡铂　carboplatin, CBP　206
卡介苗　bacillus calmette-guerin vaccine, BCG　223
卡马西平　carbamazepine　51
卡泊芬净　caspofungin　190
卡前列素　carboprost　144
卡托普利　captopril　93, 97
卡维地洛　carvedilol　95, 99
开塞露　glycerine enema　138
抗淋巴细胞球蛋白　antilymphocyte globulin, ALG　221
抗帕金森病药　anti-Parkinson disease drugs　54
抗血友病球蛋白　antihemophilic globulin　114
考来替泊　colestipol　109
考来烯胺　Cholestyramine　109
可待因　codeine　67, 127
可的松　cortisone　146
可乐定　clonidine　94

克拉霉素　clarithromycin　174
克仑特罗　clenbuterol　129
克霉唑　clotrimazole　189
夸西泮　quazepam　44
奎尼丁　quinidine　86
奎宁　quinine　196
喹碘方　chiniofon　198
喹诺酮类　quinolones　180

L

拉贝洛尔　labetalol　37,95
拉米夫定　lamivudine　193
拉莫三嗪　lamotrigine　51
拉氧头孢　latamoxef　172
来曲唑　letrozole　161
兰索拉唑　lansoprazole　135
劳拉西泮　lorazepam　44
雷贝拉唑　rabeprazole　135
雷洛昔芬　raloxifene　234
雷米普利　ramipril　93
雷尼替丁　ranitidine　134
利多格雷　ridogrel　119
利多卡因　lidocaine　40,87
利伐沙班　rivaroxaban　117
利福定　rifandin　187
利福喷丁　rifapentine　187
利福平　rifampicin　186
利培酮　risperidone　62
利斯的明　rivastigmine　56
利托君　ritodrine　144
链激酶　streptokinase,SK　118
链霉素　streptomycin　176,187
两性霉素 B　amphotericin B　190
林可霉素　lincomycin　177
林霉素　clindamycin　177
硫代硫酸钠　sodium thiosulfate　213
硫利达嗪　thioridazine　61
硫喷妥钠　thiopental sodium　42,46
硫酸多糖　polysaccharide sulfate　110
硫酸镁　magnesium sulfate　53,138,144
硫酸钠　sodium sulfate　138
硫酸亚铁　ferrous sulfate　112
硫糖铝　sucralfate　136
硫杂蒽类　thioxanthenes　59
硫唑嘌呤　azathioprine,Aza　221
柳氮磺吡啶　sulfasalazine,SASP　182
罗格列酮　rosiglitazone　157
罗红霉素　roxithromycin　174
罗哌卡因　ropivacaine　41
罗匹尼罗　ropinirole　56
罗沙替丁　roxatidine　135

罗通定　rotundine　68
螺内酯　spironodactone　81
洛贝林　lobeline　76
洛伐他汀　lovastatin　108
氯胺酮　ketamine　42
氯苯那敏　chlorpheniramine　123
氯吡格雷　clopidogrel　119
氯丙嗪　chlorpromazine　59
氯氮平　clozapine　62
氯氮䓬　chlordiazepoxide　44
氯化铵　ammonium chloride　128
氯化钙　calcium chloride　124
氯磺丙脲　chlorpropamide　156
氯解磷定　pralidoxime chloride　210
氯喹　chloroquine　195,198
氯雷他定　loratadine　123
氯米芬　clomiphene　161
氯普鲁卡因　chloroprocaine　40
氯普噻吨　chlorprothixene　61
氯噻酮　chlortalidone　81
氯沙坦　losartan　93,98
氯硝柳胺　niclosamide　200
氯硝西泮　clonazepam　44
氯唑西林　cloxacillin　170

M

麻黄碱　ephedrine　31
麻醉药　anesthetic　38
吗啡　morphine　65
麦角　ergot　143
麦角胺　ergotamine　143
麦角毒　ergotoxine　143
麦角新碱　ergometrine　143
毛果芸香碱　pilocarpine　23
毛花苷 C　lanatoside C　99
美金刚　memantine　57
美罗培南　meropenem　172
美洛西林　mezlocillin　170
美沙酮　methadone　68
美他环素　metacycline　176
美替拉酮　metyrapone　149
美托洛尔　metoprolol　88,92,99,106
美西林　mecillinam　170
美西律　mexiletine　87
美雄酮　metandienone　162
门冬酰胺酶　asparaginase　207
蒙脱石　montmorillonite　139
孟鲁司特　montelukast　124,131
糜蛋白酶　chymotrypsin　227
米安色林　mianserin　63
米非司酮　mifepristone　144,161

噻替哌　thiotepa　206
噻托溴铵　tiotropium bromide　130
赛庚啶　cyprohetadine　123
三碘甲状腺原氨酸　triiodothyronine，T_3　151
三氟拉嗪　trifluoperazine　61
三尖杉酯碱　harringtonine　207
三唑仑　triazolam　44
色甘酸钠　sodium cromoglycate　124,131
沙丁胺醇　salbutamol　128
沙格司亭　sargramostim　119
鲨肝醇　batilol　119
山莨菪碱　anisodamine　27
山梨醇　sorbitol　82
肾上腺皮质激素　adrenocortical hormones　146
肾上腺素　adrenaline，AD　30
石杉碱甲　huperzine A　57
舒必利　sulpiride　62
双碘喹啉　diiodohydroxyquinoline　198
双氯芬酸　diclofenac　73
双氯西林　dicloxacillin　170
双嘧达莫　dipyridamole　119
双香豆素　dicoumarol　116
水合氯醛　chloral hydrate　48
顺铂　cisplatin，DDP　206
司可巴比妥　secobarbital　46
司来吉兰　selegiline　55
司莫司汀　semustine　205
司坦唑醇　stanozolol　162
丝裂霉素　mitomycin C，MMC　206
四环素　tetracycline　176
羧苄西林　carbenicillin　170
缩宫素　oxytocin　142
索非布韦　sofosbuvir　193
索他洛尔　sotalol　106

T

他莫昔芬　tamoxifen　161
他莫昔芬　tamoxifen，TAM　208
碳酸锂　lithium carbonate　64
糖皮质激素类　glucocorticoids　207
特比萘芬　terbinafine　189,191
特布他林　terbutaline　129
特拉唑嗪　terazosin　95
替勃龙　tibolone　234
替地肝素　tedelparin　116
替加氟　tegafur　205
替卡西林　ticarcillin　170
替莫西林　temocillin　170
替硝唑　tinidazole　184,198
酮康唑　ketoconazole　190
酮替芬　ketotifen　124

酮替酚　ketotifen　131
头孢氨苄　cefalexin　171
头孢拉定　cefradine　171
头孢美唑　cefmetazole　172
头孢噻吩　cefalothin　171
头孢替坦　cefotetan　172
头孢西丁　cefoxitin　172
头孢唑肟　ceftizoxime　171
头孢唑林　cefazolin　171
土霉素　oxytetracycline　176
托吡卡胺　tropicamide　27
托吡酯　topiramate　52
托卡朋　tolcapone　55
托拉塞米　torasemide　80
妥布霉素　tobramycin　176
妥拉唑林　tolazoline　35

W

万古霉素　vancomycin　178
维库溴铵　vecuronium bromide　28
维拉帕米　verapamil　88,106
维生素　vitamin　224
维生素 A　vitamin A　224
维生素 B_1　vitamin B_1　225
维生素 B_{12}　vitamin B_{12}　113
维生素 B_2　vitamin B_2　226
维生素 B_4　vitaminB_4　119
维生素 B_6　vitamin B_6　226
维生素 C　vitamin C　226
维生素 D　vitamin D　225,235
维生素 E　vitamin E　225
维生素 K　vitamin K　114
维生素 K_1　vitamin K_1　213
胃蛋白酶　pepsin　136,227
文拉法辛　venlafaxine　63
五氟利多　penfluridol　61

X

西咪替丁　cimetidine　134
西沙必利　cisapride　137
西司他丁　cilastatin　172
西替利嗪　cetirizine　123
西替普酶　silteplase　118
吸入麻醉药　inhalational anesthetics　41
稀盐酸　dilute hydrochloric acid　136
硝苯地平　nifedipine　92,106,145
硝普钠　sodium nitroprusside　94,102
硝酸甘油　nitroglycerin　104
硝酸异山梨酯　isosorbide dinitrate　105
硝酸酯类　nitrate esters　102
硝替卡朋　nitecapone　55

［1］杨宝峰,陈建国.药理学［M］.10版.北京:人民卫生出版社,2024.

［2］杨俊卿,陈立.药理学［M］.5版.北京:人民卫生出版社,2022.

［3］国家药典委员会.中华人民共和国药典(2020年版).北京:中国医药科技出版社,2020.

［4］黄刚,刘丹.护理药理学［M］.2版.北京:人民卫生出版社,2020.

［5］徐红,张悦,包辉英.用药护理［M］.2版.北京:高等教育出版社,2019.

［6］李玲,邓雪松,沈华杰.药理学［M］.5版.北京:北京大学医学出版社,2019.

［7］陈新谦,金有豫,汤光.陈新谦新编药物学［M］.18版.北京:人民卫生出版社,2018.

［8］秦红兵,姚伟.护用药理学［M］.4版.北京:人民卫生出版社,2018.

52检